精神科救急のすべて

Handbook of Emergency Psychiatry
Jorge R. Petit

監修 山内俊雄　監訳 深津 亮・松木秀幸

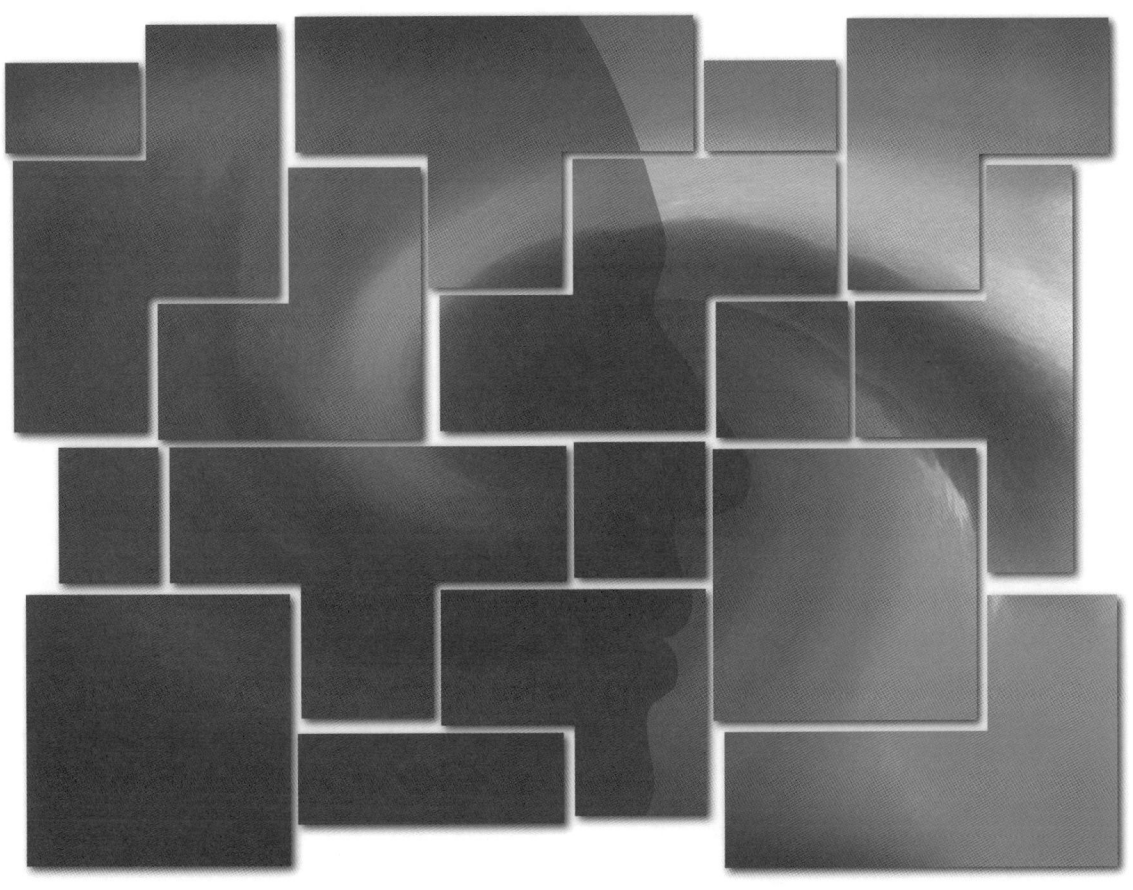

株式会社 新興医学出版社

Handbook of Emergency Psychiatry

by
Jorge R. Petit, M.D.

Copyright © 2004 by LIPPINCOTT WILLIAMS & WILKINS, Inc.

Japanese translation rights arranged with LIPPINCOTT WILLIAMS & WILKINS, Inc. througt UNI Agency, Inc., Tokyo

序

　この本はJorge R. Petitによる"Handbook of Emergency Psychiatry"を翻訳したものである。著者のPetit先生はMount Sinai医学校，North General Hospitalの精神科教授であるが，研修医の時代から精神科救急医療に携わった長い経験に基づいて書かれた実践書であり，かつその実践を裏書きするevidenceが示された学術書でもある。

　精神科救急の現場は時には緊張に満ち，時には即断を求められ，また時には素早い対応が必要なことも少なくないが，そのような精神科救急の中に，一般精神医学，特に急性期精神医学のすべてが凝縮されていると感じていたが，本書を読むと改めてそのことを強く意識する。

　一般に精神医学は曖昧としていて分かりづらく，診断も長い経過を見ながら確定する，そんなファジーな側面の多い学問と評されてきたことも確かである。しかし，救急精神医学はそのような一般精神医学の対極に位置づけられる，具体性に富む精神医学であり，医療であるということが出来る。ある意味では，救急精神医学は一般精神医学を補強する，実践性に富んだ領域である。

　精神科救急の現場においては，精神疾患か，内科的疾患か，背景に器質的なものが存在するのか否かを判断することも多く，単に精神医学的知識にとどまらず，広く医学的な知識が求められる。そして時には，心理社会的背景や家族力動や社会経済的状況も頭に思い浮かべることも必要となる。

　たとえば診断ひとつを取り上げても，このように，ふだん一般精神医学で行っていることが極めて短時間のうちに，総合的に判断することが必要とされるという意味で，救急精神医学には一般精神医学が極めて濃厚な形で凝縮されているといえるのである。

　昨今，救急の医療現場に精神科医の存在が求められている。その理由のひとつに精神疾患の患者や精神的な問題を抱える人，自殺関連の救急患者が少なくないことなどがあげられる。しかし現状は必ずしもすべての救急医療の場に，精神科医が常駐するとは限らない。そのような意味で，身体科の医師にも精神医学的な対応についての素養が求められている。

　特に，救急の現場には，精神症状の背景に器質的な疾患を持つ患者，あるいは内科疾患を基盤として生ずる精神症状，薬物関連，虐待，家庭内暴力など，ありとあらゆる患者が訪れる。そのような患者を的確に判断し，対応するためには，精神科医，身体科の医師を問わず，すべての医師が精神科救急の素養を身につけることが求められよう。

　そのような要請に十分応えられるように書かれた本書は，たとえば，現場ですぐ参照できるように必要なことが表にまとめられ，対処法も簡潔に，評価法も添えて，具体的な治療法が記載されているなど，practical medicineとしても十分役立つ書である。

　本書が精神科救急のみならず，広く救急医学・医療の充実に寄与することを願っている。

平成23年3月

埼玉医科大学　学長　山内俊雄

緒　言

　救急部門（Emergency Department：以下 ED）およびその他の急性期治療現場は混沌とした状況にあるが，それは急性の精神症状が出現すると，診断やその対応が困難なことがしばしばあるためである。アメリカでは年間1億人以上がEDを受診するといわれている。どの施設でも概して，2～12％の患者が精神医学的な問題のために受診している。決定的なデータが入手できないか，または確認困難であるために，救急の現場はしばしば混乱をきたしてしまう。さらに，これらの症状は症候群（特徴のある一群の徴候や症状が同時に出現するため，特定の原因によって引き起こされていると想定されている）であるため，基礎となる原因として，現実には精神医学的，身体医学的，または物質と関連した原因などが多数想定される。そのため診断およびその後の治療には簡潔なアプローチが要請される。これらの急性の症状は，患者や患者を取りまく情報源から，その人の基本的な機能からの急速な変化として一般的に捉えられるものであるが，実際には予測できないことが多い。このような救急における第1の重要な点は，患者とスタッフの安全を確保するための体系的な評価である。そこには以下のものが含まれる。

- 危険因子の迅速な評価
- 安全に関する諸要因の評価
- 診断的評価
- 臨床的対応
- 合理的な薬物療法
- 適切な治療計画

　このハンドブックは，救急の現場——精神科および内科・外科，または救命救急——でみられる徴候や症状のなかでよく認められる急性の精神症状を取り扱っている。急性症状については，頻度，重症度，有病率，自己または他者に対する傷害性・自傷他害の恐れを検討し，それぞれの症状に対して段階的な対処法を示した。急性の症状は，参照しやすいようにアルファベット順に提示した。それぞれの定義，徴候および症状の説明，臨床評価および診断に際して必要な問題のリストを記載した。さらに評価のガイドラインを付記した。評価，対処法，および治療については，可能な限りエビデンスに基づいて記述した。そのようなエビデンスが存在しない場合には，私自身の経験に基づいて推奨できる方法を提示した。

　EDおよびその他の救急治療現場では，さまざまな専門職が関与し，その構成も病院によって異なる状況において，精神医学的サービスを提供している。したがってこのような部門に勤務する医師はすべて，精神医学的診断や評価全般に精通していることが必要である。さらに下級医師，トレーニング中のレジデント，医学生を信頼し協力を得ることによって，このような救急の実態についての理解と対応が得られるのである。精神科患者の多くが夜間にEDを訪れるため，またEDの多くでは精神医学的な設備が限られたものであるにもかかわらず，夜間や週末にはこうし

た基本的な診療さえできない状況に置かれているため，スタッフのすべてが基本的な精神医学的評価を行わなければならないのである。さらに，精神科急性期病棟や精神科救急専門病棟では，救急で受診した患者に対して正しい精神医学的診断を下すことができるように十分に訓練されたスタッフが必要である。

このハンドブックは，それぞれの急性症状について，簡潔で実用的な対処法から臨床評価，患者の鎮静化から精神科薬物療法による介入までを記載した。薬物は初めに一般名を挙げ，カッコつきで商品名を示した。推奨例として，推奨用量，投与回数，投与方法を示したが，実際の精神科薬物療法にあたっては，現場の臨床医の判断が何より重要である。薬物療法は実際には常に臨床判断と個々の症例の評価によって決定されなければならない。

さまざまな救急の状況にあって適切に診断して対策を立てるために，最初になすべきことは何か。それは必要な情報および病歴をいかにして収集するのか，である。このハンドブックはこの点に重点を置いて記述した。精神状態の診察および臨床検査法・身体的診察の知見については，初期段階の診断評価項目の一部として再検討を加えた。一般的な治療計画，DSM-Ⅳ-TR診断基準，身体医学的および精神医学的鑑別診断はそれぞれの臨床症状について詳述した。最後に，それぞれの段階（入院か退院か，強制か任意か，退院計画，地域の社会資源とのかかわりなど）で，実行可能なその後の対策について，その概略を記載した。

臨床的に必要と考えられる場合には，広く利用されている精神医学的評価尺度を加えた。EDは評価尺度を用いることに最も適した環境とはいえないかもしれないが，本書で用いたものは迅速で信頼性が高く，症状評価の手引きとして，症状の横断像および重症度を決定するため，または症状評価の基準として，将来的な基準として症状尺度は有用なものである。

このハンドブックではさらに，精神科救急治療のカギとなる諸側面についても記述した。それには安全性への配慮，全般的な評価ガイドライン，精神医学的診察の概略が含まれる。隔離・拘束，児童や高齢者への虐待について，その発見と報告，思春期，老年期，精神遅滞，HIV患者について，特論を加えた。急性症状および救急医療に関連した全般的な法的問題についての簡潔な概説も加えた。

読本および教科書として推薦するものを以下に記載する。これらは私が終始，繰り返して使用し参考にしてきたものであり，このハンドブックで扱った特定の領域について，より詳細に説明されているものである。

BIBLIOGRAPHY

Allen MH (ed). Emergency Psychiatry (Review of Psychiatry Services, Volume 21, Number 3, Oldham MJ and Riba MB, series editors) Washington, DC, American Psychiatric Publishing, 2002.

Allen MH, Currier GW, Hughes DH, et al. The Expert Consensus Guideline Series: Treatment of Behavioral Emergencies. *Postgrad Med Special Report* 2001:1–90.

American Association of Psychiatry: Practice Guideline for the Treatment of Patients with Eating Disorders (revision). *Am J Psychiatry* 2000;157(Suppl)1:1.

American Psychiatric Association Clinical Resources–Practice Guidelines for the Treatment of Patients with Borderline PD, American Psychiatric Association, Washington, 1999.

American Psychiatric Association Practice Guideline for the Treatment of Patients with Bipolar Disorder, 1994.

BIBLIOGRAPHY

American Psychiatric Association Practice Guidelines for the Treatment of Patients with Delirium. *Amer J Psych* 1999.

American Psychiatric Association: Diagnostic and Statistical Manual of Mental Disorders, ed. 4-TR. American Psychiatric Association, Washington, 1999.

American Psychiatric Association: Practice Guideline for Psychiatric Evaluation of Adults. *Am J Psychiatry* 1995;152(Nov suppl).

American Psychiatric Association: Practice Guideline for the Treatment of Patients with Panic Disorder.

American Psychiatric Association: Practice Guideline for the Treatment of Major Depressive Disorder (Second Edition).

American Psychiatric Association: Practice Guideline for the Treatment of Patients With Substance Use Disorders; Alcohol, Cocaine, Opioids.

American Psychiatric Association: Practice Guidelines for the Treatment of Patients with Alzheimer's Disease and Other Dementias of Late Life.

American Psychiatric Association: Practice Guidelines for the Treatment of Patients with HIV/AIDS. *Am J Psychiatry* 2000;157:1–62.

American Psychiatric Association's Practice Guidelines for the Treatment of Patients with Schizophrenia. *Amer J Psych* 1997.

Arana GW, Rosenbaum JF. Handbook of Psychiatric Drug Therapy–4th ed. Arana GW, Rosenbaum JF eds. Lippincott Williams & Wilkins, Philadelphia, 2000.

Braunwald E et al. Harrison's Principle of Internal Medicine, ed 15th. Eugene Braunwald et al eds. McGraw Hill, 2001.

Dorland's Illustrated Medical Dictionary, ed 28. Saunders Co. Philadelphia, 1994.

Harwood-Nuss AL, et al. The Clinical Practice of Emergency Medicine-ed 2nd, eds Harwood-Nuss AL et al. Lippincott-Raven, 1996.

Kaplan HI, Sadock BJ. Comprehensive Textbook of Psychiatry, ed 8, HI Kaplan, BJ Sadock eds. Williams & Wilkins, Baltimore, 1999.

Kaufman DM. Clinical Neurology for Psychiatrists, 4th ed. Kaufman DM ed. W. B. Saunders, Philadelphia, 1995.

Lowinson JH, Pedro R, Milliman RB, Langrod JG (eds): Substance Abuse: A Comprehensive Textbook, 2nd ed. Baltimore, Williams & Wilkins, 1992.

Marx JA, Hockberger RS, Walls RM. Rosen's Emergency Medicine: Concepts and Clinical Practice, 5th ed. Mosby, Inc. St. Louis. 2002.

Rosen P. Emergency Medicine: Concepts and Clinical Practice, 4th Edition, ed Peter Rosen et al. Mosby-Year Book, Inc. 1998.

Rundell JR, Wise MG. Textbook of Consultation-Liaison Psychiatry, eds Rundell JR, Wise MG. American Psychiatric Press, Inc. Washington, DC, 1996.

Schatzberg AF, Nemeroff CB. Textbook of Psychopharmacology, eds Schatzberg AF, Nemeroff CB. 1995, American Psychiatric Press, Inc. Washington, DC.

Stapczynski JS (eds): Emergency Medicine: A Comprehensive Study Guide, 5th ed. American College of Emergency Physicians. McGraw Hill.

Stoudemire A, Fogel BS, Greenberg D (eds). Psychiatric Care of the Medical Patient, ed 2. New York, Oxford University Press, 1999.

Summers WK, Rund DA, Levin ML. Psychiatric illness in general urban emergency room: daytime versus nighttime population. J Clin Psychiatry 1979;41:340.

Tintinalli JE, Peacock FW, Wright MA: Emergency Evaluation of Psychiatric Patients. *Ann Emerg Med* 1994;23:859–862.

Tintinalli JE, Kelen GD, Stapczynski JS. Emergency Medicine: A Comprehensive Study Guide. McGraw Hill. New York. 2000.

Jorge R. Petit

(松木　秀幸　訳)

謝　辞

　すべてを終えて，本書を上梓するために協力を惜しむことのなかったすべての友人や同僚に感謝の意を表すことができる日が来るとは，本当に信じられない思いがする。ここに至る道のりは長く険しいもので，ともに歩んだ多くの人達の助けがなければ，ここまで到達することはできなかったであろう。本書を完成するのに重要な役割を担ってくれた以下の方々に深く感謝する。彼らの率直な励ましと援助が，また執筆の折々に原稿に対する彼らの貴重な批評や提言がなければ，本書を完成することはできなかったのである。

　Kenneth Davis, 本書の構想を最終的に決めるために多大な時間を割き，極めて貴重な批評をしていただいたことに，また本書の出版が必ず実現できると私を励ましてくれたことに感謝する。

　Sheldon Jacobson, あなたの変わらぬ援助と，救急医療部門における精神科救急の実践に対して，深い感謝の意を表する。あなたの援助がなければ，本書が日の目をみることはまったくなかったであろう。

　Barbara Richardson, 多忙にもかかわらず示してくれた好意，熟達した技術，そしてあらゆる問題についての臨床的洞察の鋭さに，私はいつも感動し，勇気づけられてきた。原稿を細部にわたって吟味するために時間を割いてくれたことに感謝する。あなたの助言は極めて重要なものであり，その多くを本書に加筆することになった。

　Andy Jagoda, あなたは昔も今も私の模範となっている。あなたの指導によって私は精神科救急医療に携わるようになった。あなたのもとで研修したことが救急医療部門のすべての礎となって，私の経験と仕事は楽しく意義深いものとなった。長年にわたってこの計画を後押しし，私の経歴が前進することを支援してくれたあなたの批判と援助に心より感謝している。

　Deborah Martin, Craig Katz, Eleanor Burlingham, Neal Shipley, そして Alexander Kolevzon, テーマや草稿に対する鋭い批評と深い洞察に基づいた意見に感謝する。それらすべてが本当に貴重なものであった。

　Daniel Stewart と Jody Lappin, セロトニン中断症候群について私たちが執筆した論文はまだ出版されていないが，その一部を私は本書に使用した。本書にその一部を転載することに同意してくれたことをここに明記し，感謝する。

　Scott Hill, 救急部門における暴力と興奮に対して我々がともに実践してきたことが，同章の骨子となった。あなたとともに働いたことが，本書の出版にとって貴重な経験となった。

　Andrew Chiodo, あなたはかけがえのない同僚であり，また友人でもある。執筆のさまざまな過程のその時々で，特にその編集にあたって，あなたの助力がなかったら，本書が上梓されることはなかったであろう。あなたの支援は驚嘆するほどであったが，そのことを深謝している。

　Andrew Kolodny, あなたもまた，本書を執筆するにあたって欠かすことのできない方である。あなたの的を射た参加と，私を助け繰り返し批評を与えてくれたエネルギーが，私に対してと同様，本書にも，あなたの洞察と批評を与えてくれたことは意義深く，とても感謝している。

　特に感謝を捧げなければならない人，私の身体医学・精神医学の教育と体系とに必要不可欠な

役割を果たしていただいた人が2人いる。Ricardo Mackintosh, あなたは医学生時代の恩師であり，私にとって真の意味での模範であった。そのことに，そして長年にわたる友情に感謝する。Dova Marder, あなたは昔も今も本当に私に勇気を与えてくれている。あなたからは実に多くのことを学んだ。あなたの援助，指導，愛，そして励ましがなかったなら，本書は決してできなかったであろう。本書には，あなたが教え，示してくれた精神科救急医療に関する多くの事柄が反映されている。心より感謝する。

Gregory Miller, 締切と推敲という本書の最終段階において，あなたの理解と援助があったからこそ，本書を期限内に完成することができた。この企画を完遂するために必要な時間と猶予をあなたは受け入れ，支持してくれた。感謝の言葉もみつからないほどである。

Sarah Mercure と Charley Mitchell, あなた方はともにとてもよく協力してくれた。あなた方に感謝している。

また，私の家族，特に父に対して，感謝する。父はいつも私に助けの手をさしのべ，勇気づけてくれている。あなたはいつもともにいた。あなたなしには本書も，私の人生のなかでさらに他の多くのことも，何も成し遂げることはできなかったであろう。Los quiero mucho！（この素晴らしい家族をとても愛している）

最後に，一番大切なパートナー，Fernando Irausquin, この本はあなたの忍耐，援助，励まし，愛，そして献身の真の賜物である。私の人生にあなたがいなかったなら，本書は決して日の目をみることはならなかったであろう。あなたは本当に素晴らしい人である。

Jorge R.Petit

（松木　秀幸　訳）

目　次

1. 精神医学における評価指針　—総論— 1
2. 精神医学的診察 9
   - A. 精神医学的評価の概要 10
   - B. 精神医学的診察 12
3. 安全に関する配慮 21
   - A. 環境調整 25
   - B. 脱興奮 26
   - C. 身体拘束および隔離 27
   - D. 精神科薬物療法 28
4. 救急精神医学の諸問題 34
   - A. 異常運動 34
   - B. 焦燥・攻撃行動 47
   - C. 広場恐怖 52
   - D. 不安 54
   - E. 食欲の異常 61
   - F. 錯乱・失見当識 69
   - G. 妄想 74
   - H. 離人感・現実感喪失 80
   - I. 抑うつ気分 83
   - J. 高揚感・いらいら感 90
   - K. 外傷的出来事への曝露 96
   - L. 殺人念慮・暴力 105
   - M. 衝動 114
   - N. 中毒 120

O. 詐病 137
　　P. 記憶の障害 143
　　Q. 強迫観念・強迫行為 151
　　R. 過量摂取 155
　　S. 知覚障害 165
　　T. 睡眠障害 175
　　U. 自殺念慮・自殺企図 183
　　V. 治療によって出現する症候群 197
　　W. 非協力な患者 210
　　X. 離脱現象 214

5. トピックス 225
　　A. EDに関係する法的問題と具体策 225
　　B. 拘束と隔離 229
　　C. 社会問題 234
　　D. コンサルテーション・リエゾン精神医学の諸問題 248

6. 特論 252
　　A. 児童および青年 252
　　B. HIV／AIDS（ヒト免疫不全ウイルス／後天性免疫不全症候群） ... 261
　　C. 高齢者 264
　　D. 精神遅滞および発達障害児 268

7. 法的・法医学的諸問題 272

Appendix A　全般的評価ガイドライン 285
Appendix B　規制物質の一覧表の一部 287
Appendix C　よく使用される精神科薬物 291
Appendix D　評価尺度 295
Appendix E　自殺に関する追加情報 305

監 修

山内　俊雄　（埼玉医科大学 学長）

監 訳

深津　　亮　（埼玉医科大学総合医療センター神経精神科）
松木　秀幸　（埼玉医科大学総合医療センター神経精神科）

翻訳者一覧（翻訳順）

松木　秀幸　（埼玉医科大学総合医療センター神経精神科）
深津　　亮　（埼玉医科大学総合医療センター神経精神科）
澤田　さや夏（埼玉医科大学総合医療センター神経精神科）
松田　晃武　（仁和会 埼玉江南病院）
藤井　良隆　（埼玉医科大学総合医療センター神経精神科）
松木　麻妃　（埼玉医科大学総合医療センター神経精神科）
原　　祐子　（大阪医科大学精神神経科）
森　　秀樹　（埼玉医科大学総合医療センター神経精神科）
大村　裕紀子（埼玉医科大学総合医療センター神経精神科）
吉田　諭江　（埼玉医科大学総合医療センター神経精神科）
犬尾　文昭　（飯田橋駅前クリニック）
黒澤　亜希子（埼玉医科大学総合医療センター神経精神科）
堀川　直史　（埼玉医科大学総合医療センター神経精神科）
國保　圭介　（埼玉医科大学総合医療センター神経精神科）
内田　貴光　（埼玉医科大学総合医療センター神経精神科）

1. 精神医学における評価指針 —総論—

　急性の精神症状を示す患者を診察する場合には，いかなる状況であっても，次の4つの重要なステップを忘れてはならない．その4つのステップは頭文字を取って **SAID**，すなわち，**鎮静**させる（**S**tabilize），**問診**する（**A**sk），**診断**する（**I**dentify），**治療**する（**D**isposition）ということである．

- **鎮静させる**：興奮，攻撃，暴力などの統制を失った行動は，救急部門（ED）の機能を脅かすことになる．これらの症状は迅速かつ有効に対処すべき最優先の課題である．医学的な方法で鎮静化をはかることは，迅速な患者対策を実行する上で重要な最初のステップである．この問題については安全対策（3. 安全に関する配慮）において詳述する．
- **問診する**：異なった情報源から可能な限り病歴について多くの情報を収集する．
- **診断する**：直ちに対応しなければならない症状と行動障害を速やかに診断して治療する．さらに症状を正確に掌握して遺漏のない完璧な身体的な診察を行って医学的に正しい診断を得る．また予想される危険因子を特定して安全を確保する．
- **治療する**：最も安全でかつ最も行動制限の少ないものから治療法を選択する．それによって常に治療の一貫性を確保する．

　鎮静化はあらゆる医学的介入に先だって必要である——ABC（気道 airway，呼吸 breathing，循環 circulation の確保）と同様に完璧な診断評価を行う際に障害となる統制の欠けた行動に対処することはあらゆる医学的介入に先だって必要なのである．鎮静化の後，精神医学的問題であるにせよ内科的問題であるにせよ，次に病歴を収集するために問診することが必要となる．一般的には，病歴収集のために直接的な面談，入手できた診療録の検討，身体的な診察，診断に必要な諸検査，および患者の周辺から詳しい情報の収集を行って総合的に評価する必要がある．思考障害，猜疑的となったり，または妄想的になったり，中毒症状，協力が得られないこと，またはまとまりのない行動などのために，精神科の患者には診断が困難なことが多い．病院への患者搬送に携わる専門職［救命救急士，消防士，パラメディクス（＝上級救命救急士）］または現場にいた警察官などが患者の状態，症状，病院への搬送の様子などについて有益な情報を提供してくれることがある．また家族や友人は重要な情報源の一つであるため，口頭または文書で患者の同意が得られたならば，連絡を取って話を聞くべきである．患者は極めて重要な事実について，例えば自殺などについて，話したがらないことがしばしばある．それ故，診断を下す際には，家族，友人，その他の事情を知る人物から病歴を聴取することは重要である．134名の患者のうち69％以上の患者が自殺企図の1年以内に自殺のことを話している．このうち60％は配偶者に，

50％は親戚に話し，医者に話したのはわずか18％に過ぎなかったという研究報告がある．患者の情報源として重要なものに，これまでにEDまたは病院で診察した際の診療録，または治療者，ケースワーカー，精神科医，およびプライマリケア医が挙げられるが，連絡先が明らかになっている場合には，電話を試みるべきである．

病歴には次の項目が不可欠である．

- 現病歴
- 精神科的既往歴
- 内科的・外科的既往歴
- 家族歴
- 物質乱用の既往歴

これらの項目は患者の生活やさまざまな問題を評価する際に決定的な意味をもつことがある．患者が現在どのような状況または状態にあるかを理解するためには，現在の病像を形成する個々の症状の時間的経過を把握することが重要である．徐々に進行して現在の症状や状態が形成されることもあり，最近生じた環境の変化あるいは出来事によって現在の病像が形成されることもある．また，結実因子となりうる諸要因，ストレス因子，薬物の服用，行動の変化，危険な行動，不法な薬物，自殺および破壊衝動などの情報を収集することは重要である．

第2のステップは，現に認められている急性の症状が何であるかを特定し診断を下して，それを確認することである．急性症状が出現した場合には，医師は速やかに症状を評価して，原因が機能性のものか，または器質性のものか（換言すれば，精神疾患か，あるいは身体疾患か）を診断しなければならない．しかしながら，これは一つの作業仮説であり，実際には互いに相容れないようにみえる症状が混在していることがある——すべての精神症状には器質的な基盤がある——．しかし急性精神症状を診察する場合に，背後に「器質疾患が潜んでいるのではないか」，または「内科疾患があるのではないか」と想定しながら評価することは極めて重要である．

行動，感情，認知機能に変化をきたした患者や精神病症状がみられる患者には，まず内科的な身体の状態や薬物の影響について評価しなければならない．その次に精神疾患あるいは「機能性」障害の症状や所見を検討すべきである．実際に，急性の精神症状が内科疾患や薬物の副作用で二次的に引き起こされている症例が多くみられるが，認知症，せん妄，精神病，躁病，不安，うつ病などの精神疾患によって急性の精神症状が惹起される症例もみられることがある．

したがって医師には，このように多様な病態を鑑別して対処できる能力が必要とされる．また精神症状が安定した状態にある精神科患者が内科的な症状を訴えて受診することがある（例えば痰を伴う咳や発熱など），精神科の既往歴が明らかではない患者が急性の内科的症状，精神症状，および・または行動障害を呈して，初めて受診することもある．あるいは既往に精神疾患や内科疾患のある患者が精神疾患および・または内科疾患のいずれか一方か両疾患が急性増悪をきたしたために受診することもある．**表1.1**は精神疾患か内科疾患かの鑑別に有用な項目を要約してある．

精神科的な訴えがある患者に内科的な評価をすることは不可欠であり，すべての患者に行わなければならない．なぜ重要であるかという理由は，精神科患者に対する根深い偏見が存在するこ

とにある。わけのわからない訴えと受け取られ、そのために結局は適切な治療を受けられないことがあるからである。EDでは時間的な制約などの要因によって、より急性でより重篤な患者を優先的に取り扱わなければならないというEDの宿命とも直接的または間接的に関係がある。精神疾患をもつ患者の25～50％は急性症候群を示す可能性のある内科疾患を同時にもっており、精神疾患患者の4～12％は内科疾患のために入院が必要となることが明らかにされている。精神科患者に対する内科的身体的な診察は完全ではないとする研究や報告は多い。精神科に入院している患者の身体的な診察を日頃から行っている精神科医は少なく、また救急部門で精神疾患と診断された患者もまた同じ運命を辿ることになる。さらに身体的な診察が重要である理由を以下に記述する。

表1.1　内科疾患と精神疾患の鑑別

年齢が40歳より高齢か、または12歳より若年か
発症が突然か、または急性か
経過に動揺がみられるか
知覚障害、幻視または幻臭があるか
内科疾患または神経症状の既往
認知機能の障害（錯乱または見当識障害）
頭痛
意識喪失
言語障害
バイタル・サインの異常
失禁
複雑な処方
アルコールまたは薬物使用
精神科既往歴がないこと

- 最近の研究によると、身体疾患は精神科患者の50％以上に見出されるとされ、さらにそのうちの8％の症例においては内科的状態が精神科的訴えの原因と考えられ、22％において病勢増悪因子となっているとされる。
- 救急部門の研究によると、基礎疾患として内科疾患をもつ患者の80％近くは「内科疾患はみられない」と診断されている。
- また種々の精神障害に併発する症状を内科疾患の症状と考えて、内科の治療を求める患者がしばしば見出されることも他の研究で示されている。
- 精神科患者に内科疾患が併発する出現頻度を調べた研究によると、4～60％とバラツキが大きいことが明らかにされている。

　EDを受診する精神科患者に併発する内科疾患についての研究も多く報告されている。最も頻度が高いのは物質乱用、感情障害、不安性障害、精神病性障害、反社会性人格障害、および認知症などである。内科疾患についても精神疾患についても誤診される症例が多いことが文献に示されている。急性の精神症状を出現させる原因疾患は多数存在することから、このような急性症状を引き起こす可能性のある精神疾患や内科疾患を、Appendix Aの分類のスキーマに提示しておく（Appendix Aを参照）。

　急性期病棟において精神症状、行動障害、情動障害、または認知障害を示す患者を慎重に評価することは、患者の診察の大原則である。まず第1に、バイタル・サイン、血糖値の緊急の検査、全身の外観の観察、外傷の有無、意識の水準などを評価すべきである。血糖のスクリーニングは初期検査から絶対に外してはならない。なぜなら過血糖によってせん妄が生ずる可能性があるし、

また低血糖によって不安，意識障害，焦燥，あるいは全身倦怠が引き起こされるからである。急性精神症状が出現する際にその重要性が認識されていないが，バイタル・サインに異常があれば，「器質性」の病的過程が潜んでいる可能性を示している。患者，家族，友人あるいは周囲の人との面接によって，たとえ短くても細心の注意を払えば，対処法と治療法を決定するのに必要な判断材料が提供されることがある。このことはまた急性期患者について，期待される治療効果を得るために治療戦略を最終決定する際，あるいは「精神科的」原因か，または「内科的」原因かを鑑別する場合に極めて重要となってくる。この両者を速やかに鑑別することによって，初めて基礎にある内科的疾患や精神症状の治療を開始することが可能となるのである。またこの点を鑑別することによって精神症状の再燃の可能性を減少させ，患者の状態が悪化するのを防ぐことができ，それによって罹病率と致死率の上昇を最小限に抑えることができる。この様に精神科医の評価と対応がさらに要請される状況にありながら，現場に精神科医がいない場合には，公式化された診断評価のマニュアルを用いることは有用である。安全かつ適切な治療戦略を策定するためには，安全性の確保とともに想定される危険因子やその恐れのある危険因子をはっきりと理解することが基本的に重要である。

　救急病棟が実際にどれくらい組織化されているかによって異なるが，現場にいる精神科医にとって精神疾患患者を入院させたり，転科させたり，退院させる場合に，「内科疾患が完全に除外されている」ことは必須の条件である。患者は内科的な診察を受けて安定していると診断されている。しかし，このことはすべての内科疾患が除外されていることを意味するのではないことを肝に銘じておく必要がある。ここでは再検査を要する症例があることを強調しておきたい。バイタルサインの再評価や完璧な現病歴の収集，身体的診察，必要な臨床検査などは，原因が内科的か，それとも精神科的であるのかの鑑別に役に立つことがある。内科疾患の既往が明らかでない，または身体症状を訴える精神科の患者が臨床検査で異常値を示す場合には精神症状の原因が内科疾患である可能性を示している。精神科患者について「内科疾患を除外する」ために重要なことは，病歴を遺漏なく取ること，身体的診察をキチンと行うこと，そして臨床像に基づいて必要な臨床検査を行うことに尽きるのである。このことは，経験のある精神科医の一致した見解といえる。**表1.2**に内科的に安定した状態にあると診断を下すのに必要な診断学的検査を行う場合のガイドラインを要約してある。しかし，ガイドラインはあくまでガイドラインであり，優先して行うべき診断学的検査が何であるかは，臨床医の判断，病院のプロトコール並びに臨床像によって決められるべきであることを再度強調しておきたい。臨床的に根拠もなく意味もない臨床検査は単に偽陽性の山を築き，不必要な再検査を繰り返すだけである。**表1.3**には中枢神経系の画像診断の適応を記載してある。

　急性期病棟において，臨床検査を行いそれを基にさらに補助診断検査に進むことは，費用と時間のかかることである。しかし，これによって診断の精度を上げることができるし，また未だに診断がつけられず，したがって治療を開始することができないでいる精神科患者の内科疾患に狙いをつけられることがある。大都会においては慢性の精神疾患患者は周辺に押しやられ人権も侵害されて，適切な医療を受けられず治療の継続や追跡調査がなされていないことが多い。このような患者がEDを受診するのは，プライマリケアと同じことである。そのために救急にいる内科医や精神科医は事実上プライマリケアの仕事もしなければならない。EDにおける治療によって

表1.2　必要な臨床検査の指針

すべての患者	CBC（分画および血小板を含む）
	尿の薬物検査
	妊娠検査
臨床的に必要な場合に	ECG
	神経画像検査
	血清アルコール濃度
	血清薬物検査
	肝機能検査
	甲状腺機能検査
	脈波検査
	呼気分析検査
	INR
	アセトアミノフェンおよびASAの血清濃度
	治療薬物濃度（ジゴキシン，リチウム，テオフィリン，カルバマゼピン，バルプロ酸など）
	尿検査

CBC：完全な血算，ECG：心電図，INR：国際標準化比率，ASA：アセチルサリチル酸

表1.3　中枢神経の画像診断の適応

- 急激な人格の変化（特に50歳より高齢で）
- 感情障害が急性に発症
- 精神病が急性に発症
- 慢性精神病ないし気分障害，MRIが未施行，難治性経過，症状の変化，薬物への訴え
- 中枢神経系の感染症
- 脳震盪・脳挫傷
- せん妄
- 認知症
- 局所神経障害
- 出血
- 脳圧亢進症
- 原因不明の異常運動
- てんかん性障害
- 中毒性脳症

MRI：核磁気共鳴画像

生じる副作用を含めて，何らかの障害または病態が存在するのか，あるいは存在しないのかを臨床医が診断する際に，診断学的検査は役に立つものである。有用な検査とは，もし存在するならばその病態を正確に検出できるものである。救急における診断学的検査については，議論があるけれども，このような長期にわたる対応と同様に眼の前にある対応にも寄与することができる。腎機能検査の結果によってリチウムの開始決定が左右されるし，また心電図（ECG）は抗精神病薬の開始決定の一助となる。一般的にいって臨床検査には，型通りの定石といったものはなく，臨床的判断によってそれぞれ状況に沿って検査方針が決められることになる。緊急を要する臨床検査でなければEDで施行すべきではなく，患者がEDから一般病棟に転科してから行って十分である。胸部X線検査は，特に妊娠している場合や，何ら症状がみられない場合には，無闇やたらと全員に施行すべきではない。しかし，HIV陽性，ホームレス，介護施設，グループホーム，または結核のハイリスクの患者が入院した際には，救急医学の観点からは臨床的に適応とはいえないが，医療的には胸部X線検査を考慮するべきである。妊娠可能

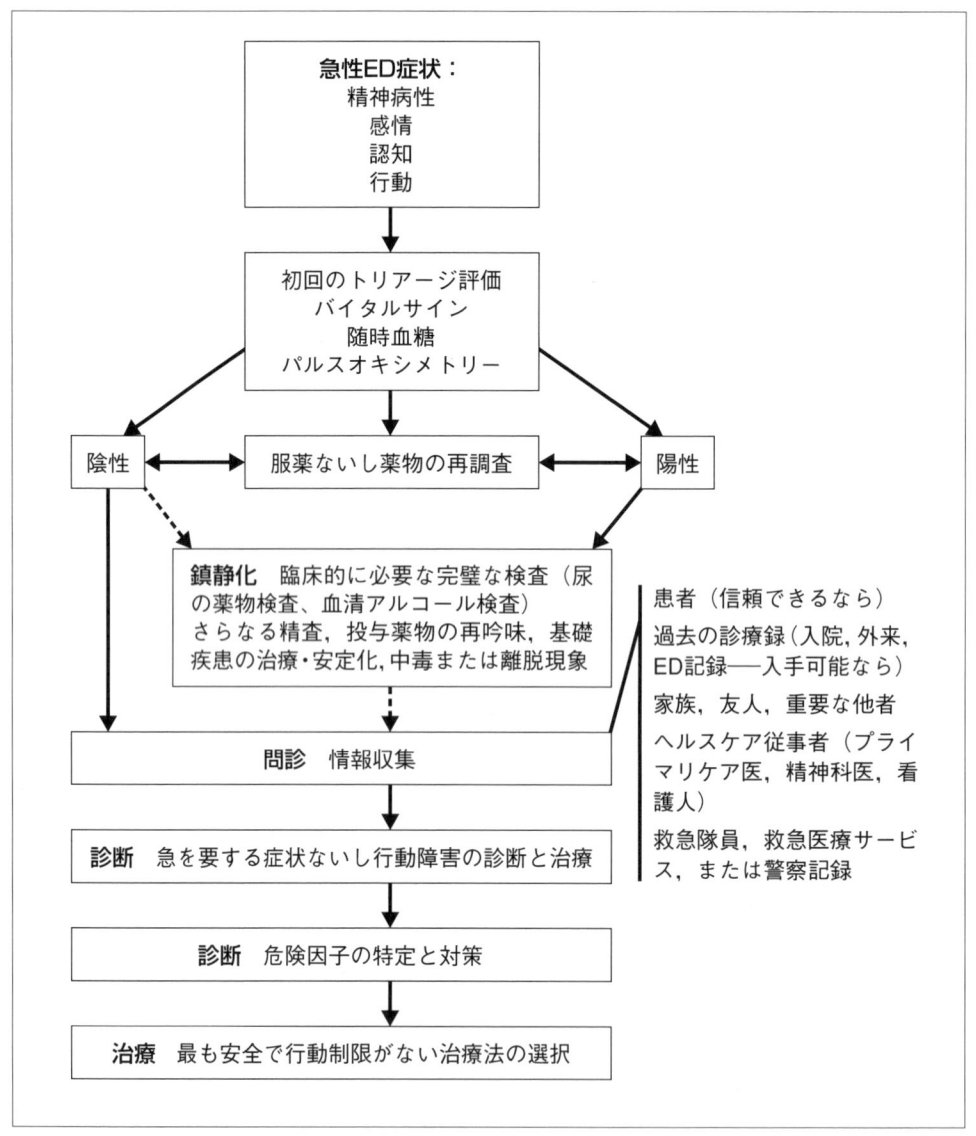

図1-1 診断評価のアルゴリズム

年齢の女性患者に，薬物療法を開始するか，胸部Ｘ線検査を受けさせるべきか，または合法的であれ非合法の薬物であれ，患者に常習薬物がある場合には，妊娠を把握していないと母体と発育中の胎児に害を及ぼす恐れがあるから，全例に妊娠検査を施行すべきである。50歳を超える患者で心疾患があるか，または伝導時間の延長を引き起こす薬物（すなわち，定型ないし非定型神経遮断薬など）を服用している場合には，ECG検査を施行すべきである。EDにおいて中毒薬物の検査が有用かどうかについても議論が多い。最近，中毒性の化学物質に曝露されたか，臨床的にアルコールや薬物中毒が示唆されるか，または臨床症状から薬物中毒が疑われる場合には，尿または血清の毒性物質検査は有力な補助診断となる。自己申告と中毒薬物の検査値にはバラツ

キが大きいことが多くの研究で明らかになっているが，中毒薬物の検査と同じ程度か，かえって中毒薬物の検査より自己申告のほうが信頼できることもある。

以下のような精神疾患患者には内科的な精査が推奨される

- 基礎に内科的な病態がある場合
- バイタルサインに異常がみられる場合
- 高齢者の場合
- 精神症状が新たに出現した場合

図1.1に，臨床診断の手助けになる診断アルゴリズムを記載してある。「器質性」の疾患を想定して注意を払うことが臨床力を高めることになる。意識レベルの動揺，注意の障害，身繕いまたは「摘みとる」様な動作の繰り返し，焦燥，ぼんやりした状態，または知覚の障害，まとまりのない思考，および錯乱などがそれを示唆する証拠となる。ある種の患者，例えば，高齢者，EDの常連の患者，無理難題の要求の多い患者，精神病症状のある患者，物質乱用の患者，HIV・エイズ患者などを診察する場合に重要なことは通り一遍のおざなりな診察に流れてはならないということである。昔から言われている通り，「疑わなければ，診断を下すことはできない」のである。

細心の注意を払って常に多くの疾患や病態を疑うことを忘れてはならない

最終的なステップは，それぞれの患者のニーズに合ったテイラーメイドの治療計画，かつ最も行動制限が少なくて，最も安全な治療計画を策定することである。治療法の決定に際して，治療法は多様であり，その境界設定を可能にする絶対的な指針は存在しないが，臨床診断が合理的で信頼できることは不可欠の原則である。したがって自傷ないし他害の恐れ，衝動性，うつ病，身辺の自立度，精神病などは危険因子であり，慎重に評価してEDにおいて治療方法を決定するのに万全を期さなければならない。記載した通り，他の安全に関しても考慮に入れる必要がある。このような患者にケアを継続することが治療の礎でありさらに地域の社会資源を活用して行うべきである。社会における種々のサービス事業も（利用できるのであれば）治療方針の決定の際に手助けになる。少なくとも，EDにおいて地域における治療計画のリストをもっていることが必要である。最もよいのは，より緊密で確固とした治療計画を構築するために連携をはかることである。

最近の研究によれば，重度で持続する精神疾患をもつ患者を家族がケアしている場合には，その介護者に対してもケアが必要であることが明らかにされている。介護者の燃え尽き症候群やストレスは，患者に悪影響を与えることがあるので重要である。介護者へのケアは，当然地域社会における社会資源を活用して行われるべきであろう。

BIBLIOGRAPHY

Allen MH. Definitive treatment in the psychiatric emergency service. *Psychiatr Q* 1996;67:247–262.

American College of Emergency Physicians Clinical Policies Committee. Clinical policy for the initial approach to patients presenting with altered metal status. *Ann Emerg Med* 1999;33:251–281.

Antonowicz JL. Missed diagnosis in consultation liaison psychiatry. *Psychiatr Clin North Am* 1998;21:3.

Broderick KB, Lerner EB, McCourt JD, et al. Emergency physician practices and requirements regarding medical screening examinations of psychiatric patients. *Acad Emerg Med* 2002;9:88–92.

BIBLIOGRAPHY

Buckley RA. Differentiating medical and psychiatric illness. *Psych Ann* 1994;24:11.

Claassen CA, Hughes CW, Gilfillan S, et al. The nature of help-seeking during psychiatric emergency service visits by a patient and an accompanying adult. *Psychiatr Serv* 2000;51:924–927.

Dolan JG, Mushlin AI. Routine laboratory testing for medical disorders in psychiatric inpatients. *Arch Intern Med* 1985;145:2085–8.

Hall R, Gardner ER, Popkin MK, et al. Unrecognized physical illness prompting psychiatric admission: a prospective study. *Am J Psychiatry* 1981;138:629–635.

Hammett-Stabler CA, Pesce AJ, Cannon DJ. Urine drug screening in the medical setting. *Clin Chim Acta* 2002;315:125–135.

Henneman PL, Mendoza R, Lewis RJ. Prospective evaluation of emergency department medical clearance. *Ann Emerg Med* 1994;24:672–677.

Hollister LE. Electrocardiographic screening in psychiatric patients. *J Clin Psychiatry* 1995;65:26–29.

Jacobs DG, Jamison KR, Baldessarini RJ. Suicide: clinical/risk management issues for psychiatrists. *CNS Spectrums Int J Neuropsychiatr Med* 2000;5:2, 39.

Knutsen E, DuRand C. Previously unrecognized physical illness in psychiatric patients. *Hosp Community Psychiatry* 1991;42:182–186.

Koranyi EK, et al. Physical illness underlying psychiatric symptoms. *Psychother Psychosom* 1992;38:155.

Korn CS, Currier GW, Henderson SO. "Medical clearance" of psychiatric patients without medical complaints in the emergency department. *J Emerg Med* 2000;18:173–176.

Lagomasino I, Daly R, Stoudemire A. Medical assessment of patients presenting with psychiatric symptoms in the emergency setting. *Psychiatr Clin North Am* 1999;22:819–850.

McIntyre JA, Romano J. Is there a stethoscope in the house (and is it used?). *Arch Gen Psychiatry* 1977;34:1147.

Meyers J, Stein S. The psychiatric interview in the emergency department. *Emerg Clin North Am* 2000;18:173–183.

Olshaker JS, Browne B, Jerrard DA, et al. Medical screening and clearance of psychiatric patients in the emergency department. *Acad Emerg Med* 1997;4:124–128.

Patterson C. Psychiatrists and physical examinations: a survey. *Am J Psych* 1978;135:967.

Perrone J, De Roos F, Jayaraman S, et al. Drug screening versus history in detection of substance use in the ED psychiatric patients. *Am J Emerg Med* 2001;19:49–51.

Reeves RR, Pendarvis EJ, Kimble R. Unrecognized medical emergencies admitted to psychiatric units. *Am J Emerg Med* 2000;18:390–393.

Riba M. Medical clearance: fact or fiction in the hospital emergency room. *Psychosomatics* 1990;31:400–404.

Rund DA. Distinguishing functional from organic brain disorders in the emergency department. *Resid Staff Physician* 1995;41:11–15.

Schiller MJ, Shumway M, Batki SL. Utility of a routine drug screening in a psychiatric emergency setting. *Psychiatr Serv* 2000;51:474–478.

Thienhaus OJ. Rational physical evaluation in the emergency room. *Hosp Community Psychiatry* 1992;43:311–312.

Tintinalli JE, Peacock FW, Wright MA. Emergency evaluation of psychiatric patients. *Ann Emerg Med* 1994;23:859–862.

Way BB, Banks S. Clinical factors related to admission and release decisions in psychiatric emergency services. *Psychiatr Serv* 2001;52:214–218.

Williams ER, Shepherd SM. Medical clearance of psychiatric patients. *Emerg Med Clin North Am* 2000;18:185–198.

Zimmerman M, Mattia JI. Principal and additional DSM-IV disorders for which outpatients seek treatment. *Psychiatr Serv* 2000;51:1299–1304.

（深津　亮　訳）

2. 精神医学的診察

　精神医学的診察（Mental Status Examination：以下 MSE）は精神科医にとって，身体診察と同等の重要な価値がある。これはいくつかのパラメータ（情緒，行動，認知，心理学的データ）を客観的に測定して，患者を直接に観察し，系統的な問診をすることにより可能である。これはある時点における患者の横断面の状態（静止画）であり，その患者の全体像（動画）を他人に伝達できるものでなければならない。それは，精神科医がその知見を伝えるために必要な道具であり，独特の精神科辞書・語彙に習熟する必要があると同様，相応の経験を要するものである。精神科以外の医師にとってはせいぜい，長年忘れていたトレーニングといった意味合いのものになろうが，精神医学的な問題をもっている可能性のある患者に対応する医師，特にプライマリケア医や ED の医師にとっては不可欠のものである。

　すべての患者――特に急性の精神病的，行動面，認知面，および・または情緒面の症状をもった患者――に対する MSE が，重要であり決して軽視されてはならない。なぜなら MSE は，その後の治療関係の構築を開始する契機になるからである。医師がカギとなる重要な情報（後述）を収集するときに行う，短時間であっても詳細な診察は患者に，聴いてもらっている，理解されている，そして尊重されているという印象を与える。医師の話し方や接し方はとても重要な意味をもつが，患者が話を聴いてもらっている，気にかけてもらっていると感じる場合には，治療および対処へ自ら参加しようという意欲は改善されるのである。通常，これが治療同盟を築く際に，第一歩となる。これをどのように取り扱うかによって，患者の ED 診療の結果に影響を与え，その後の治療やアフターケアをも左右するので極めて重要なのである。患者に接するときに念頭に置くべき賢明な定石とは，優しく滑らかな声で接し，彼らの問題に心から関心をもっていることを示すことである。医師が誠実であると患者が感じたなら，さらなる情報がもたらされ，治療的でより建設的な関係が必ずや確立できるのである。

　ED においては，急を要する状況にあるため，病歴および収集されたすべての情報が，正確であることが不可欠で，それによって一時診断を下し，特化された効果的な治療を提供することができる。患者から口頭または文書で同意を得た上で，連絡をとって患者以外の情報源から適切な情報を集めるよう努力しなければならない。（患者は多様であり）遭遇する患者はすべてそれぞれ異なっているということを受容し，患者を尊重しなければならない。民族，出生地，人種，性別，年齢，性自認，社会階層，性志向，宗教，精神的信仰に対して特に慎重な配慮が必要である。このような患者の特徴が自分のそれと大きく異なっているときは特に，共感的，受容的な態度をとることを心がけて，また（自らの偏見や先入観によって）臨床家としての自分の役割が影響を受けないようにしなければならない。

　表 2.1 は精神医学的病歴の概要を示してある。救急部門において，表に示したすべての項目を

満たす必要はないが，患者についての情報は，直接得たものであれ間接的に得たものであれ，方針決定過程において基礎となる。収集した情報とその適切な記録により，患者を評価し治療する経過が進むのである。すべての記録が法的にも記録とみなされることを認識しておくことが重要であり，正確さと読みやすさが最も重要である。

A. 精神医学的評価の概要

1. 個人情報

患者の年齢，婚姻状況，人種，性別，住居，雇用状況，紹介情報，保険の種類，または援助の有無，診断，治療状況，そして搬送の方法という，簡潔な統計学的な患者サマリーを提供する。

2. 主 訴

患者自身の言葉で，救急医療部門にやってきた理由と，現在の状況を理解しているかを記載する。

3. 現病歴

結実因子，ストレス因子，治療参加の意欲，行動の変化，危険な行動，違法な薬物使用，そして患者，家族および随伴するスタッフにより述べられた適切な陽性所見に注意を払いながら，現在までの症状の経時的な病像の推移を記述する。自殺企図後に患者が初めて診察を受けるのであれば，出来事をよりよく理解するためには直前の24時間をどのように行動したかを追体験することが重要である。他害の恐れがある場合には，患者が特定の個人をターゲットにしているのかどうか，また武器の入手方法について常に慎重に評価しなければならない。

4. 精神医学的既往歴

患者の病歴に関して，患者，家族，公共機関，または診療録によって得られる信頼できる臨床情報をすべて簡潔にまとめる。ここには入院（おおよその日時，入院理由，入院期間，入院中に用いられた治療法，退院計画を含む），薬物治療歴，自殺企図，殺人念慮，暴力，性的，身体的，または家庭内における虐待，そして最近の治療歴および・または薬物治療への参加意欲を記載する。

5. 物質乱用歴

アルコールおよび・または薬物使用歴，最も嗜好する物質，嗜好の序列，および現在の使用パターンについて慎重に評価する。

アルコール使用の詳細：

表2.1 精神医学的評価の概要

個人情報
主訴
現病歴
精神医学的既往歴
物質乱用歴
身体医学的既往歴
生活歴・家族歴
精神状態診察
評価
診断
多種多様な，あるいは随伴する情報
方針決定

最初に使用した日時・用量
　　コントロールできなくなった日時・用量
　　飲酒パターンの詳細
　　振せん
　　記憶の喪失
　　幻覚
　　けいれん
　　せん妄
　　錯乱状態
　　認知症または記憶の障害

　アルコール関連問題，またはアルコール関連問題の疑いのある症例では，アルコール症の診断を下す場合には，CAGE 質問票として一般に知られている簡単な4つの質問をすることが有用である。すなわち以下の質問である。

　あなたはこれまでに…
　…自分の飲酒量を減らす（**C**ut back）べきだと考えたことがありますか？
　…自分の飲酒に関する他人の批判に腹を立てた（**A**nnoyed）ことがありますか？
　…自分の飲酒について罪悪感（**G**uilty）や嫌悪感を感じたことがありますか？
　…二日酔いや神経過敏を逃れるために迎え酒（**E**ye-opener）をしたことがありますか？

　もし患者が2つまたは3つの質問に「はい」と答えたなら，アルコール乱用またはアルコール依存の可能性が高いことを示している。そして4つとも「はい」と答えたなら，まず間違いないといえる。
　他の薬物使用の詳細（最初・最後の使用日時，量，入手経路，効果）：アンフェタミン（amphetamine），大麻，コカイン（cocaine），幻覚剤，吸入剤，ニコチン（nicotine），アヘン（opioid），ヘロイン（heroine），メタドン（methadone），フェンシクリジン（phencyclidine），鎮静剤，睡眠薬，抗不安薬，市販薬，処方薬，または薬草。過去のアルコールまたは薬物治療歴およびそれまでの断酒（断薬）の試み，断酒（断薬）の最初と最後の期間，最も長い断酒（断薬）期間についても評価する。解毒の記録（記録：入院，外来，薬物または非薬物による解毒，結果），そしてリハビリテーション（記録：入院，外来，転帰），ジスルフィラム（嫌酒薬）治療と効果，ナルトレキソン（Revia）治療と効果，メタドン維持（治療，用量，および効果），そして12段階の包含：アルコールアノニマス（AA），麻薬アノニマス（NA），コカインアノニマス（CA），または他のホームグループ，後援者も同様，そしてそれらの効果について。

6. 身体医学的既往歴
　現在および過去の身体疾患について，その問題，薬物治療，アレルギー，および最近の治療または身体的諸検査の記録。これには身体状態の概括，陽性所見はすべて，頭部外傷の有無，HIV

および結核についての危険因子と現在の状態などが含まれる．入手可能なら最近の検査結果，心電図，胸部X線，およびアレルギーについて．

7. 生活歴・家族歴

収集可能なら，地域の社会的援助，および家庭状況，雇用状況，そして対人関係の状況の評価を含む．自殺，物質乱用およびアルコール症を含む精神疾患の家族歴も同様である．

① 全般的：生育状況および家庭生活，母子関係・父子関係あるいは介護者の世話・喪失の記述，小児期・青年期の記述，重要な対人関係の質，同胞および・または子ども，家族としての機能，大きな出来事または別離．
② 性関連：性自認，最近の性的関係，現在または過去の性に関する問題，性行動が安全なものか，または高い危険を伴うものか．
③ 教育：読み書き能力，最終学歴，学業成績，学業に影響を及ぼした情緒面・行動面の問題，特別な教育の必要性，学習障害，高校卒業資格検査，職業訓練．
④ 精神生活：宗教（実践，趣意），代替の信仰（実践，趣意）．
⑤ 職業・雇用歴：最近の雇用状況，就業成績，仕事を辞めた理由，就業能力，職業能力の欠損，（仕事の）目標，訓練計画，教育計画，および賃金の要求．
⑥ 軍歴：配属先，期間，身分，成績，除隊理由（名誉・不名誉），および軍務とのつながり．
⑦ 犯罪歴：逮捕歴（アルコール・薬物関連に注意），軽犯罪での有罪，重罪での有罪，仮釈放または保護観察状態，および仮釈放・保護観察担当官の名前と番号，服役歴．
⑧ 虐待歴：小児期および成人期の性的虐待，加害者，状況，患者に与えた影響，患者または他者の対処行動．小児期および成人期の身体的虐待，加害者，状況，患者に与えた影響，患者または他者の対処行動．他者が患者に対して行った最近の性的または身体的虐待の疑いまたは証拠，現在の加害者，状況，患者に与えている影響，患者または他者の対処行動．アルコール・薬物使用が犠牲者または加害者に影響を及ぼしている程度について記載する．患者の他者に対する放棄，性的または身体的虐待の病歴および・または最近のその疑いまたは証拠．地方自治体小児保護施設による調査報告歴．

B. 精神医学的診察（MSE，表2.2参照）

1. 評 価

患者の機能水準を評価することは重要である．重症・慢性の精神障害をもっている，精神医学的および身体医学的疾患をいくつも合併している，老人または小児・青年期の患者など，疾患が患者の機能水準に影響する場合には特に重要である．患者の現在の能力（例えば日常生活活動（ADL）など）を評価することは，状況の重症度，予後，および治療成果を決める上で極めて有用である．その中には，身体的ADL（食事，排泄，入浴，着衣），あるいは器械的ADL（運転，公共交通手段の利用，服薬，買い物，金銭管理，家事など）が含まれる．

構造化面接，質問票，または評価尺度は，症状の重症度を数量化し，はじめに現れた症状を決

定することにより，文化，人種，性別，社会および年齢のバラツキが結果を偏った判断に導く可能性はあるが，多くの場合診断評価および治療成果の判定に有用である。患者の経過および症状重症度の記録として広く使用され，有用な精神医学的評価尺度がいくつかある。ED においてはこれらの有用性はしばしば限られたものになるが，時間が許すなら，その他の評価尺度と同様，症状経過と重症度を判断する指標として，あるいはその後の医療サービスおよび医療者のための基礎データを決定する方法として有効な補助手段である。これらの評価尺度は，その他の評価尺度と同様，連続して・あるいは反復して施行すると経過観察および治療反応性の判定に有用なものである。しかし，構造化面接，質問票，および評価尺度は確かな臨床判断や臨床力の代替になるものでは決してない。推奨される評価尺度については，関連する章の中で詳しく述べる。またAppendix D として記述した。

　評価には患者に対する臨床事項の要約と一時診断が必要である。患者の人格構造や人格特徴の評価も含まれるべきである。I 軸およびII 軸の障害の間での合併に加えて，これらの障害の間には症状の重複が起こりうるのである（境界性パーソナリティ障害および失調型パーソナリティ障害の患者の 50％以上がうつ病性障害を併発している）。最終評価および治療計画には，入院が必要と考えられる根拠，ED で受けた治療，入院治療で推奨される治療，精神科治療の日時，紹介された医師および代理人の住所と電話番号，紹介元の問い合わせ可能な人物が記載されていなければならない。

　法的状況および状況と権利についての議論とその記録。入院状況の観察記録，そして患者が退院するならば，患者が安全であることおよび退院指示とともに利用可能な医療サービスについて話し合った記録が必要となる。

2. 診　断

　個々の患者の診断は常に慎重に考える必要がある。それぞれの患者に対して実用的な診断，あるいは暫定的な診断を下さねばならない。今回の受診または入院に至った主たる状態について記述することによって診断は得られ，それはとりもなおさず主要な臨床症候であり治療の焦点となる。多くの鑑別診断が想定されて，暫定的に診断を下すことが困難な場合がしばしばである。しかし，まず暫定診断を下し，その他の鑑別すべき障害に注意して治療の優先度順に記載する。

　病型および特定用語は，精神疾患の診断・統計マニュアル第 4 版（テキスト改訂版）（DSM-IV-TR）に依拠しており，正確に用いなければならない。そして病型とは「二者択一的であり，相互に排除的である。つまり一つの診断を下すと他に診断の余地のないような症候学的類型である」と解釈されている。特定用語は反対に，「二者択一的でも相互に排除し合うものでもなく，ある特定の病像を共有するより均一な下位グループを規定するものである」。重症度および経過に関する特定用語もまた，可能ならば特定するべきである。

付随する多様な情報

　患者および家族・情報提供者との接触，および費やした時間についての記録が必要である。電話連絡，家族との相談，他の関係機関，病院または家族とのやりとりは，患者から口頭による明瞭な同意を得た後に行うべきであり，日時を明記し，それまでに得た病歴記録の他の部分とは明確に分けなければならない。患者治療チームの他のメンバーとの議論も同様に記録しなければな

らない。家族との相談には，出席した人，相談に要した時間，入手した病歴，明らかになった要点，治療目標，客観的な症状（治療チームによってあらかじめ決定されたもの），そして患者と家族が話し合い・理解した考えが含まれなければならない。希望内容および医療相談の必要性についての記録，日時が重要である。口頭による医療相談についても記録するべきであり，相談医の提案が実行されなかった場合には，その理由をはっきりと診療録に記録しなければならない。

3. 精神状態診察の基本項目

精神状態診察の基本項目は**表 2.2**を参照。これらは，どのような患者に対しても基本項目であり，問診と診断の道筋として利用できる。問診の順序と方法は個々の医師が習得した技術的なものであり，患者に対して質問と診断を繰り返すことで上

表 2.2 精神医学的診察の概要

外観
態度，アイ・コンタクト，関係性
信頼性
精神運動活動
言語
気分
感情
思考過程
思考内容
自殺念慮
殺人念慮
自律神経症状
洞察
判断
認知機能

達するものである。精神状態診察の基本項目は，面接（外見，態度，話し方など）の最初の段階で，特別な質問法を必要とせずに患者を観察することで直接に収集が可能なものが多い。その他の要素，自殺念慮，幻覚，暴力などについては，直接的に質問すべきである。

①**外観（見た目）**：服装，身だしなみ，および衛生状態などは重要な最初の指標である。内科的障害を合併した老齢の女性が，食べ物のシミがついた服を着ていて小便臭かったなら，認知症などのより重症の認知障害の可能性がある。その他の目につく特徴（刺青，ピアス，奇妙な服装や化粧など）は重要な意味をもつことがあるので，注意して記録しなければならない。
　例：整った服装，乱れた服装，だらしない服装，悪臭

②**態度**：患者が協力的か非協力的か，その程度はどうかについては最初に容易に判断することができる。またそれによって診断過程の難易度が決定される。視線をなかなか合わせず敵意あるいは警戒心をもった患者は，自らの情報を話さないだろうし，精神病的および・または中毒患者である可能性がある。患者の他者への関係性，衝動制御，および病歴を語る上での信頼性についても評価する。
　例：敵意，警戒的，無関心，誘惑的，回避的，不真面目，迎合的

③**精神運動活動**：患者の精神運動活動は，直接の観察によって容易に特定可能であり，精神運動活動の量および質的側面を知ることができる。せかせかと歩き回ったり，静かに座っていられなかったり，処置室やインフォメーションデスクに何回も来る患者は，精神運動活動が亢進していると考えられる。これは，椅子に座り，意気消沈して，体を硬直させ，会話に加わるために努力を要するような重い抑うつ患者とは対照的なものである。
　例：精神運動興奮・抑制，奇異な運動またはチック，しぐさ，常同運動

④**言語**：患者の会話の物理的な特徴に注意する必要がある。言葉の量，速度，リズム，声の大き

さ，および質について記述しなければならない。言語障害についても注意が必要であり，自発性についても同様である。

例：普通，流暢，大きい，低い，速い，急いている，単調，遅い，支離滅裂

⑤気分：気分とは患者の，持続的で支配的な内的情緒の状態のことである。これは患者自身の言葉で表現されるべきものである。気分は，普通の気分，ないしは抑うつ気分およびその対極は多幸感または高揚気分を伴った精神状態と記述される。患者に質問することは，

　　気分はいかがでしたか？
　　悲しさや憂うつさを感じていますか？
　　泣きたくなることはありますか？
　　自分が特別に優れた人間だと感じたことはありますか？
　　自分がまるで世界の頂点に立っていると感じたことはありますか？
　　他人が持っていない特別な才能や業績はありますか？

もし患者が自分の感情状態を記述的な形容詞を用いて説明できない場合，最近の感情状態について，患者に1～10の点数をつけるように尋ねるとよい（10が最悪の気分で1が最高，または反対）。

例：幸せ，悲しい，罪悪感，恐怖，動揺，空虚，絶望

⑥感情：感情とは，患者の気分や情緒の状態の表現であり，外から観察して把握することができる。患者が述べる気分に対する検者の客観的な評価であり，いくつかのパラメータがある。
- 安定性とは，情緒が変わる頻度または変動性のことである（安定または不安定，これはある情緒の状態から別の情緒の状態へと容易に切り替わる頻度のことである）
- 激しさとは，現在の情緒の振幅の大きさのことである（ニュートラル，無気力，悲哀，抑うつ，不安，高揚，躁的，いらだち，怒り）
- 度合いとは，情緒の状態の全体としての大きさのことである（普通，狭い，鈍い，平坦）
- 適切性とは，表現された気分と行動全体が一致するかどうかで測定される（適切・不適切）

⑦思考過程：観念およびその連想を患者がどのように統合するか，その仕方。

例：論理的・非論理的，目標指向的，一貫性がある・ない，状況依存的，直線的，観念奔逸，連合弛緩，思考途絶，言葉のサラダ，言語新作，音連合，語唱

⑧思考内容：患者が実際に考えている内容（観念，信念，熱中している内容，強迫観念など）を示す。そのタイプ，頻度，および内容を詳細に，特に幻覚について，十分に注意を払って慎重に尋ねる。患者への質問は，

　　ここは安全だと感じますか？
　　自分を選ばれた者と感じたことはありますか？
　　他人があなたに危害を加えようとしていると感じたことはありますか？
　　周囲に誰もいないのに声を聴いたことはありますか？
　　説明できない奇妙な音を聴いたことはありますか？

説明できない何かを見たことはありますか？
皮膚に奇妙な感覚を感じたことはありますか？
周囲に何もないのに何かの臭いがしたことはありますか？
あなたの考えがとても強力なので他人がそれを聴くことができると感じたことはありますか？
誰かの思考が聴こえてきたことはありますか？
誰かがあなたの頭の中に考えを吹き込むことができると考えたことはありますか？
あなたは自分の考えを他人の頭の中に吹き込むことができますか？
TVを観ているとき，雑誌を読んでいるとき，あるいはラジオを聴いているとき，自分のことを言っていると感じたことはありますか？
あなたは心配性ですか？
あなたはどのようなことに悩みますか？
一晩中，悩んだことはありますか？

例：妄想観念，強迫行為，強迫観念，恐怖，妄想，関係づけまたは被影響観念，または知覚障害（幻覚，共感覚，錯覚）

⑨自殺念慮：自殺念慮は，あらゆる救急医療部門の評価の中で極めて重要なものであり，精神状態診察には不可欠の項目である。この問題は，患者の選別と優先順位決定のときから入院に至る過程において，それぞれの施設の方針に従って，慎重に評価する必要がある。自殺念慮は，救急医療部門において頻繁にみられる訴えであり，質問しても率直には答えてくれない場合でも，救急医療部門のスタッフは何とか聞き出す必要がある。現在あるいは過去の自殺傾向については，スタッフは躊躇したり尻込みしたりせずに淡々と尋ねるのがよい。将来の自殺企図の最大の予測因子の一つが過去の自殺企図歴だということを記憶しておく必要がある。自殺念慮を抱いている可能性のある患者は，自分の自殺念慮について率直に尋ねられるとかえって慰められることがあり，スタッフが自分の状態に関心を払っていると感じるのである。いずれにしても救急医療部門のスタッフは自殺念慮について尋ね，評価しなければならない（4-U. 自殺念慮・自殺企図を参照）。

⑩殺人念慮：殺人念慮はもう一つの重要な評価項目であり，仮に適切かつ完全な評価を行われなかった場合には，法的にも，情緒的にも，最悪の結果がもたらされる可能性がある。すべての患者に対して，他人に暴力を振るいたくなるかどうか，または他人に対する怒りがあるかどうか，特に武器を入手できるかどうか，あるいは武器を所持しているかどうかについて質問するべきである。他人（特定の対象の有無によらず）に対する加害念慮について最初にスクリーニングをする際に，同様の手続き的問題があることを念頭に置くべきである。興奮，怒りの感情，脅し文句，または暴力の既往のある患者については，徹底的に問診を行うべきである。それには，以下の項目が含まれる。

- 計画
- 目的
- 武器の入手可能性

- 現在のアルコール・薬物使用
- 標的となる人物（可能ならその名前，住所，電話番号）
- 暴力，喧嘩沙汰，および受刑歴

　自殺，他殺の脅威のいずれであれ，これらが報告されている患者については評価および治療のすべての面，および評価過程の慎重な記録が必要であるということを常に念頭に置かなければならない。

⑪**自律神経症状**：基本的な自律神経パラメータ（睡眠，食欲，活力，および集中力）の徹底した評価がすべての患者に必要である。普段の状態からの変化に特に重点を置いて評価しなければならない。
　　例：正常・良い・普通・悪い，または変化の記述（睡眠過多，食欲不振など）

⑫**洞察および判断**：洞察とは，現在の状態または状況についての患者自身の自覚および理解のことであり，診断，治療の必要性，または医療遵守性などと関係すると考えられる。自らが病気であると患者が悟っていること，そして，それに相応しい行動，思考，および動機を変容させるといった真の情緒的洞察と理論的な洞察とは，異なったものである。洞察には，疾患を完全に否認することから真の情緒的洞察に至るまで広いスペクトラムがあり，さまざまなレベルの洞察が存在するのである。患者には以下のように聞くこと。

　　あなたは自分が心の・精神的な病気を持っていると思いますか？
　　もし持っているなら，その病気が何と呼ばれているか知っていますか？
　　あなたは自分の病気の症状をいくつか，言葉で言い表すことができますか？
　　あなたは自分には治療が必要だと思いますか？
　　あなたは自分の病気のために薬を服用していますか？

　判断とは，患者に対する一連の診察の過程で評価されるパラメータで表現されるものである。患者は行動の結果を理解しているか，またその理解は行動にどのように影響されているか？
　　例：「混雑した劇場の中で煙の匂いがしたらあなたはどうしますか？」と尋ねられたら，患者はどのように回答するだろうか？

⑬**認知機能**：この部分は，意識レベルや記憶とともに，脳の諸機能および知能を評価するものである。認知機能の詳細な評価は，どの程度詳細に検討すべきかは臨床的に決定すべきであろうが，すべての患者に対して行う必要がある。

　問題があるにもかかわらず患者が無視したり省略したりごまかしたりすることはしばしばみられることではあるが，近時記憶ないし遠隔記憶の障害については，家族やプライマリケア医からスタッフに情報がもたらされることが多い。認知機能およびその障害の総合的な評価は，より高度な臨床・検査の結果と同様に心理テストをも含んだ，長いプロセスを経て可能となる。しかし，実際的で臨床的に有用なスクリーニングテスト［ミニMSE（MMSE）あるいはフォルスタイン尺度］がある（**表2.3**）。MMSEは，見当識，注意，記憶，自発語流暢性，複雑な指示の遂行能力，および視覚構成能力を評価することができる。MMSEは臨床医でなくてもベッドサイドで

表2.3　Mini-Mental State Examination（MMSE）

検査日：平成　　　年　　　月　　　日　　　曜日
検査者：
氏名　　　　　　　　　　　　　男・女　生年月日：明・大・昭　　年　　月　　日生　　歳

	質問内容	回　答	得　点
1（5点）	今年は何年ですか。	年	
	いまの季節は何ですか。		
	今日は何曜日ですか。	曜日	
	今日は何月何日ですか。	月	
		日	
2（5点）	ここはなに県ですか。	県	
	ここはなに市ですか。	市	
	ここはなに病院ですか。		
	ここは何階ですか。	階	
	ここは何地方ですか。（例：関東地方）		
3（3点）	物品名3個（相互に無関係） 検者は物の名前を1秒間に1個ずつ言う。その後，被検者に繰り返させる。 正答1個につき1点を与える。3個すべて言うまで繰り返す（6回まで）。 何階繰り返したかを記せ—回		
4（5点）	100から順に7を引く（5回まで）。		
5（3点）	3で提示した物品名を再度復唱させる。		
6（2点）	（時計を見せながら）これは何ですか。 （鉛筆を見せながら）これは何ですか。		
7（1点）	次の文章を繰り返す。 「みんなで，力を合わせて綱を引きます」		
8（3点）	（3段階の命令） 「右手にこの紙を持ってください」 「それを半分に折りたたんでください」 「机の上に置いてください」		
9（1点）	（次の文章を読んで，その指示に従ってください） 「目を閉じなさい」		
10（1点）	（なにか文章を書いてください）		
11（1点）	（次の図形を書いてください）		

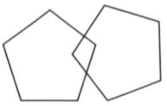

（川畑信也 他：認知機能障害の全般的評価に関する神経心理学検査MMSE．日本臨牀61：192-197, 2003 より）

施行可能な，構造化され，短時間でできる簡便なテストである。認知障害の把握のために最も広く用いられている尺度であり，患者の認知機能の状態を経時的に追跡する方法として有用であると同時に，認知機能の横断面での検査を行い「得点」を決定することができる。簡単な採点方法は，以下のようになっている。30点中，24から30点は正常と考えられる。24点以下は障害ありと考えられ，20点以下では障害は確実である。正常値は年齢および教育年数によって変化しうる。簡単な評価尺度であり，認知障害の中等症から重症までにおける検査者間信頼度および再試験信頼度を含め信頼度および妥当性が証明されている。軽症の認知症および認知機能障害を検出し得ないという限界がある。

- 見当識：日時を尋ねる。忘れた項目を詳しく尋ね，正答ごとに1点。
- 記銘力：患者にこれから試験を行うことを説明する。はっきり，ゆっくりと，およそ1秒間隔で，それぞれ無関係の物品の名前を3つあげる。言い終わったら，それらを復唱させる。正答ごとに1点。患者が3つすべてを正しく答えられるまで繰り返し言う。上限は6回まで。もし患者が3つすべての単語を再生できない場合，再生は完全に評価することができない。
- 注意力と計算力：患者に100から次々に7を引き算させる。5回の計算（93，86，79，72，65）で終了し，正答ごとに1点。患者がこの作業をできない，あるいはしようとしない場合，「フジノヤマ」を逆唱させる。正しい順に答えられた字1つにつき1点。
- 再生：先ほど復唱させた物品の名前を思い出せるかどうか尋ねる。正しく再生できたものにつき1点。
- 物品の呼称：患者に腕時計（あるいは別のもの）を見せ，それが何かを尋ねる。ペンまたは鉛筆（あるいは別のもの）を用いて同じ質問を繰り返す。正答ごとに1点。
- 復唱：「みんなで力を合わせて綱を引きます」と復唱させる。正しく繰り返すことができたら1点。1回のみで評価する。
- 3段階の命令：患者に紙を渡し，「右手（あるいは左手）にこの紙を持ってください」，「それを半分に折ってください」，「床（あるいはベッド，検者）にそれを置いてください」と言う。各動作の正答ごとに1点。
- 読字：白い紙の上に「目を閉じなさい」と書いておく（はっきり，大きく）。患者に，その文章を読ませ，その指示に従うように言う。実際に目を閉じたら1点。
- 書字：患者に白い紙を渡し，文章を書いてくださいと言う。自発的に書くことができなければならず，患者を助けたり，促したりしない。主語・述語があり，文章になっていれば1点。文法や句読点は重要ではない。
- 模写：白い紙に2つ重なった五角形を書き，それを正確に模写するよう指示する。角が10個あり，五角形どうしが重なっていることがポイントである。

患者の意識レベルは，周囲の刺激に対して反応することができるかどうか，で決定される。意識レベルの障害があれば器質的な原因（せん妄など）を疑う。
例：意識混濁，傾眠，昏睡，嗜眠，または覚醒。
知能は，患者の新しい情報に対する学習・統合・処理の能力から判断できるのと同様，患者と

スタッフとのやりとりからも推察することができる。知能はまた，語彙力，知識の全般的な量，患者の社会的経済的状態，および学歴とも関連している。

注意：記録は重要である！ 明瞭に書くこと，収集した病歴のすべての側面について完全な文書として記録すること。

BIBLIOGRAPHY

Dziedzic JK, Brady WJ, Lindsay R, et al. The use of the Mini-Mental Status Examination in the ED evaluation of the elderly. *Am J Emerg Med* 1998;16:686–689.

Ewing JA. Detecting alcoholism: the CAGE Questionnaire. *JAMA* 1984;252:1905–1907.

Mini-Mental Status Exam, adapted from Folstein MF, Folstein SE, McHugh PR. "Mini-mental State:" a practical method for grading the cognitive state of patients for the clinician. *J Psychiatr Res* 1975;12:189.

Kirrane RM, Siever LJ. New perspectives on schizotypal personality disorder. *Curr Psychiatr Rep* 2000;2:62–66.

Koenisgberg HW, Anwunah I, New A, et al. Relationship between depression and borderline personality disorder. *Depress Anxiety* 1999;10:158–167.

Rosenberg RC. The therapeutic alliance and the psychiatric emergency room crisis as opportunity. *Psych Ann* 1994;24:610–614.

Wind AW, Schellevis FG, Van Staveren G, et al. Limitations of the Mini-Mental Status Examination in diagnosing dementia in general practice. *Int J Geriatr Psychiatry* 1997;12:101–108.

（松木　秀幸　訳）

3. 安全に関する配慮

　EDまたはその他の急性期病棟では，安全確保は極めて重要な課題であり，スタッフは常に患者とスタッフの安全を確保することに細心の注意を払うように努めなければならない．これは，すべてのスタッフにとって最優先事項である！　EDまたはその他の急性期病棟では，その規模，スタッフの構成，患者とスタッフの比率，病室と患者の配置，警備員の存在といったものすべてがそれぞれ違っているため，安全確保するための最適な方策を常に考慮におくことが最も重要である．特に（新入スタッフまたは熟練していないスタッフが存在する）研修病院では，その患者数や症状の激しさのため安全確保が最優先課題となる．物質乱用の分野を例にとると，
常に忘れてはならないこと：人，場所，物！

- 常に，自分が安全であること
- 常に，患者とスタッフが安全であること
- 常に，患者が暴力を振るう可能性に注意すること
- 常に，自分の周囲の安全を確保すること
- 常に，安全が脅かされていると警告する自の本能に従うこと

　メンタルヘルス領域の従事者は職業上，暴力を受ける危険が高いことはよく知られている．EDおよびメンタルヘルス部門での職場で暴力を受ける危険性および頻度は非常に高く，職業上の危険性は深刻なものとなっている．病院を受診する前でも救急医療従事者は，暴力に遭遇する危険性が高くなっている．男性，年齢，時間帯が暴力と関連性が高い．患者ケアの最前線で働くスタッフである看護師，特にEDの看護師は，患者からだけでなくその家族および面会者からさえ情緒的，言語的，そして時には身体的な暴力に遭遇するリスクが高い．1999年，国際看護学会は職場での暴力を看護師の深刻な職業的リスクであると認識していることを示したが，これは世界的に問題となっている．

　EDまたはその他の急性期治療病棟の患者は極めて多様であるため，急性の精神症状に対処するために必ず行うべき事項として以下のことが推奨される．患者のトリアージが終了したなら，病衣に着替えさせること，および・または武器および危険物を持っているかどうか必ず調べることである．これは患者およびスタッフの安全を確保する最初のステップである．入院病棟で患者の行動が制御できなくなったときも同様の対応をとるべきである．

- 患者を厳重な監視状態に置く
- 可能な限りいつでも検査を行う

トリアージ，または初期の簡易診察の時点で一撃診断（eye-balling）によって，どの患者に身体検査を行いどの患者を厳重な監視状態下に置くべきかを決定しなければならない。患者に自殺または殺人念慮，命令幻聴，何らかの攻撃的な行動をとる可能性があると臨床的に判断した場合には最低限，厳重監視状態に置かなければならない。可能であれば担当看護師および・または医師は病院の警備員の支援のもとに身体検査を行わなければならない。宝石，髪飾り，靴下，ベルト，ネックレスはもちろん，いかなる所持物も危険物となりうるものはすべて点検し，排除しなければならない。この様な検査の後，患者を病衣に着替えさせるべきである。もし衣服検査が適切にされ，危険物が押収されているなら，私服のままでもよい。危険物と認定された物品は患者の名前を記入した袋に密封して入れ，鍵のかかるキャビネットまたは他の安全な場所に保管しなければならない。その他に考慮すべき安全対策としては，口腔内検査（かみそりの刃が隠されていないか），および病院の警備警官によって行われる携帯型金属探知機または全身体型金属探知機による検査がある。図3.1に記載した安全性アルゴリズムを参照。

以下は急性期治療病棟に**常**に貼っておくべき安全に関する基本的な鉄則である。

- 安全が確保されない診察室で患者を面接してはならない。（面接に必要以上の）余分な椅子，ビン，ペン，医療機器など，危険物になりうる物品がある場合，診察室は安全でないと判断すべきである。精神科面接が行われる診察室はすべて，整理整頓しておく。
- スタッフは患者に使われる，または奪われる可能性のある自分の貴金属，ネクタイ，衣服をとり，自らの安全を確保しなければならない。
- 何らかの理由で厳重監視が必要とみなされる患者を，危険物の所持を検査する前に面接を行ってはならない。
- 患者が急に焦燥的になった場合に，すぐに外に出られるような診察室で面接を行うべきである。面接中，万一の場合，早く脱出できるようにドアの近くに椅子を置いて座らなければならない。
- 可能であれば，診察者と患者は椅子に座って落ち着いた環境で面接をすること。
- 治療室または面接室ではドアは常に開けておく。隔離の目的以外にいかなる場合にもドアを閉めることは許されない。
- 患者と2人きりになることが安全と思えない場合は，可能であれば，面接中は病院の警備員を配備すること。警備員がいない場合は他のスタッフを近くに配備すること。
- 焦燥の激しい患者に熱い飲み物，ガラスの瓶，缶，刃物などを持たせてはならない。
- 厳重監視が必要な患者を1人きりにして監視を解除してはならない。
- 戸が閉まった，または鍵のかかった浴室の中に患者がいるときは，注意を怠ってはならない。
- 靴紐，紐，シーツ，ヘッドフォン，ペン，鉛筆，その他の尖った物などは危険物になりうるので，患者が近づくことができないようにしなければならない。
- 常に本能を信じること。安全でない，または安心できないと感じること**を決してしない**。
- 必要と感じたら助けまたは援助を求めること。
- 緊急ボタン，またはもしあるなら警報機の場所，そして警備員または応援の電話番号に通じ

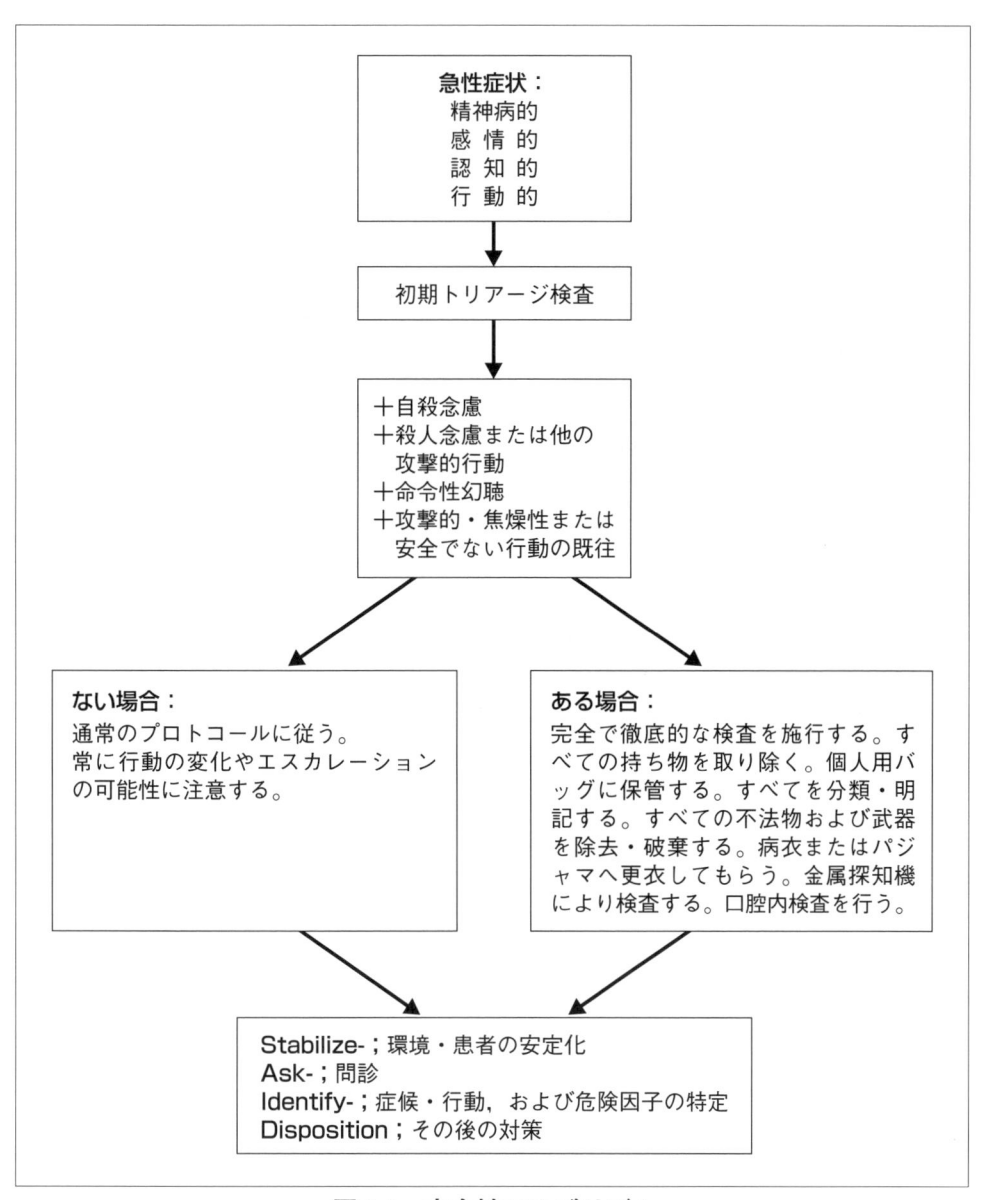

```
          ┌─────────────┐
          │ 急性症状：   │
          │  精神病的   │
          │  感情的     │
          │  認知的     │
          │  行動的     │
          └──────┬──────┘
                 ↓
          ┌─────────────┐
          │初期トリアージ検査│
          └──────┬──────┘
                 ↓
        ┌────────────────┐
        │＋自殺念慮       │
        │＋殺人念慮または他の│
        │  攻撃的行動     │
        │＋命令性幻聴     │
        │＋攻撃的・焦燥性または│
        │  安全でない行動の既往│
        └────┬──────┬────┘
             ↓      ↓
```

図3.1　安全性アルゴリズム

ない場合：
通常のプロトコールに従う。
常に行動の変化やエスカレーションの可能性に注意する。

ある場合：
完全で徹底的な検査を施行する。すべての持ち物を取り除く。個人用バッグに保管する。すべてを分類・明記する。すべての不法物および武器を除去・破棄する。病衣またはパジャマへ更衣してもらう。金属探知機により検査する。口腔内検査を行う。

Stabilize-；環境・患者の安定化
Ask-；問診
Identify-；症候・行動，および危険因子の特定
Disposition；その後の対策

ておくこと。

　われわれの職場は，常に危険に満ち，暴力に満ちたいつ爆発するかわからない状態にあるので，安全確保が最優先である。急性期治療病棟では，すべてのスタッフに継続的な安全教育が常に行われていなければならない（**表3.1**）。経験の少ない，または正式な教育を十分に受けていないスタッフに対しては特に，教育プログラムを施行することによって暴力事件数を減少しうること

表3.1 安全のためにすべき10ヶ条，すべきでない10ヶ条

すべきこと	すべきでないこと
・すべての患者の不法物を検査し，危険物を取り上げる ・患者に面接するときはドアを開けておく ・自分の周囲を乱雑にせず，「安全」を確保する ・個人の持ち物をしまっておく ・迅速に退室できるような位置につく ・助けを求める具体的方法を知っておく ・緊急ボタンまたは警報の場所を知っておく ・患者および危険な状況に対する「本能」を信じる ・患者に自殺の計画および殺人念慮について尋ねる ・患者に武器の入手について尋ねる	・危険物となる可能性のあるものの所持を患者に許可する ・熱い飲み物，グラス，または尖った物の所持を患者に許可する ・患者と密室に，または部屋の隅にいる ・助けを求めることに恥ずかしさ，または恐れを抱く ・患者の面接時に補助または助けが得られないと思う ・分裂または矛盾を許容する ・脅威または恐れを感じながら面接を行う ・自分1人のときまたは患者が非常に興奮ているとき，患者に手を置く，または拘束を試みる ・より侵襲の少ない方法を試す前に，最も拘束的な手段を用いる ・患者を1人にする，または付き添いをつけない

が諸研究によって示されている．暴力防止マネジメント，身体拘束に関する勤務中の訓練，暴力の可能性のある患者の慎重なスクリーニング，および警備員の訓練と対応が安全性を高めて，スタッフの自覚を向上させる有効な手段であると考えられている．ある種の重大危機のストレス管理や暴力に対する心理的な後遺症（通常，事故前のトレーニング，緊急危機介入，そして事故後の反応を含む）への集中的で包括的な危機介入アプローチによって，スタッフへの脅威を著明に減少させることが多くの研究で明らかにされている．

　EDの医師は必ずといっていいほど，暴力的な患者に遭遇するが，これらの遭遇の頻度は，EDの規模や場所に依存する傾向がある．焦燥的で好戦的な患者は迅速で確実な対応を要する緊急事態と考えなければならない．このような患者がEDを訪れることは少ないが，この状況に対応するのにスタッフは膨大な時間と注意が必要となるのである．すべての医師は，診察に進む前に暴力的となる可能性のある患者を効果的に取り扱う準備をし，またそれができなければならない．そして暴力行為の拡大と引き起こされる損傷を確実に防ぐよう行動できなければならない．

　訓練不足または暴力への対処に関する理解が不適切であれば，患者およびその周囲の人々へのリスクは増大する．状況の迅速な評価および脱興奮テクニック（または他の対処方法）を即座に実行に移すことが最善の結果を確実なものとする．救急の状況では焦燥を示す患者に正確な鑑別診断を下すことはしばしば不可能であるため，コントロール不能の患者の対処方法をしっかり理解することが必須である．

　暴力的な患者への対処はいくつかの段階的な方法に分けられるが，それらは互いに排他的なも

のではないし，それらの手段の順番は絶対的なものでもない。

それらは，以下のものである。

- 環境調整
- 脱興奮テクニック
- 身体拘束・隔離
- 薬物的介入

　暴力的な患者の段階的対処のために，より拘束的でなく，しかしより効果的なコントロール手段を常に選択しなれければならない。これは，身体拘束の最も少ない方法を選択する原則として知られている。

脅威の程度	行　動
低　度	環境調整を模索する
中程度	言語的脱興奮，精神薬物的介入を模索する
高　度	精神薬理学的介入および拘束・隔離を模索する

A. 環境調整

　焦燥が認められるときは，他の患者やスタッフの安全を直ちに確保するよう注意することが重要である。暴力がエスカレートする可能性を減らすために，いくつかの環境的な要因を調整または修正するべきである。それらには以下のものが含まれている。

- 患者が快適にできるようにする
- 可能な限りそっと1人にしておくこと
- 待ち時間の短縮
- スタッフの態度
- 刺激を減らすこと

　患者を可能な限り快適で安全な環境に置くようにしなければならない。外的刺激の少ない静かな部屋または個室の検査室は患者の脱興奮の一助となる。患者に座る椅子または横になるストレッチャーを勧めること，および・または1杯の水またはジュースなど飲み物を何か勧めることは，患者に気遣いないし尊重していることを伝えることになり，暴力的に発展する状況を改善することができる。

　EDの医師は決して自分自身または他のスタッフを安全でない状況（例：締め切った部屋，ドアへの動線が塞がれているなど）に置いてはならない。危険物となる可能性のある物品はすべて

取り除くか，または怪我をする恐れがあるのでそれを最小限にする．少なくともスタッフの管理下に置かなければならない．特に暴力的な患者を扱う場合，スタッフの対応にも注意を払いながら監視しなければならない．焦燥的な患者から一定の距離を保つことは，患者自身のスペースを尊重することにもなるので，両方にとって重要である．長く，強いアイコンタクトは患者にとって脅威を与えることがある．ボディランゲージは重要で，腕組み，腕を背中にまわす，隠すといった姿勢は威圧的または脅威的と思われることがある．最も大切な態度は，常に穏やかで統制されたスタンスをもつことである．スタッフは，患者の気分，言動，精神運動の些細な変化に注意しながら，近くで患者を監視しなければならない．これらはすべて，これから起こるコントロール喪失の可能性を示唆しているかもしれないのである．

B. 脱興奮

　焦燥によって，自傷または他害が切迫している場合を除いて，言葉による脱興奮が，すべての焦燥患者に対する最初の対処法となる．焦燥的な患者を脱興奮させる，または「気を静める」，または「説得する」といった概念は直感的な手法であり，スタッフによってはそれを行うことを心地よいと感じるかもしれないが，実際にはそれは複雑で，ある程度の技術の修得を要するものである．脱興奮のテクニックはスタッフによるすべての言語的および非言語的な反応の総和であり，的確に施行・遂行されるならば暴力的な状況を完全に鎮静または回避することができる．

　スタッフは，多くの場合これに当たるのはED医師，上級看護師，またはコンサルト精神科医であるが，穏やかで自制的であり，ソフトで心安らぐ声のトーンで挑発的にならず，威圧的にもならずに患者に話しかけなければならない．スタッフが挑発すればさらなる暴力を誘発しかねないからである．スタッフは状況をコントロールできる印象を与えると同時に，共感的で配慮的に対応しなければならない．

　以下のような共感的な言動が効果的であろう．

- 調子が悪く，辛い時間を過ごしてきたことを理解しています．
- 傷つき混乱しているようですね．
- 誰でも強いストレスを感じ，時に助けが必要になることがあります．

　次のような言動は，患者を助け，安全を提供しようと心から望んでいるという印象を与え，暴力的になる恐れのある患者をよりリラックスさせることができる．

- 助けを求めてここに来たことを理解しています．また今起きている事態を何とかしようと思っています．
- 私たちは手助けいたします．怖がらないで下さい．
- 今ここで私たちと一緒なら安心ですよ．

スタッフは患者が安全な状況にいること，その場のスタッフ全員が診断と治療を援助するためにいることをしっかり説明しなければならない。言葉の力によって行動に制限を加えることもできる。患者に自傷や他害が許されないこと，そして患者の求める安全および適切な評価を確実なものにするために最善の安全対策がとられることを説明しなければならない。暴力の危険がある患者に対しては，毅然と，しかし共感的に，スタッフが規則を遵守することを説得しなければならない。臨床医は患者に現在および将来どのような行動をしたらどうなるのかという結果を説明しながら，一方で，患者に対して限界を設定しなければならない。臨床医は道理にかなった，積極的な援助を与えることができなければならず，攻撃的行動に対しては，スタッフと話し合う，電話をする，またはスタッフに評価を継続させながら代替案を提案しなければならない。スタッフは暴力の可能性のある患者に対して終始一貫した対応を行い，そのマネジメントに精通していなければならない。患者が制御不能に陥った場合，後になってとやかく言ったり，または矛盾した対応をする余地は残されていない。焦燥的な患者に対して，スタッフはあからさまな怒りまたは敵意を決して示してはならない。
　興奮した患者の脱興奮を試みるときには以下の事項を忘れてはならない。

- 穏やかで心和むトーンの声で話すこと。
- 安全確保のために必要な距離を患者からとること。
- 暴力の恐れがある場合には，スタッフや警備員を配置すること。
- 救急部の非常用あるいは緊急ボタンに慣れておくこと。

　場合によっては警備員を配置するとよいことがある。それにはいくつかの理由があり，制服を着た病院警備員または地域の警官の存在が，相当程度患者を落ち着かせる効果を示すことがある。そうでない場合でも，彼らは身体拘束・抑制を実施する際に役立つことがある。十分に訓練された病院の警備員は，EDスタッフが焦燥的な患者をマネジメントするのを援助するために役立つことがある。

C. 身体拘束および隔離

　都市部のEDでは，約4％の患者が暴力行為ないし危険行為により拘束を受ける。拘束および隔離は緊急で緊迫したあらゆる行動に対する最終手段として用いられるのでなければならず，拘束および隔離措置に精通し，教育を受けた専門職のスタッフが患者の必要性に関する個々の評価に基づいて行わなければならない（5-B. 拘束と隔離を参照）。
　強い焦燥を示す要求の多い，または混乱した患者に対して懲罰または報復として決して隔離および拘束を行ってはならない。また，スタッフの手間を省くため，または治療プログラムの代用として用いてはならない。拘束または隔離を実施することによりスタッフおよび患者が受傷する危険性が高まる可能性がある。リスクを最小限にするため，スタッフは技術を習得して準備し，十分に訓練しておくことが肝要である。常に患者の人権および尊厳を守ることが重要である。そ

して，これはできるだけ患者のプライバシーを尊重し確保することによって初めて可能となる。例えば，治療の決定の際に，患者およびその重要な他者を参加させ，選択させることも必要である。そして，経過中の評価およびモニタリング，身体的ケアの対策，および拘束や隔離の期間中に励ましを行うことである。

　いったん，焦燥の患者を拘束または隔離するといった手段をとることを決定したなら，スタッフの中からリーダーとなる者を選出しなければならない。拘束および・または隔離のマネジメントおよび実施に熟練した医師，上級看護師，コンサルテーション精神科医が，この任務を引き受けなければならない。必要なマンパワーを確保するため，十分な職員および病院警備員を召集しなければならない。そして，そのような状況によって処置を効果的に実行することができる。患者がスタッフの指示を拒否する，または従わなかった場合にのみ，物理的な力を行使するべきであるという認識もまた重要である。いかなる時も常にスタッフは冷静であり信頼できることを患者に理解させるべきである。スタッフは，標準的で一般的な方法によって拘束または隔離を実施するべきである。

D. 精神科薬物療法

　暴力的な，または焦燥興奮した患者に対しては脱興奮のための治療をまず行い，その上で付加するものとして薬物療法が施行される（**表3.2**）。薬剤アレルギーの既往を最初に尋ね，以前の記録やチャートをチェックすること。投薬するときには，患者に薬の副作用歴や禁忌薬歴がないかを検討すること。ほとんどの患者は経口薬の投与を選択するだろう（患者が同意することを，われわれは望んでいるが）。

　経口投与はコントロール不能な行動に対して施行され，すべてにおいて，これが最も尊厳を保つ手段であるが，もしも非経口投与に同意した場合，効果はより迅速であろう。この方法は，さほど脅威がない患者に適応され，不安や精神運動興奮を緩和することによって興奮拡大を防ぎ，身体拘束を必要としなくなるであろう。危険がなくなったと医師が確信するまでは，注意を怠ってはならない。薬物療法は患者やスタッフの安全を確保するための身体拘束やその他の緊急手段の代用であってはならない。目的がそうであるなら，身体拘束を決断すべきである。前述のように，患者によっては，拘束により安全を感じ，鎮静化し，治療や精神療法に協力的になることもある。しかし，時として，薬物療法が身体拘束に加えて必要となることがある。例えば，つばを吐いたり，噛みついたり，混乱した暴言，拘束や医療行為（例えば，採血や他の検査）に抵抗するといった危険な暴力行為が続く場合である。この概念は，持続する抵抗や興奮により初期病像が複雑化する場合に優先される。

　急速鎮静の概念は，急性期の暴力的で興奮した患者を大量の抗精神病薬で化学的にコントロールする方法として発展した。急速鎮静の目的は行動をコントロールすることにあるが，過鎮静や，呼吸や循環系の抑制を起こすことなく，また，診断や治療が進められる程度に行うべきである。急速鎮静は，診断だけではなく，精神的，気分的，または器質的原因による行動障害に対しても有効である。

表3.2　暴力的または焦燥的な患者の薬物療法

低—中等度に焦燥的・協力的な患者・精神病症状のない患者：
　lorazepam（ワイパックス）0.5 mgから2 mg，経口—鎮静が得られるまでlorazepam 1 mgから2 mg，経口を30分から60分ごとに繰り返す（最大量は24時間で10〜15 mg）

低—中等度に焦燥的・協力的な患者・精神病症状のある患者：
　lorazepam（ワイパックス）0.5 mgから2 mg，経口
　または
　haloperidol（セレネース）1 mgから5 mg，経口
　fluphenazine（フルメジン）1 mgから5 mg，経口
　鎮静が得られるまで上記を30分から60分ごとに繰り返す（最大量は24時間で25〜50 mg）
　向精神薬をはじめて投与される患者の場合：抗コリン薬（ベンズトロピン0.5 mgから2 mg, 経口）をそれぞれの投与に追加
　または
　risperidone（リスパダール）0.5 mgから2 mg，経口
　鎮静が得られるまで60分ごとに繰り返す（最大量は24時間で6〜10 mg）
　または
　olanzapine（ジプレキサ）2.5 mgから10 mg，経口
　鎮静が得られるまで60分ごとに繰り返す（最大量は24時間で20〜30 mg）
　または
　quetiapine（セロクエル）25 mgから100 mg 経口
　鎮静が得られるまで60分ごとに繰り返す（最大量は24時間で300〜575 mg）
　または
　ziprasidone（Geodon）10 mgから20 mg，経口
　鎮静が得られるまで2時間から4時間ごとに繰り返す（最大量は24時間で40 mg）
　または
　aripiprazole（エビリファイ）10 mgから15 mg，経口（最大量は24時間で30 mg）

中等度—重度に焦燥的・協力的・精神病症状がある，またはない患者：
　lorazepam（ワイパックス）1 mgから2 mg，経口または筋注
　「いずれか単独または組み合わせて」
　haloperidol（セレネース）5 mgから10 mg，経口または筋注
　または
　fluphenazine（フルメジン）5 mgから10 mg，経口または筋注
　鎮静が得られるまで30分から60分ごとに繰り返す
　向精神薬をはじめて投与される患者の場合：抗コリン薬（ベンズトロピン0.5 mgから2 mg, 経口）をそれぞれの投与に追加
　または
　ziprasidone（Geodon）10 mgから20 mg，経口または筋注
　鎮静が得られるまで2時間から4時間ごとに繰り返す

中等度—重度に焦燥的・非協力的・精神病症状がある，またはない患者：
　lorazepam（ワイパックス）1 mgから2 mg，筋注
　　＋
　haloperidol（セレネース）5 mgから10 mg，筋注
　または
　fluphenazine（フルメジン）5 mgから10 mg，筋注
　鎮静が得られるまで30分から60分ごとに繰り返す
　向精神薬をはじめて投与される患者の場合：抗コリン薬（ベンズトロピン0.5 mgから2 mg, 経口）をそれぞれの投与に追加
　または
　ziprasidone（Geodon）10 mgから20 mg，筋注
　鎮静が得られるまで2時間から4時間ごとに繰り返す

もし行動がさらにエスカレートして，暴力がより緊迫した場合は，コントロールを確保するために薬物療法の追加を試みなければならない．治療経過中，少しでもコントロールを回復する手助けとなるよう，可能な限り患者に選択権を与えなければならない．患者に薬物の投与方法（例えば，経口か筋注か）に関して選択させることもできる．これらの選択はあらかじめスタッフで検討して，その結果が安全であることが保障されないなら，患者の都合や要求によって不用意に選択させてはならない．選択権を与えられた場合，ほとんどの患者が経口投与を希望し，非経口的な方法を希望するのは，その次である．

　スタッフはいかなる時も，患者に，選択肢と患者のとる行動のもたらす影響について説明するべきである．経口による治療を患者に選択させることによって，精神内界の激しい混乱を制御する感覚を徐々に浸透させて，焦燥的な患者を落ち着かせることができる．経口投与を拒否した場合には，より制限の強い拘束が必要であると説明するべきである．もし行動がエスカレートし続け，これらの方法が奏効しない場合は，その空間の安全を確保しなければならない．患者には管理的な治療計画が説明され，スタッフの力を集め，より制限の強い手段を考慮しなければならない．

　これらの治療薬およびそれらの使用は**決して**化学的拘束と考えてはならない．化学的拘束の使用に関する規制によると，ここに述べる薬物療法と「化学的拘束」とを明確に区別しており，前述の薬物療法では，身体医学的または精神医学的に患者が必要とする「標準的な治療」として用いられているのである．攻撃的または暴力的な行動を治療するために，または睡眠または鎮静をはかるために，適宜頓用で使用されている薬物は化学的拘束に対する規制の対象になるとは考えられていない．アメリカ食品医薬品局（Food and Drug Administration：以下FDA）は，こういった治療薬の多くを攻撃性や暴力に対する管理手段として認めていないが，「標準的な治療」とは考えており，したがって化学的拘束とはいえないのである．この問題を病院の内部指針において明確にし，各病院の救急部で使用法を確立することが重要である．

　haloperidol（セレネース）はその強力な効果と比較的軽微な副作用プロフィールのため，急速鎮静のための標準的薬物となっている．それは抗精神病作用が強力であり，鎮静および心血管系への副作用が最小といえるからである．経口または筋注によって投与され，またFDAは静注を認めていないが，この静注も特に問題なく一般的に行われている．迅速に行動をコントロールしなければならない場合には，haloperidolは安全で効果的であることが証明されている．前述のように最大の副作用は錐体外路症状である．最も一般的にみられ，そして重篤となることがある副作用は急性ジストニアである．斜頸，反弓緊張，眼球上転発作などがみられる（4-A. 異常運動を参照）．こうした副作用は通常，最初の24時間以内にみられ，若年の健康な患者に出現しやすく，用量には関係しない．

　droperidol（タラモナール）は長年，ヨーロッパでは抗精神病薬として，アメリカではその鎮静および制吐作用のために全身麻酔の補助として使用されてきた．2001年，FDAは不整脈のリスクのある患者に対する高用量（25mg以上）の使用で，突然死が発生するという「ブラックボックス」警告を発表した．現在，droperidolの使用は，心臓病の既往歴が不明または不詳の患者に対する使用は注意しなければならない．

　さまざまなベンゾジアゼピン（BZD）が，行動のコントロールに有効であることがわかってきている．そして最近最も一般的に研究されているBZDはlorazepam（ワイパックス）である

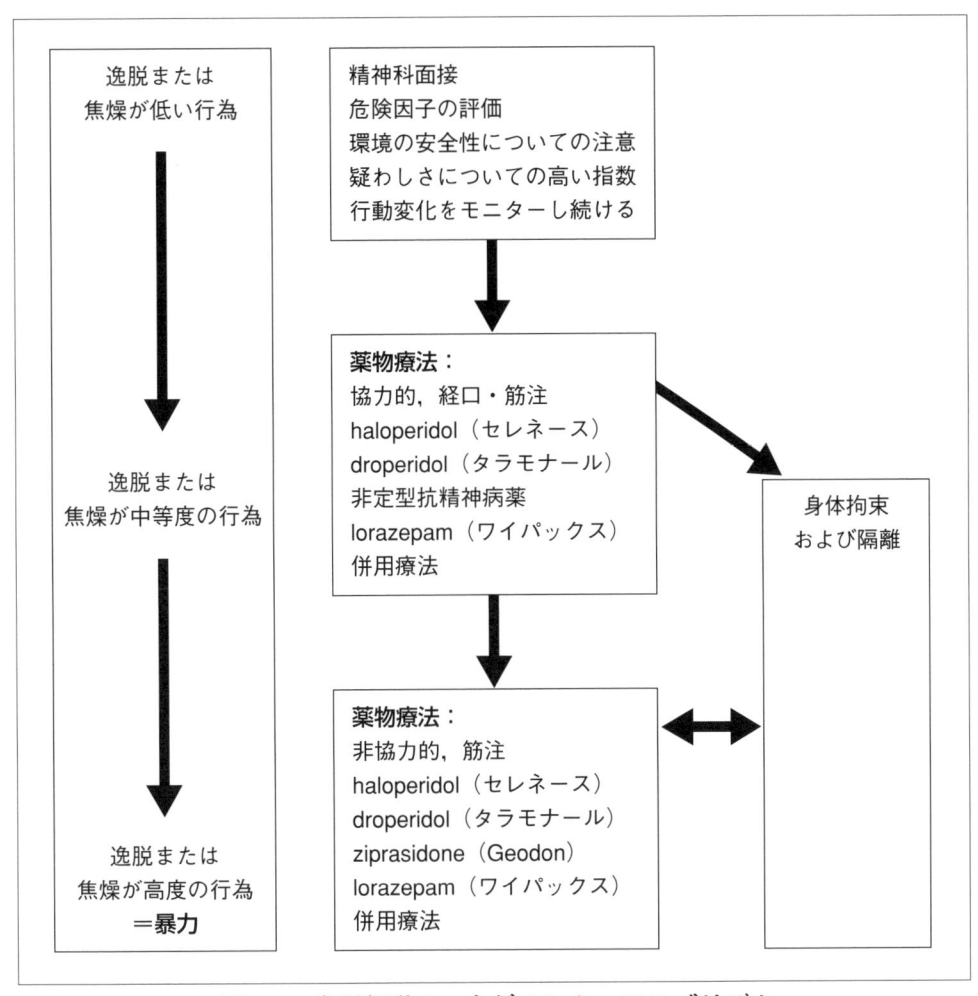

```
┌─────────────────────────────────────────────────────────────────────┐
│  ┌──────────┐        ┌──────────────┐                               │
│  │ 逸脱または │        │ 精神科面接    │                               │
│  │ 焦燥が低い │        │ 危険因子の評価 │                               │
│  │ 行為      │        │ 環境の安全性についての注意                      │
│  └────┬─────┘        │ 疑わしさについての高い指数                      │
│       │              │ 行動変化をモニターし続ける                      │
│       │              └──────┬───────┘                               │
│       ▼                     ▼                                       │
│  ┌──────────┐        ┌──────────────────────┐                       │
│  │ 逸脱または │        │ 薬物療法：            │                       │
│  │ 焦燥が中等 │        │ 協力的，経口・筋注    │      ┌──────────┐     │
│  │ 度の行為  │        │ haloperidol（セレネース）├────►│ 身体拘束  │     │
│  └────┬─────┘        │ droperidol（タラモナール）│     │ および隔離│     │
│       │              │ 非定型抗精神病薬      │      │          │     │
│       │              │ lorazepam（ワイパックス）│    │          │     │
│       │              │ 併用療法              │      │          │     │
│       │              └──────┬───────────────┘      │          │     │
│       ▼                     ▼                      │          │     │
│  ┌──────────┐        ┌──────────────────────┐      │          │     │
│  │ 逸脱または │        │ 薬物療法：            │◄────►│          │     │
│  │ 焦燥が高度 │        │ 非協力的，筋注        │      │          │     │
│  │ の行為    │        │ haloperidol（セレネース）│    │          │     │
│  │ ＝暴力    │        │ droperidol（タラモナール）│   │          │     │
│  └──────────┘        │ ziprasidone（Geodon）│      │          │     │
│                      │ lorazepam（ワイパックス）│    │          │     │
│                      │ 併用療法              │      └──────────┘     │
│                      └──────────────────────┘                       │
└─────────────────────────────────────────────────────────────────────┘
```

図3.2　逸脱行動のマネジメント・アルゴリズム

が，それは安全性，筋注時の速やかな吸収，および信頼性に優れているためである．BZDは低用量においては有効で安全であるが，抗精神病薬としての治療指標が定まっておらず，それ故，有効用量の範囲も未定である．行動のコントロールの際にBZDの真の利点は，抗精神病薬との併用にある．特に，抗精神病薬を減量させることにより，またはそれ自体の筋弛緩作用によって，錐体外路症状（EPS）を最小限にする利点がある．これにより，あらゆる単独薬物の投与量をも最少化し，BZDの鎮静作用を抗精神病薬の行動改善作用と組み合わせることができる．

　急速鎮静法は安全で有効な標準的な治療法となっている．あまり頻度は高くないが，副作用を生じることがある．EPS，ジストニア反応，アカシジア，および低血圧が最も一般的な副作用であるが，それを予測して治療すれば，患者にとって重大な問題を引き起こすことはまずないであろう．急速鎮静法は，高力価抗精神病薬の単独使用，またはBZD系と併用して，経口，筋注，または静注を頻回に使用することによってその目的を達成できる．

最近，いくつかの非定型抗精神病薬で経口濃縮液や急速崩壊錠が使用可能となった。また，FDAはごく最近になって（2002年6月），ziprasidone（Geodon）の筋注型を承認した。olanzapine（ジプレキサ）筋注型はFDAで審査中である。これらは新しい選択肢として，急性焦燥および逸脱行動を呈する患者に対する新たな医療手段となろう。新しい非定型筋注型薬物の利点は，比較的EPS作用（アカシジア，ジストニア，振せん）の危険が少なく，筋注型から経口型に切り替えることが容易なことにある。有望なデータが提示され，臨床現場でこれらの薬物へ統一されていくことが確実のように思われる。

さまざまなタイプの患者の急速鎮静には以下に述べる「総合的戦略」を使用する。このような決断をするときは，常に適切な臨床判断に基づくべきことを覚えておく必要がある（図3.2，逸脱行動のマネジメント・アルゴリズム）。

BIBLIOGRAPHY

Ayd FJ. Haloperidol: twenty years clinical experience. *J Clin Psychol* 1978;39:807.

Bodkin JA. Emerging uses for high potency benzodiazepines in psychotic disorders. *J Clin Psych* 1990;51(suppl):41.

Brasic JR, Fogelman D. Clinician safety. *Psychiatr Clin North Am* 1999;22:923-941.

Citrome L, Volvaka J. Violent patients in the emergency setting. *Psychiatr Clin North Am* 1999;23:789-801.

Cressman WA, Plostnieks J, Johnson PC. Absorption, metabolism, and excretion of droperidol in human subjects following IM and intravenous administration. *Anesthesiology* 1973;38:363.

Currier GW. Atypical antipsychotic medications in the psychiatric emergency service. *J Clin Psychiatry* 2000;61(suppl 14):21-26.

Currier GW, Allen MH. Physical and chemical restraints in the psychiatric emergency service. *Psychiatr Serv* 2000;51:717-719.

Daniel DG, Potkin SG, Reeves KR, et al. Intramuscular (IM) ziprasidone 20 mg is effective in reducing acute agitation associated with psychosis: a double-blind, randomized trial. *Psychopharmacology* 2001;155:128-134.

Donlon PT, Hopkin J, Tupin JP. Overview: safety and efficacy of rapid neuroleptization method with injectable haloperidol. *Am J Psych* 1979;136:273.

Dubin WR, Feld JA. Rapid tranquilization of the violent patient. *Am J Emerg Med* 1989;7:313.

Educate your staff to prevent assaults. *ED Manag* 2001;13:101-103.

Erdos BZ, Hughews DH. A review of assaults by patients against staff at psychiatric emergency centers. *Psychiatr Serv* 2001;52:1175-1177.

Fernandes CM, et al. The effect of an educational program on violence in the emergency department. *Ann Emerg Med* 2002;39:47-55.

Flannery RB. The Assaulted Staff Action Program (ASAP): ten year empirical support for critical incident stress management (CISM). *Int J Emerg Ment Health* 2001;3:5-10.

Flannery RB et al. Characteristics of staff victims of patient assault: ten year analysis of the Assaulted Staff Action Program (ASAP). *Psychiatr Q* 2001;72(3):237-248.

Grange JT, Corbett SW. Violence against emergency medical services personnel. *Prehosp Emerg Care* 2002;6:186-190.

Here's how to prevent assaults on staff. *ED Manag* 2001;13 (suppl 1-2):66-69.

Hill S, Petit J. The violent patient. *Emerg Med Clin North Am* 2000;18:301-315.

Hillard JR. Choosing antipsychotics for rapid tranquilization in the ER. *Curr Psychiatry* 2002;1:22-29.

JCAHO. *Comprehensive accreditation manual for hospitals*. Oakbrook Terrace: JCAHO, 1996.

Lavoi FW. Consent, involuntary treatment, and the use of force in an urban emergency department. *Ann Emerg Med* 1992;21:25-32.

Lesem MD, Zajecka JM, Swift RH, et al. Intramuscular ziprasidone,

BIBLIOGRAPHY

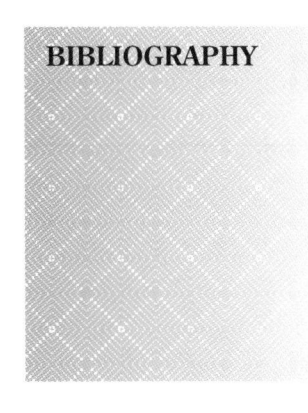

2mg versus 10mg, in the short-term management of agitated psychotic patients. *J Clin Psychiatry* 2001;62:12–18.

Lyneham J. Violence in New South Wales emergency department. *Aust J Adv Nurs* 2001;18:8–17.

May DD, Grubbs LM. The extent, nature and precipitating factors of nurse assault among three groups of registered nurses in a regional medical center. *J Emerg Nurs* 2002;28:11–17.

Mendoza R, Djenderedjian AH, Adams J, et al. Midazolam in acute psychotic patients with hyperarousal. *J Clin Psych* 1987;48:291.

Modell JG, Lenox RH, Weiner S. Inpatient clinical trial of lorazepam for the management of manic agitation. *J Clin Psychopharm* 1985;5:109.

Presley D, Robinson G. Violence in the emergency department: nurses contend with prevention in the healthcare arena. *Nurs Clin North Am* 2002;37:161–169, viii–ix.

Reischel UA, Shih RD. Evaluation and management of psychotic patients in the emergency department. *Hosp Physician* 1999:26–38.

(澤田さや夏　訳)

4. 救急精神医学の諸問題

A. 異常運動

  Akathisia アカシジア，静座不能
  Catatonia カタトニア，緊張病症候群
  Dystonic Reactions ジストニア
  Parkinsonism パーキンソン症候群
  Postural tremor 姿勢時振せん
  Tardive Dyskinesia 遅発性ジスキネジア

 異常運動——薬物誘発性のものもある——は，臨床的に注目を集めている。このために ED を受診する患者も少なからずいるのである。緊張病は，薬物に誘発されたわけではないが，異常運動が出現するのが特徴の症候群である。このようなさまざまな異常運動を的確に診断し，原因となっている精神疾患，全身的疾患または神経疾患を鑑別して特定することは重要である。
 神経遮断薬誘発性の運動障害は一般に錐体外路症状（extra pyramidal side effects：以下EPS）と呼ばれる。新規，またはEPSを引き起こすことが少ないために非定型と呼ばれる抗精神病薬を用いるより，従来型，または定型抗精神病薬を用いる際にEPSは頻繁に引き起こされる。非定型神経遮断薬とは，従来型の抗精神病薬に比較して統合失調症の陽性症状や陰性症状に対してより有効であり，かつ急性および慢性のEPSを惹起することが少ない抗精神病薬と定義できる。したがって，非定型抗精神病薬を服用すると，EPS関連症状によって服薬を遵守できなくなる可能性を減らし，抗パーキンソン病薬を併用する必要性を減らすことが実際に証明されている。巧緻運動や運動制御に関与する黒質線条体経路の D_2 阻害作用によってEPSは引き起こされる。この D_2 阻害作用によってアカシジア，ジストニア，パーキンソン症候群などの急性錐体外路症状ないしは遅発性ジスキネジアなどの慢性錐体外路症状が出現する。神経遮断薬による治療を行う場合には，およそ 50～90％の患者がEPSを呈するが，そのために服薬を遵守できなくなる頻度は高い。慢性のEPSは従来型抗精神病薬を服用する患者の 15～20％と高頻度に出現する。
 新規の非定型抗精神病薬は一般的にEPS関連の副作用は少ないが，それは黒質線条体経路の D_2 阻害作用が弱いためと考えられる。**表 4-A.1** に患者にとって深刻なEPSの主観的（精神）症

表 4-A.1 錐体外路系症状の比較

	運動症状	精神症状	結果	鑑別
アカシジア	歩きまわる, 体を揺する 下肢を揺する, 足踏みをする, または他の反復性 無目的な行為	落ち着きのなさ, 安心できない, 集中困難, 焦燥, 被刺激性, 攻撃性	症状改善が乏しい, 治療効果が乏しい, 遅発性ジスキネジアへの移行頻度高い	精神病性焦燥, レストレスレッグ症候群
ジストニア	眼球, 舌（挺出, 機能不全）, 顎（咬痙）, 顔面, 頸（斜頸, 頸後屈）, 四肢, 軀幹の短い 持続性または 固定性の異常姿勢	恐怖, 不安	遵守性の喪失と再発の可能性	操作的行為, ヒステリー, けいれん, カタトニア, 局所性または 体節性ジストニア
パーキンソン症候群	振せん, 筋強剛, 運動緩慢（無動症）仮面様顔貌, 上肢の振りの減少	精神緩慢, 認知障害	二次性気分変調, 精神の混濁（精神緩慢）, 認知障害	陰性症状, うつ病, パーキンソン病

状と客観的（運動）症状を記載した。『DSM-IV-TR 精神疾患の診断・統計マニュアル第4版（Diagnostic and Statistical Manual of Mental Disorders, fourth edition, text revised）』においては，臨床的に重要である薬物誘発性運動障害は，「その他の状態」の中で記載されている。

　神経遮断薬を処方した際には，臨床的にはこのような副作用に十分に注意を払うことが必要であるが，異常不随意運動評価尺度［Abnormal Involuntary Movement Scale（AIMS）］を用いて経過を追跡することもできる。この評価尺度によって服薬前の異常運動の程度を評価し，また繰り返して異常運動を評価することによって，異常運動が改善しているのか，または増悪しているのかを決定することができる。時間が許すならばEDにおいても，AIMSは異常運動の評価，服薬前の異常運動の測定，入院や外来患者の評価に有用である。この評価尺度は容易に実施できる（Appendix D 参照）。患者が静止している時（待合室にいる際）に観察して，その後に診察を行うこともできる。椅子は硬くて堅牢で肘掛けのないものがよい。以下の指示に従って評価する。

- 口の中に何か（ガムやアメなど）入っているなら出してもらう。
- 歯がどのような状態かを尋ねて，義歯であればはずしてもらう。自分の歯または義歯が最近，気になっているかどうかを質問する。
- 口，顔面，上肢，下肢の異常運動に気がついているかどうか質問する。もし気がついていれば，どのような運動でどのような支障があるか述べてもらう。

　患者の観察を終えて，診察を行った後に，症状の重症度に応じて，0（なし），1（ごく軽微），

2（軽度），3（中等度），4（重度）と評価する。神経遮断薬誘発性の運動障害では，評点が高くなるほど症状は重い。

抗精神病薬誘発性の運動障害は，高齢者の場合に特に問題となる。パーキンソン症候群や遅発性ジスキネジアなどの発生率や罹病率は高齢者では高く，一方，ジストニアは高齢者では比較的稀であることが明らかにされている。既に EPS がみられているか，または認知症に罹患している高齢者では薬物誘発性の運動障害の発生頻度は有意に高くなる。非定型抗精神病薬を用いることによってこの発生頻度を減少させることができる。薬物誘発性の運動障害に対して非定型抗精神病薬が有効であるとする研究が最近になって報告されている。非定型抗精神病薬を用いることによって，薬物誘発性運動障害を治療できるとする報告もみられている。EPS の治療に際して，患者の年齢がより若年であること，非定型抗精神病薬を服用していること，そして抗コリン薬を併用することは好ましい結果をもたらす因子とされている。

[AKATHISIA　アカシジア，静座不能]

1. 定　義

アカシジアは，筋肉の動く感覚があり，常に駆りたてられるように歩き回って，静かに座っていることができない運動不穏の状態と定義することができる。神経遮断薬の錐体外路性副作用としてよくみられるものである。主観的には落ち着かない感覚があり客観的には運動不穏が認められる。神経遮断薬，特に力価の高い薬剤によって引き起こされることが多い。

2. 症　状

アカシジアでは，落ち着かないと訴え，不安，ストレスによって増悪を示すために主観的症状として見誤られ，または強い焦燥感が出現した，または刺激性が亢進したと誤診されることが少なくない。歩き回るのをどうしても止められない，どのような姿勢をとっても気持ちが落ち着かない，イライラして皮膚から虫でも出てくるようなムズムズした感じがあるなどと患者は訴える。患者は歩き回り，座っている時には貧乏揺すりをしたり，下肢を組んだり解いたりしてジッとしていることができない。このような感覚により睡眠障害が生じることがあるために，臨床像は一層複雑になる。（抗精神病薬で治療を受けていることから）基礎疾患としては統合失調症が最も多く，その基礎疾患が増悪したために，落ち着きがなくなった，または焦燥感が強くなったとしてED に連れてこられることがある。軽症のアカシジアの場合，運動症状だけが示され患者が落ち着かないという主観的な症状を訴えることがないか，またはそのような症状がみられないことがある。このような患者は不安で不快そうで時には不機嫌にみえることがあるため，鑑別診断が極めて困難なことがある。

3. 対　応

注意深い症状評価とともにアカシジアの可能性を常に念頭に置いて臨床的に疑ってみることが何より重要である。抗精神病薬を服用している患者の 20～50％にアカシジアが出現し，アカシジアを呈する患者の 50％には他のパーキンソン症候群の症状が認められる。アカシジアは治療

開始後の数週以内に出現するが，高齢女性には比較的よくみられる．もしアカシジアが最近になって出現した場合には，最近神経遮断薬を開始したかどうか，または維持量の抗精神病薬を服用中であるかどうかを確認することが必要である．アカシジアは，不安感が強く苦悶が激しいため服薬を中断する主要な原因となっている．アカシジアを適切に診断することは臨床的に基本的で重要なことであり，アカシジアが正しく診断されないために，神経遮断薬を増量しているケースが多くみられる．そのために臨床症状を増悪させてさらに落ち着きなく焦燥感を著しく増強させることになる．アカシジアの症状は，治療を行っている基礎疾患が増悪した際の症状に似通っているが，統合失調症の患者にこのような症状が出現した場合には，服薬の副作用であるか，物質乱用であるか，診断されていない内科疾患によるのか，社会心理的ストレスによるのか，服薬の中断によるのか，または服薬を遵守しているのに単に病勢が増悪したかなどの多くの可能性が考えられる．アカシジアは躁病性興奮と誤診され，すなわち躁状態のためにジッと座って居ることができずにセカセカと歩き回っているなどと考えられることがある．しかしアカシジアの患者には爽快感はみられず，この落ち着きのない状態を極めて不快と感じている点で躁状態と異なっており鑑別できる．不機嫌さや不安はうつ病性障害と誤診されることがある．そして，アカシジアの場合でも不快感が強いために自殺念慮を述べる患者が実際にいるので一層の注意が必要である．

　第1選択の治療は，神経遮断薬の減量である．EDにおけるアカシジアの患者には，直ちに症状を軽減させることが必要であるため，ベンゾジアゼピン系薬物を用いることも考慮する．症状は通常，数分で軽減され完全に消失するが，その後に再び生じるために繰り返し用いることが必要となる．

> **lorazepam（ワイパックス），1～2 mg 経口または筋注，患者を再評価した後，必要に応じて繰り返す**

　アカシジアの場合，その他のパーキンソン症候群の治療に通常用いられる抗コリン薬に反応しない傾向があるが，benztropine（Cogentin）が有効なことがある．即効性はないが治療戦略として，β-遮断薬（プロプラノロール），ベンゾジアゼピン，diphenhydramine（レスタミン），clonidine（カタプレス），または amantadine（シンメトリル）などが挙げられる．

4. その後の対策

　患者がEDから退院する場合，再発が起こりうることを想定して，心理教育を行う必要がある．用心のために少量の lorazepam（ワイパックス）のようなベンゾジアゼピン，または diphenhydramine（レスタミン）を処方すべきである．さらに他のEPSがみられる場合には，benztropine（Cogentin）のような抗コリン薬が有用なことがある．外来担当の精神科医は直ちに服薬管理を調査して，神経遮断薬の減量を行う，または薬物種類を変更することも極めて重要である．

[CATATONIA　カタトニア，緊張病症候群]

1. 定　義
　カタトニアとは筋緊張性に変化が生じる症候群であり，広汎な精神運動障害がみられる。本症候群が最も特徴的にみられる精神病があるが，必ずしも精神病に限ったものではない。

2. 症　状
　カタトニアは，運動症状として異常運動が現れるために，EDを受診することがある。統合失調症の一つの病型であり，精神疾患であると一般に考えられている。しかし，実際には，前頭葉障害，錐体外路障害，中毒――代謝性障害などの精神疾患や内科疾患の場合にも見出される。したがって，カタトニアを精神疾患と概念規定すると，認識されず過小診断されることになる。カタトニアは広範な精神疾患に合併して出現する――，急性の重篤な精神疾患の患者の10％にカタトニアがみられる。統合失調症，躁病，うつ病，または不安障害や種々の神経疾患（基底核，辺縁系，間脳，並びに前頭葉の疾患），全身性の代謝障害，薬物による中毒状態，さらにある種の薬物を服用した結果として引き起こされることがある。このような精神運動の変化は，基礎疾患の運動成分――筋緊張性の障害によって生じることがその特徴である――の異常と考えられている。家族，保健所の職員，または他の介護者などが心配して，カタトニアを示す患者をEDに連れて来ることがある。急性の重篤な精神疾患患者のおよそ10％は，極度の精神運動抑制から緊張病性興奮に至る運動症状を呈する。その他によくみられる症状は以下のものがある。

- カタレプシー（強硬症）　患者は静止したままでいるか，または不自然な姿勢や体位をかなりの期間とり続ける。
- 蠟屈症　不自然で不快な姿態を他動的にとらせると，患者はその姿勢をとり続ける。患者の四肢はあたかも蠟で作られているような印象がある。
- 緊張病性昏迷　周囲の状況を認識してはいるが患者は反応を示さない。患者の精神運動は極めて低下しているか緩慢となりほぼ静止するようになる。
- 緊張病性興奮　一定の目的がなく外界の刺激にも影響を受けない運動過多と不穏を示す。
- 拒絶症　患者を動かす，または命令に従わせるようなあらゆる試みに対して抵抗を示す。無言症とは緊張病患者にみられる拒絶症の部分症状と考えられる。器質的な原因がないのに患者は言語的働きかけに反応を示さない。
- 緊張病姿勢　緊張病にみられる他の異常運動に類似している。奇態な姿勢をかなりの期間とり続ける。
- 常同症　同じ言葉や行動をいつまでも繰り返す。
- 衒奇症　しかめ顔，凝視，またはその他の顔や体の特有な奇妙な運動。
- 反響動作　相手の動作を反響的に真似る。例えば診察者がカルテに記載する真似をする，頭を掻く，その他の姿勢や行動などを真似る。

　それ自体は運動症状とはいえないが，緊張病では反響言語がみられることがしばしばある。そ

れは診察者が問診をしていると，質問などを真似て繰り返したりする。

3. 対 応

身体的な診察をして内科的な諸検査を完全に行うことによって，カタトニアを引き起こす内科的または神経学的な基礎疾患を除外することができる。緊張病では接触性が悪く，昏迷を示す場合もあるが，意識の状態は清明であるので，患者は周囲の状況を把握していると想定される。精神疾患によるカタトニアと内科疾患によるカタトニアを比較すると，両者には相違点がほとんどみられないことが明らかにされている。したがってEDにおいて両者の鑑別には，内科的な検索を十分に行うことが極めて重要といえる。

カタトニアは通常，抗コリン薬，バルビタール，ベンゾジアゼピン，電気痙攣療法に反応する。もし患者が精神疾患に罹患して精神科的薬物療法を受けていることがわかっている場合には，抗コリン薬を用いたEPSの治療を考慮すべきである。

benztropine（Cogentin），0.5〜2 mg，経口または筋注

もし患者が緊張病型の統合失調症であれば，EDにおいて不安・焦燥感を最小限にするように治療すべきである。現在のところ，緊張病の傾向のみられる統合失調症の治療には非定型抗精神病薬が他の薬物より治療効果があると考えられる。

haloperidol（セレネース），0.5〜5 mg，経口または筋注，30分以内に繰り返して使用できる
fluphenazine（フルメジン），1〜5 mg，経口または筋注，30分以内に繰り返して使用できる
olanzapine（ジプレキサ），5〜10 mg，経口
risperidone（リスパダール），0.5〜2 mg，経口
quetiapine（セロクエル），25〜50 mg，経口
lorazepam（ワイパックス），0.5〜2mg，経口・筋注・静注，必要に応じ4〜6時間ごとに繰り返し投与

もし器質性疾患が見出された場合には，ベンゾジアゼピンなどの鎮静薬の使用を考慮する。

lorazepam（ワイパックス），1〜2 mg，経口・筋注または静注，4〜6時間ごとに投与

緊張病症候群の鑑別診断として以下のものを除外しなければならない。
- 致死性緊張病
- 神経遮断薬性悪性症候群
- セロトニン症候群
- せん妄
- 躁病
- 良性昏迷

4. その後の対策

もし器質性の基礎疾患が存在して，それがカタトニアの原因と考えられる場合には，入院してさらに内科的な検索と経過観察が必要である。その場合，基礎疾患である内科疾患を治療することが唯一の推奨される戦略である。精神疾患が原因の場合にも，症状や障害の重症度によって入院治療の必要性を考慮すべきである。それほど重篤ではなく障害が軽度でしかもEDで治療効果が認められる場合には，患者を退院させて外来で追跡することも考えるべきである。

[DYSTONIC REACTIONS　ジストニア]

1. 定　義

ジストニアは神経遮断薬の副作用として引き起こされる運動障害であり，筋緊張性の障害のためにジスキネジアや筋収縮が現れる特徴がある。

2. 症　状

ジストニアはよくみられる症状である。すなわち神経遮断薬を服用する精神疾患患者の約10％に出現する。ジストニアは薬物療法開始後，最初の数日で出現する急性発症が認められ，通常痛みを伴うために患者をびっくりさせてしまう。

ジストニアは次の種々の筋群に現れる。

- 頸部（斜頸，頸部後屈）
- 眼球（眼球回転発作）
- 顎（咬痙，または顎が固まったような感じ）
- 舌（挺出，硬直または捻転）
- 全身（弓なり反張，側反弓，軀幹の軽度の回転，緊張性屈曲）

前述の通り，客観的に観察できるジストニアの症状を呈することもあるが，舌や顎の筋群ジストニアによって構音障害を呈することもある。障害される筋群の違いによって四肢または軀幹を捻転させる運動，顔面をしかめたり，呼吸困難などが出現する。喉頭筋が障害されると生命の危険に曝されることがある。この症状は患者を驚愕させ極めて苦しい経験を強いるために服薬治療中断の原因となってしまう。また特定の神経遮断薬によってアレルギー反応が起きたと患者がよく報告することがあるが，実際にはアレルギー反応ではなくジストニア反応であることがある。

ジストニアは haloperidol（セレネース），fluphenazine（フルメジン）などの高力価の神経遮断薬を用いることによって生ずることが多いが，ドパミン阻害作用のある薬物であれば引き起こされる可能性がある。一般には神経遮断薬の薬物療法開始後1週間以内に——特に最初の2日で約50％に引き起こされる——または筋注後に出現することが多い。40歳以下の男性や脳外傷の患者，または子どもは最も罹患しやすい。

3. 対応

このようなジストニアには迅速な治療が必要である。患者に精神疾患の既往があるのか、そして現在神経遮断薬の治療を受けているのかどうかを明らかにする。最近になって、神経遮断薬の治療が開始されてはいないか、または処方が変更されていないか、神経遮断薬の筋注を最近に行っていないかを確認すべきで、これが認められる場合には急性ジストニアと診断できる。患者によってジストニアの生じる筋群に特徴があるのでどの筋群が障害されているのかを詳しく評価して記録をして将来に備えておくことが重要である。即効性のある治療を行うと同時にこれらの症状が服薬による副作用で生じていることを十分に心理教育することによって、その時点で抱いている恐怖ないし不安を取り除くことは重要である。

治療は迅速であることが重要で抗コリン剤、抗ヒスタミン剤、またはベンゾジアゼピン系薬物の筋注または静注が望ましい。

benztropine（Cogentin），1～2 mg，筋注または静注，もし15分しても無効であれば繰り返す
diphenhydramine（レスタミン），25～50 mg，筋注または静注，もし15分しても無効であれば繰り返す
lorazepam（ワイパックス），1～2 mg，筋注または静注（特に benztropine を用いた咽頭ジストニーの場合に）

神経遮断薬を用いる際に最も重要なことは、第1に服薬によって生ずる恐れのある副作用についてあらかじめ心理教育を行うことである。第2には高力価の薬物療法を行う場合、またはジストニアのハイリスク患者の場合には予防的に抗コリン薬を用いることである。抗コリン薬を付加的に用いることによって高力価神経遮断薬の薬物療法を効果的に行うことができる。

benztropine（Cogentin），0.5～2 mg，経口，1日2回

急性ジストニアの鑑別診断には以下の病態が含まれる。

- 他のジストニア：捻転ジストニアまたは局在性ジストニア
- 痙性斜頸
- 職業性攣縮
- テタニー
- 破傷風
- 遅発性ジスキネジア（TD）
- 代謝性障害
- 緊張病性または精神病性姿勢異常

4. その後の対策

このようなジストニアが既述の症状より重篤でより強力な介入を要することはほとんどなく、

また咽頭ジストニアの場合でさえ挿管を必要とすることはまずないと思われる。しかしこの症状が出現すると患者はすっかり度肝を抜かれて狼狽してしまい治療を中断する主な理由になることが多い。したがってジストニアの治療が終了した時には、治療継続と服薬継続が重要であることを心理教育することが必要である。また抗コリン薬を処方に追加することを検討すべきである。そして追加処方をする場合には、精神科の主治医あるいはかかりつけ医にその旨を報告すべきである。患者の守秘義務を注意して服薬に対する信頼を回復するように配慮することが重要であり、抗コリン薬を適切に服用するとジストニアが再発することは極めて稀であることをよく説明する。

[PARKINSONISM　パーキンソン症候群]

1. 定　義
通常はパーキンソン病で認められる症状および徴候が、神経遮断薬によって出現する。

2. 症　状
パーキンソン症候群を特発性のパーキンソン病から鑑別することが困難なことがある。通常、歯車様強剛、すり足歩行、仮面様顔貌、振せん、流涎、上肢協調運動減少などが見出される。パーキンソン症候群の諸症状は、パーキンソン病、神経遮断薬の副作用、脳外傷後遺症、または他の神経疾患において出現し、またN-methyl-4-phenyl-1,2,3,6,-tetrahydropyridine（MTPT、テトラヒドロピリジン、違法性静注オピオイド）などの毒性物質に曝露された場合にも出現する。

薬物誘発性パーキンソン症候群の場合には、基礎疾患として精神疾患の既往がみられるか、現在神経遮断薬を服薬しているか、または最近になって神経遮断薬、特に高力価の神経遮断薬の服薬が始められているかどうかを確認する。

3. 対　応
神経学的診察を含む遺漏のない診察・評価が要求される。患者の既往歴や処方の内容を明らかにすることが必要である。筋強剛が高度の場合には、ジストニーの可能性や神経遮断薬性悪性症候群の可能性を検討すべきである。

治療として、抗精神病薬を減量する、低力価の抗精神病薬または非定型抗精神病薬への変更、さらに抗コリン薬の追加処方などが推奨される。

迅速に治療効果をもたらすには、

benztropine（Cogentin），1～2 mg，経口または筋注・静注

表4-A.2　通常用いられる抗コリン薬

抗パーキンソン薬とは、パーキンソン病またはパーキンソン症候群の症状を軽減し予防することを目的に当初用いられていた、または通常用いられる薬物のことである。

- biperiden（アキネトン）
- trihexyphenidyl（アーテン）
- diphenhydramine（レスタミン）
- Cogentin（benztropine）
- Comtan（entacapone）
- Kemadrin（procyclidine）
- bromocriptine（パーロデル）
- pergolide（ペルマックス）
- carbidopa+levodopa（メネシット）
- amantadine（シンメトレル）
- Tasmar（tolcapone）

4. その後の対策

副作用による苦痛にうまく対処できて，退院して家に帰っても心配のない患者が大部分である。処方の変更または抗コリン薬の追加処方が推奨される場合には，主治医に報告すべきである。患者とよく話し合った上で，患者の愁訴や選択可能な治療法について主治医にもよく説明し連携すべきである。病診連携ネットワークにある主治医には診療情報提供書や診療録のコピーが役に立つと考えられる。主治医に診察を受けるまでの間，抗コリン薬または抗パーキンソン病薬を処方しておくと症状を軽減させることができる。表 4-A.2 に通常用いられる抗コリン薬を要約してある。

[POSTURAL TREMOR　姿勢時振せん]

1. 定　義
振せんとは身体各部位（手指，手，手首，あるいは頭部）の律動的な不随意運動である。

2. 症　状
不安，疲労，薬物（アルコール，ベンゾジアゼピン系薬物，カフェイン，コカイン，幻覚薬，オピオイド，または中枢神経刺激薬），甲状腺機能亢進症，パーキンソン病，ウィルソン病，小脳疾患，代謝性疾患または中毒，良性の老人性振せんなどの多くの原因によって振せんが引き起こされる。多くの薬物［例えば，抗精神病薬，ステロイド，β-（アドレナリン受容体）刺激薬（イソプロテレノール），リチウム，抗うつ薬，バルプロ酸など］を服用すると副作用として振せんが生ずることがある。

振せんで受診する患者には，治療法があること，しかも極めて有効である場合が多いことを説明して安心させる必要がある。通常，振せんは1分間に1回の振動よりは速く，上肢で最も目立つ場合が多い。

3. 対　応
患者に手掌を下にして上肢を前に出させて観察する。振せんは患者がリラックスしているか睡眠中には減弱してストレスが加わると増強する。振せんを呈する患者の鑑別診断には，内科的かつ神経学的な検索が必要である。

振せんの治療はその原因によって異なる。しかし，十分に説明して支持的に介入して安心させることはいかなる場合にも重要である。薬物が関係している場合には，中毒にせよ離脱にせよ，薬物に特徴的な徴候に随伴して振せんがみられるのでなければ，十分な観察が不可欠である (4-N. 中毒ならびに 4-X. 離脱現象を参照)。抗精神病薬による振せんは以下の薬物によって容易に治療できる。

benztropine（Cogentin），0.5〜2 mg，経口または筋注
diphenhydramine（レスタミン），25〜50 mg，経口または筋注

不安（行為遂行）に関連する振せんの外来的な治療にはβ-遮断薬を用いることができる。

atenolol（テノーミン），50 mg，必要に応じて，または1日2回

薬物誘発性振せんの外来的治療には以下のものが含まれる。

- 現在服用中の薬物を正確に把握する（処方変更を要することもある）
- 服薬量を最小有効量に減量
- 外部のストレスに対処する（急性増悪を最小限にする）
- 就寝前に服薬する

4. その後の対策

振せんが重篤な中毒または離脱現象の部分症状であるか，より重篤な内科疾患または神経疾患に合併する症状の所見である場合でなければ，振せんによって入院が必要になることはほとんどないといえる。

治療のために benztropine（Cogentin）または atenolol（テノーミン）などの投薬を考えるべきであるが，患者とよく話し合うことが必要であり，患者を紹介した主治医やかかりつけ医が推奨に従って決定することが望ましい。

[TARDIVE DYSKINESIA（TD）　遅発性ジスキネジア]

1. 定　義

ジスキネジアでは，チック，筋攣縮，またはミオクローヌスのように随意運動が障害されるか，またはそれが歪曲される。TDは抗精神病薬の長期投与によって生じる医原性錐体外路症状であり，非可逆性となることがある。

2. 症　状

薬物によって誘発される副作用の中で最も重篤な障害である。症状の種類や程度は症例によって多様である。

- 咀嚼したり舌を挺出したりつぼめたりする運動を反復する運動過多の不随意運動である
- 下顎の左右への運動，あるいは回転させる運動
- 口－頬部のジスキネジアでは通常口唇をペチャペチャさせつぼめたり歪めたりする咀嚼運動に類似する
- 発作性の急速な瞬目運動
- 四肢ならびに軀幹の舞踏アテトーゼ様運動過多
- 稀ではあるが呼吸運動が障害されて，空気嚥下症，不規則な呼吸運動，あるいはおくび，喉鳴りなどが起きる

口－頬部の運動は最初期の徴候として，また最もよくみられる症状である．最も重篤な場合に有痛で顔貌が醜くなるためさまざまな障害をもたらす．

　TDは抗精神病薬の治療開始から数カ月で出現し，薬物を中断すると消失することがあるが，一般に症状が長期にわたり持続する．遅発性ジストニア（異常姿勢や異常肢位が持続），遅発性アカシジアとして出現することがある．TDの症状は睡眠中には軽減し，ストレスが加わると増悪する傾向がある．TDは抗精神病薬を中断した後，数週から数カ月持続して結局不可逆的となることがある．的確に診断されない場合やTDを想定していない場合には，結果的に醜く苦痛が大きいために薬物療法を中断して，罹病率や死亡率を高めることになる．そして最悪な場合には，不可逆的になる可能性があることである．

3. 対　応

　予防の最良の方法は抗精神病薬の最小有効量を処方して，AIMSを用いて患者を注意深く観察することである．薬物療法を開始する前にTDの可能性について患者に十分に説明するべきである．TDの最初の徴候がみられた場合，抗精神病薬を減量するか，clozapineのような代替薬物に変更するか，あるいは非定型抗精神病薬に変更することを治療担当の医師に速やかに推奨する必要がある．軽症であるか最初期に見出された症例では，抗精神病薬の中断によって改善がもたらされる可能性が高い．非定型抗精神病薬によってTDを誘発する可能性を低くすることができ，既にTDが存在する場合には，ジスキネジアを軽減できることがある．したがってこのような患者の場合には非定型抗精神病薬はTDの症状の治療として有用である．

　TDの徴候や症状が認められる患者には，完璧な内科的および神経学的精査，臨床検査，頭部のCT，またはMRIを考慮すべきである．精神科的病歴と抗精神病薬の履歴について明らかにする．AIMSにしたがって評定する．病歴，薬物療法の期間，最近の処方変更の有無，ストレス，または誘発因子などについて家族または主治医に連絡をとることが必要である．

　TDの場合には，抗コリン薬は有効ではなく，むしろ増悪させることがある．薬物の減量または変更はEDにおいて行うべきではない．むしろ主治医に状況を説明し情報を伝えて患者とどのような治療法を選択すべきかをよく相談することが望ましい．患者にもTDの説明を行い選択可能な治療法についての説明が必要である．種々の情報が患者にポジティブに受けとられ，批判がましく伝わらないように留意して，かかりつけ医との関係が破綻しないように配慮すべきである．

　TDの鑑別診断には以下の病態が含まれている．

- 歯ぎしり
- 特発性ジストニア（眼瞼けいれん，下顎ジストニア）
- 変形性筋ジストニア
- 捻転ジストニア
- 低酸素症後，または脳炎後錐体外路症状
- 抜歯後ジスキネジア
- ハンチントン舞踏病

- 脳腫瘍
- メイジ（Meige）症候群（特発性口腔ジスキネジア）
- パーキンソン病
- 口腔周囲（ラビット）症候群
- 老人性舞踏病
- シデナム（Sydenham）舞踏病
- トゥレット（Tourette）症候群
- ウイルソン（Wilson）病
- ファール（Fahr）病

表4-A.3　遅発性ジスキネジアに対する危険因子

性別：女性は男性よりも危険が高い
年齢：高齢者は若年者よりも危険が大きい
人種：アフリカ系アメリカ人は危険が大きい
認知障害
感情障害
糖尿病のような身体疾患の合併
アルコールおよびニコチン乱用
向精神薬使用の既往
　向精神薬の増量および試用期間
　治療早期における錐体外路性副作用出現
　抗コリン薬の併用

TDの鑑別診断に，抗うつ薬，リチウム，抗コリン薬，phenytoin（アレビアテン），L-DOPA（レボドパ），ドパミン作動薬，amphetamine（ヒロポン）および関連する刺激薬などの薬物や中毒物質も除外することが必要である。

4. その後の対策

TDの患者は一般に入院治療を要することはないが，他に疾患が併存しているため入院治療が必要な場合がある。患者および家族に対する心理教育は基本的に重要である。不幸としかいいようがない薬物によるこの副作用は，よく生ずるもので外来でも十分に対応できることを伝えておく。患者の不安が強い場合には，退院の際にベンゾジアゼピン系薬物を数日，処方することが適当である。

長期間の抗精神病薬服用を要する患者の治療を開始する際には，治療前にいかなる種類の薬物をいかなる量を用いるべきかについて熟慮することが要請される。TDを引き起こす際の危険因子については知られているものがある。この危険因子については熟知して不可逆的な副作用を起こす可能性のある薬物による薬物療法を開始する前に慎重に考慮することが必要である。**表4-A.3**にこの危険因子を列挙している。非定型抗精神病薬はTD発症の可能性を減少させることが証明されているばかりでなく，TDに罹患している患者にも症状を緩和するとされている。TDが起きてしまった場合には，神経遮断薬の用量を減少させ抗コリン薬を併用することによって良好な治療効果を期待することができる。バクロフェン，progabide，muscimol，バルプロ酸，THIPなどのカルシウムチャンネル阻害薬やGABA作動薬などがTDの治療に導入されているがその評価は未だ一定の結論には至っていない。

BIBLIOGRAPHY

Caligiuri MR, Jeste DV, Lacro JP. Antipsychotic-induced movement disorders in the elderly: epidemiology and treatment recommendations. *Drugs Aging* 2000;17:363–384.

Caroff SN, Mann SC, Campbell EC, et al. Movement disorders associated with atypical antipsychotic drugs. *J Clin Psychiatry* 2002;63(suppl 4):12–19.

Carroll BT, Kennedy JC, Goforth HW. Catatonic signs in medical and psychiatric catatonias. *CNS Spectrum* 2000;5:66–69.

BIBLIOGRAPHY

Casey DE. Tardive dyskinesia and atypical antipsychotic drugs. *Schizophr Res* 1999;35(suppl):S61–S66.

Casey DE. Will the new antipsychotics bring hope of reducing the risk of developing extrapyramidal syndromes and tardive dyskinesia? *Int Clin Psychopharmacol* 1997;12(suppl 1):S19–S27.

Casey DE, Keeper GA. Neuroleptic side effects: acute extrapyramidal syndromes and tardive dyskinesia. *Psychopharmacol Bull* 1988;24: 471–475.

Fink M, Taylor MA. The many varieties of catatonia. *Eur Arch Psychiatry Clin Neurosci* 2001;251(suppl 1):I8–13.

Guy W. *ECDEU assessment manual for psychopharmacology.* Washington, DC: Department of Health, Education, and Welfare, 1976.

Jeste DV, et al. Risk of tardive dyskinesia in older patients. *Arch Gen Psychiatry* 1995;52:756–765.

Jibson MD, Tandon R. New atypical antipsychotic medications. *J Psychiatr Res* 1998;32:215–228.

Kamin J, Manwani S, Hughes D. Extrapyramidal side effects in the psychiatric emergency service. *Psychiatr Serv* 2000;51:287–289.

Kruger S, Braunig P. Catatonia in affective disorders: new findings and a review of the literature. *CNS Spectrum* 2000;5:48–53.

Lohr JB, Caligiuri MP, Edson R, et al. Treatment predictors of extrapyramidal side effects in patients with tardive dyskinesia: results from Veterans Affairs Cooperative Study 394. *J Clin Psychopharmacol* 2002;22:196–200.

Soares KV, McGrath JJ. Calcium channel blockers for neuroleptic-induced tardive dyskinesia. *Cochrane Database Syst Rev* 2001;1: CD000206.

Soares KV, McGrath JJ, Deeks JJ. Gamma-aminobutyric acid agonists for neuroleptic-induced tardive dyskinesia. *Cochrane Database Syst Rev* 2001;2:CD000203.

(深津　亮　訳)

B. 焦燥・攻撃行動

1. 定　義

　焦燥（agitation）とは，精神運動が亢進した状態と定義される。攻撃とは，自己の権利擁護意識に導かれた行動の一形態であり，内的衝動から，あるいは欲求不満の反応から生じるものである。攻撃性は破壊的・攻撃的行動または敵対的態度および妨害行動となって現れる。それは強力で攻撃的な言動や身体に対する暴力行為となって，他者に苦痛を与え危害を加える結果となる。それは行動面に表現された怒り，敵意または激情であり，他者に苦痛を与えたり，危害を加えたいという意図が隠されていることがしばしばある。

2. 症　状

　攻撃性は内面に向かうことがあり，通常は自分自身または器物に向けられる。しかし時には，

焦燥と攻撃行為が些細な出来事を契機に，あるいは特に誘因なく生じることがある。このような場合，攻撃性および究極的には暴力行為は，病院スタッフ，あるいはEDのほかの患者などの他者に向けられる。焦燥および攻撃行動は身体的にも精神医学的にも臨床症状に重大な影響を与える。それらは他の多くの病状とともに変動し，重複することがある。攻撃行動は不快の精神的，行動的な表出であり，刺激に対する過剰な反応，いらだちの増大，および激しい精神運動活動を伴っている。

　焦燥は多くの精神障害に合併する。不安を伴ううつ病，認知症，間欠性爆発性障害，精神病（陽性症状に関連する），およびアカシジアなどでみられる。表4-B.1に攻撃性を合併する種々の障害を示す。表4-B.2には，攻撃性・焦燥性の症状および行動を示す。反社会的な行動をする患者，および反社会性パーソナリティ障害の診断基準を満たす，またはB群パーソナリティ障害に分類される患者は，攻撃的な刺激に対して行動化しやすい傾向が最も強く，暴力的になる。反社会的な人は，子どもの頃から，一貫して他人の権利を無視し侵害したり法律や規則を破ることによって，または詐欺や窃盗などによって深刻なトラブルを引き起こすことになる。有病率は5〜15％であるが，予測の通り，犯罪者における有病率は極めて高い。他の原発性Ⅰ軸障害との重大

表4-B.1　攻撃行動を引き起こす障害

エイズ（AIDS）
アカシジア
アルコール中毒，離脱
アルツハイマー病
アンフェタミン中毒またはアンフェタミン誘発性精神障害
鎮痛剤
抗コリン薬性せん妄
反社会性パーソナリティ障害
抗不安薬性抑制欠如
注意欠陥・多動性障害
双極性障害
境界性パーソナリティ障害
脳腫瘍
短期精神障害
脳血管疾患・卒中
コカイン中毒またはコカイン誘発性精神障害
行為障害
せん妄
せん妄，認知症，およびその他の認知障害
妄想性障害
脳炎
ハンチントン病
甲状腺機能亢進症・低下症
低血糖症
間欠性爆発性障害
髄膜炎
精神遅滞
多発性硬化症
反抗挑戦性障害
パーキンソン病
ポルフィリン症
心的外傷後ストレス障害
失調感情障害
性的サディズム
SLE
ステロイド誘発性感情障害（躁状態）またはせん妄
物質関連障害
TBI
ビタミン欠乏
ウィルソン病

AIDS：後天性免疫不全症候群
SLE：全身性エリテマトーデス
TBI：外傷性脳損傷

表4-B.2 よくみられる攻撃・焦燥の症状および行動

障害	症状	行動
統合失調症	無欲動 感情鈍麻 妄想 滅裂思考 幻覚 社会的引きこもり	異常運動行動 不安 抑制欠如 いらいら 言語的および身体的攻撃 疑い深さ
双極性障害	妄想 興奮・いらいら感 幻覚 観念競合 睡眠障害	誇大 衝動性 喋り続けようとする心拍 精神運動興奮
認知症・せん妄	無気力 精神錯乱 妄想 幻覚 知覚障害 社会的引きこもり	異常運動行動 不安 抑制欠如 言語および身体的攻撃性 徘徊
物質関連障害	錯乱 妄想 多幸感または気分高揚 幻覚 感覚過敏	不安 不適切な行動 抑制欠如 衝動性 いらいら パニック 言語および身体的攻撃性

な合併が知られ，その中には物質関連障害，および心的外傷後ストレス障害（PTSD）が含まれている。

重要なライフイベントは好ましいものであれ好ましくないものであれ，重大な情緒的，心理的ストレスを引き起こす原因となる。その結果，症状が発展して行為障害を伴う適応障害，または情緒および行為の障害を伴う適応障害に陥って，特に攻撃性や機能障害がみられることになる。

ある種の全身性の身体疾患は，人格に影響を与え，攻撃性，不安定性，または抑制欠如などの持続性変化をもたらすことがある。これらの人格変化は，外傷性脳損傷や側頭葉てんかんの後によくみられるが，EDにおいて，主訴または複雑な病像の一部として現れることがある。

3. 対　応

焦燥および攻撃行動を示す患者には，他害と同時に自傷の恐れがあり，迅速な評価と治療が求められる。安全の確保が最優先の課題であり，現在の状況を評価することに全力を傾け，攻撃行

動のさらなる拡大を防止する必要がある。一般的に，EDにおける焦燥または攻撃的な患者に対する最も重要な課題は，それらの行動の原因を精神疾患によると結論する前にあらゆる身体疾患を除外することである。可能な限り焦燥の原因を（精神医学的，身体医学的，薬物関連，状況など）を特定することである。これは治療的介入および精神科薬物療法の選択の際に役立つ。軽症の外傷性脳損傷には慎重な評価が要求される。中等度から重度の外傷性脳損傷の場合には緊急医療を要することになる。人格に急激な変化をきたして攻撃的になった患者には，頭部損傷，意識消失，外傷後アメンチアを想定して精査しなければならない。軽度の外傷性脳損傷に関連する症状として，神経学的症状，頭痛，めまい，嘔気の有無を調べる。骨折を除外するため頭部X線撮影を，頭蓋内損傷を調べるために神経画像検査を施行する。血液凝固障害，アルコールおよび薬物使用，脳外科治療の既往，けいれん性障害，および高齢の患者では外傷性脳損傷の合併の可能性がある。

　抑うつ症状を示す男性には強い攻撃性が秘められていることが最近の研究によって，明らかにされている。これはアルコール乱用よりも強い関連があるとされる。完全な身体医学的および精神医学的既往歴，特に物質関連の問題について，情報を集める必要がある。服薬している薬物の毒性または薬物相互作用を評価しなければならない。臨床的に必要と思われる臨床検査とともに身体医学的，神経学的検査も不可欠である。

　投薬による管理としては，haloperidol（セレネース）などの定型抗精神病薬とlorazepam（ワイパックス）の併用などが，未だによく用いられる方法である。非定型抗精神病薬は副作用プロフィールにおいて優れているが，速効性・非経口薬剤は未だに多くはない。口腔内溶解錠，急速溶解錠，および筋注（olanzapine（オランザピン）とziprasidone）製剤は，投薬方法の選択が増えたことでEDにおける焦燥や攻撃性の治療の一助となる可能性がある。risperidone（リスパダール）とlorazepam（ワイパックス）の経口投与は，興奮した精神病患者の治療において，haloperidol（セレネース）とlorazepam（ワイパックス）の筋注と同等効果があることが明らかにされている。顕性攻撃性尺度（Overt Aggression Scale：以下OAS）は攻撃性の特定の側面を記録，評価する助けとなる。OASでは4つのカテゴリーに分けて評価する。

- 言葉による攻撃
- 器物に対する身体的攻撃
- 自分に対する身体的攻撃
- 他人に対する身体的攻撃

　OAS（Appendix Dに転載）は，精神薬理学的介入を開始する前の攻撃性の基準値を決定し，その後の治療的介入が有効であるのか，あるいは無効であるのかを記録するのに有用である。これはまた，厳重な注意を要する行動，特に攻撃行動が拡大する場合のEDにおけるガイドラインともなりうる。この尺度によって，行動を継続して監視できる入院病棟のほうが臨床的に有利ではあるが，EDにおいても，当初の攻撃性の評価点を測定しておくと，その後の攻撃性の評価の指標となるだけでなく入院医療チームに役に立つものである。

4. その後の対策

　患者の処遇については，焦燥の原因となっている基礎疾患によって異なったものとなる可能性がある。アカシジア，不安，抑うつ，あるいは反社会的行動に結びつく焦燥と攻撃性は，速やかに治療し，経過観察したのち退院させ，アフターケアのために住居地域へ戻すことが一般的であろう。反対に，パラノイア，妄想，躁病，物質乱用，または身体医学的な疾患による焦燥には入院が必要であろう。入院の手続きと同様に，病棟のおける治療継続の計画は入院医療チームとともに決定および・または議論されなければならない。焦燥・攻撃性の治療には現在，多くの薬物が用いられている。ここには気分安定薬（carbamazepine（テグレトール），valproate（テパケン），topiramate（トビナ），lithium（リーマス）など），β-遮断薬，およびドパミン拮抗薬，その他が含まれている。

BIBLIOGRAPHY

Allen MH. Managing the agitated psychotic patient: a reappraisal of the evidence. *J Clin Psychiatry* 2000;61(suppl 14):11–20.

Bacaner N, Kinney TA, Biros M, et al. The relationship among depressive and alcoholic symptoms and aggressive behavior in adult male emergency department patients. *Acad Emerg Med* 2002;9:120–129.

Breier A, Meehan K, Birkett M, et al. A double-blind, placebo-controlled dose-response comparison of intramuscular olanzapine and haloperidol in the treatment of acute agitation in schizophrenia. *Arch Gen Psychiatry* 2002;59:441–448.

Brieden T, Ujeyl M, Naber D. Psychopharmacological treatment of aggression in schizophrenic patients. *Pharmacopsychiatry* 2002;35:83–89.

Centers for Medicare and Medicaid Services (CMS). *Medicare conditions of participation for hospitals on patients' rights* (42 CFR Section 482.13).

Currier GW, Simpson GM. Risperidone liquid concentrate and oral lorazepam versus intramuscular haloperidol and intramuscular lorazepam for treatment of psychotic agitation. *J Clin Psychiatry* 2001;62:153–157.

Currier GW, Trenton A. Pharmacological treatment of psychotic agitation. *CNS Drugs* 2002;16:219–228.

De Kruijk JR, Twijnstra A, Leffers P. Diagnostic criteria and differential diagnosis of mild traumatic brain injury. *Brain Inj* 2001;15:99–106.

Labbate LA, Warden DL. Common psychiatric syndromes and pharmacologic treatments of traumatic brain injury. *Curr Psychiatry Rep* 2000;2:268–273.

Lesem MD, Zajecka JM, Swift RH, et al. Intramuscular ziprasidone, 2 mg versus 10 mg, in the short-term management of agitated psychotic patients. *J Clin Psychiatry* 2001;62:12–18.

Lindenmayer JP. The pathophysiology of agitation. *J Clin Psych* 2000;61:5–10.

Overt Aggression Scale (OAS) Source: Reprinted from Yudovsky SC, Silver JM, Jackson M, et al. The Overt Aggression Scale: an operationalized rating scale for verbal and physical aggression. *Am J Psychiatry* 1986;143:35–39.

Servadei F, Teasdale G, Merry G, and Neurotraumatology Committee of the World Federation of Neurosurgical Societies. Defining acute mild head injury in adults: a proposal based on prognostic factors, diagnosis, and management. *J Neurotrauma* 2001;18:657–664.

（松田　晃武　訳）

C. 広場恐怖

1. 定 義
　広場恐怖とは，パニック発作やパニック様発作が予期しないで，あるいは状況に誘発されて起きた時に，助けが得られない困難な状況に陥るかもしれないという病的恐怖ないし不安である。広場恐怖になると特に，開かれた，公共の場所，雑踏，並んで待っていること，橋の上にいること，あるいはバスや電車または自動車で旅行することを避けようとする特徴がみられる。

2. 症 状
　誰かに連れてこられる場合を除いて，広場恐怖をもつ人がEDのような施設を受診することは稀である。面接やその他の状態を評価する中で広場恐怖が明らかとなる。広場恐怖をもつ患者の3分の2は，パニック発作やパニック障害を合併している。恐怖症や強迫性障害といった他の不安障害，およびうつ病性障害を合併することもある。
　広場恐怖は，社会的および職業的能力や，対人関係，社会的ネットワークに重大な影響を与えるものである。広場恐怖が患者の生活に与えている不利益，例えば経済的あるいは職業的不利益，アルコールや薬物の使用量の増加の可能性などの影響の程度を詳しく評価することが重要である。広場恐怖をもつ患者は，友人や家族とは別に一人で家を出ることはまずない。患者は助けが得られなくなる状況，あるいは新たにパニック発作やパニック様症状を引き起こしかねない状況をすべて回避するといっても過言ではない。

3. 対 応
　もし広場恐怖がパニック様症状を合併しているなら，徹底的な精査をする必要がある（4-D. 不安を参照）。不安障害は，パニック障害がそうであるように，患者の自殺リスクを増加させることが示されている。慎重に状態を評価し，コーピング機序，家族の援助体制，将来に対する計画を質問する。適切な治療によって広場恐怖は解決できることを説明して，患者を安心させる。薬物療法や精神療法によって症状を完全に解消するためにはある程度の時間が必要であることを説明する。広場恐怖が他の精神状態と関連しているなら，それらも同様に評価・診断しなければならない。
　鑑別診断として，広場恐怖がパニック障害を合併しているかどうかを評価し，うつ病性障害またはその他の不安障害，特に社会恐怖などのよく合併する障害を除外しなければならない。社会恐怖とは，類似点がみられるが，他人から注目を浴びる社会的状況や，何かをしなければならない状況に対して生ずる不安である。広場恐怖は反対に，公共の場に置かれた際にパニック症状を生じることへの恐怖であるといえる。
　家から離れることに対する恐怖が精神病的か否かを評価するときには，パラノイアや妄想的思考について考慮する必要がある。パーソナリティ障害に伴っている物質乱用もまた合併しうるものであり，十分に検討し対応する必要がある。回避性，妄想性，シゾイド，または失調型パーソ

ナリティ障害の場合も同様に家を離れることに恐怖を示す可能性がある。

　パニック障害の治療において，抗不安薬や選択的セロトニン再取り込み阻害薬（SSRI）は現在主流となっている．FDA は，パニック障害に対していくつかの薬物を認可したが，その結果それらの薬物が広場恐怖にも同様に有効であることが明らかにされた．リラックス法，呼吸訓練，そして曝露法までも含めた認知行動療法は，パニック障害のために利用され，その有効性が示されてきた．

　ED において，広場恐怖をもつ患者の不安症状の速やかな解決には，短時間作用型のベンゾジアゼピンが用いられる．例えば，

> **alprazolam**（ソラナックス），0.25 ～ 1 mg，経口
> **lorazepam**（ワイパックス），0.5 ～ 2 mg，経口

4. その後の対策

　広場恐怖の診断が確定した場合には，その患者にはまったく入院の必要はない．不安およびうつ病性障害を合併した広場恐怖を呈する人もほとんどは入院を必要としない．経験豊かな専門家のいるメンタルクリニックに紹介することが望ましい．心理教育は患者および家族にとって有効である．不安症状が重症な場合には 3 ～ 4 日のベンゾジアゼピンの処方が，必要なことがあり，ED の現場での薬物療法は，不安を緩和しうるものでなければならない．

> **alprazolam**（ソラナックス），0.25 ～ 1 mg，経口，×3，または
> **lorazepam**（ワイパックス），0.5 ～ 2 mg，経口，×3

　外来治療施設への紹介状に処方内容を加えなければならない．物質乱用歴について注意深く評価し，ED からベンゾジアゼピンを処方することのリスクと有用性を評価しなければならない．臨床的見通し，患者の薬物探索行動を満足させるだけの可能性，その後のアドヒアランスが悪化する可能性を十分に考慮しなければならない．その後の外来治療が可能であり，予約をとることができるなら，疾患や治療に関する完全な心理教育を行い，低用量の SSRI にて服薬を開始することは治療の大きな促進につながる．その人が予約をとり，それを遵守すると確信が持てないなら，SSRI の導入は精神科の外来治療に委ねるべきである．併用療法は大変有効である．カップル療法，あるいは家族療法も同様に有効である．

　ED におけるベンゾジアゼピンの使用は議論のある問題であり，誤解も多くまたさまざまな問題が起こりうる厄介な問題であることを留意すべきである．近年，ED の現場ではベンゾジアゼピンを使用することが多くなってきている．これは，精神科診断の精度が全般的に向上したこと，さまざまな種類のベンゾジアゼピン（短時間および長時間作用型薬物の臨床的適応がより特化された）が多く使用可能となったこと，ベンゾジアゼピンによる抑制欠如が比較的稀であるという調査結果，ベンゾジアゼピン乱用の可能性についての意識が高まったこと，flumazenil（アネキセート）——これによりベンゾジアゼピン過量服薬による死亡率を減少することができる——の導入などがその理由として挙げられる．急性の不安，興奮，物質関連（コカイン，アンフェタミ

ン，幻覚剤）中毒症状，物質関連（アルコール，ベンゾジアゼピン，コカイン，アンフェタミン，幻覚剤，麻薬）離脱症状，薬剤性運動障害，カタトニア，急性ストレス，およびPTSDに対処するために，EDにおいてベンゾジアゼピンを使用することは，乱用の可能性，過鎮静，認知および運動障害（特に高齢者において），催奇形性，および急性離脱徴候の可能性を慎重に比較検討して行わなければならない。EDからベンゾジアゼピンを処方することは，その後も慎重に検討し続ける必要があることを意味している。ベンゾジアゼピン離脱の可能性があるため，退院に際してそれまで使用していたベンゾジアゼピン治療を中断するべきではない。

BIBLIOGRAPHY

Ashton H. Guidelines for the rational use of benzodiazepines: when and what to use. *Drugs* 1994;48:25-40.
Dietch JT, Jennings RK. Aggressive dyscontrol in patients treated with benzodiazepines. *J Clin Psychiatry* 1988;49:184-188.
Meador KJ. Cognitive side effects of medication. *Neurol Clin* 1998;16: 141-155.
Parran T Jr. Prescription drug abuse: a question of balance. *Med Clin North Am* 1997;81:967-978.
Shaner R. Benzodiazepines in the psychiatric emergency setting. *Psych Ann* 2000;30:268-275.
Uhlenhuth EH, Balter MB, Ban TA, et al. International study of expert judgment on therapeutic use of benzodiazepines and other psychotherapeutic medications: pharmacotherapy of anxiety disorders. *J Affect Disord* 1995;35:153-162.

（松木　秀幸　訳）

D. 不　安

1. 定　義

不安は，実際の，あるいは予想される危険に対する心理的生理学的な反応によって生ずる不快な情緒と考えられる。不安は成長，変化（経験的および実存的な）に対する正常な反応の一部として見られ，それは病的不安とは大きく異なっている。病的不安は，知覚されたまたは実際にある外界の刺激に対する，（その強度または持続において）不適切で不適応的な反応と考えられる。

2. 症　状

不安とは状況，または外的な事象，刺激に対する反応である。基礎となっている身体的あるいは精神的な状態が顕在化したものである。治療薬物または物質に関連して出現することもある。不安の症状は，自律神経系の過活動の反応である生理学的な症状と心理学的な症状の組み合わせによって特徴づけられる。

①生理学的な徴候
　自律神経系の過剰活動：顔面の紅潮，顔面蒼白，頻脈，動悸，発汗，冷たい手，下痢，口渇，頻尿
　めまい・頭が軽くなる感じ
　腰痛や頭痛
　嚥下困難
　易疲労性
　驚愕反応の増大
　不穏
　腱反射亢進
　筋緊張
　知覚異常
　息切れや過換気
　身震い，けいれん，またはふらつき感
②心理学的な症状
　そわそわ感
　性欲の減退
　集中困難
　転導性
　恐怖感または終末感
　絶望感
　過覚醒
　不眠
　不合理な恐れ
　喉が締めつけられる感覚
　心配

　不安を有する患者は，原因が何であれ不安によって生じる生理学的症状を軽減するために，精神科医を受診する前にかかりつけ医または内科専門医に助けを求めていることが多い。漠然とした身体愁訴でEDを受診する患者に，明らかな身体的所見が存在しない場合には，不安障害が見過ごされていることがある。パニック障害および社会恐怖は，不安障害の中でも最も機能が障害されているものの一つである。この障害のために実りの多い充実した生活は失われ，ヘルスケア費用の増加，職場の長期欠勤の増加が引き起こされる。以下に，DSM-IV-TRのいくつかの不安障害の徴候と症状を記載する。

　急性ストレス障害：心的外傷を受けた患者が，不安感，睡眠困難，孤立感や感情の麻痺を，現実感喪失や離人感とともに訴えることがある。患者はあたかも「茫然としている」ようであり，情緒的な反応性が低下するとともに，感覚が解離してピンとこないと訴えることもある。患者は，諸症状を経験して情緒的に苦痛を与えるいかなる刺激に対しても著しい回避行動をとることがある。過覚醒症状も同様である（4-K. 外傷的出来事への曝露を参照）。

パニック障害の既往歴のない広場恐怖：患者がEDに自分から来ることはほとんどない。多くの場合，家族に連れてこられるか，またはそれとは関係ない身体または精神症状のために連れてこられる。家の外でパニック発作を起こすかもしれないという恐怖のために，強い不安が生じる。パニック発作が起こった場合に避難することが難しいために途方に暮れるような，あるいは助けを得られない状況または場所にいることに対して恐怖は通常生じるものである（4-C. 広場恐怖を参照）。

他の身体疾患による不安障害：患者は，身体愁訴または所見に合併した強い不安，パニック発作，強迫観念，または強迫行動とともにEDに姿を見せることがある。

全般性不安障害（GAD）：患者は強烈で圧倒される不安を抱き，そのために生活はさまざまな面で障害が引き起こされる。不安は次のような症状によって特徴づけられる。すなわち，ふらつき，落ち着きのなさ，緊張感または過敏，小刻みな呼吸，動悸，筋緊張，いらいら感，集中困難，睡眠困難，易疲労感などである。GADはうつ病と合併することが多く，いずれかの障害だけの場合よりその後の能力障害および機能障害の程度が強く，治療成功率も低くなる。

強迫性障害（OCD）：患者は他の人に連れてこられるか，または他の目的のために受診するのでなければ，強迫性障害でEDに来ることはまずない。彼らは自分の意識に侵入する執拗で持続的な思考または観念について訴える。そのために強烈な不安を感じるようになり，結局，強迫行動や強迫行為をすることによって初めて，自分の強迫思考や強迫観念を軽減させることができる（4-Q. 強迫観念・強迫行為を参照）。

パニック障害：先に挙げた心理学的および生理学的症状の4つ以上が，何ら関連するストレス因子もないのに突然に始まり，10分以内に頂点に達し，ほどなくして鎮静する場合に，パニック発作とみなされる。患者に1回以上のパニック発作があって，パニック発作が起こるかもしれないという懸念または不安が少なくとも1カ月の間持続し，またはパニック発作が原因で行動に変化が起きている場合に，パニック障害と診断される。広場恐怖を合併することも特徴である（4-C. 広場恐怖を参照）。一連のパニック発作は恐怖症の回避に発展していくことがしばしばある。現在症と既往歴を含めて，うつ病とパニック障害の現在および生涯合併率は約10％であり，その臨床的な予後は良いものとはいえない。大きな障害，重症のパニック症状および経過，より高率の自殺念慮などがみられることが多い。

外傷後ストレス障害（PTSD）：急性ストレス障害の場合と同じく，心的外傷の後に患者は，回避症状と過覚醒症状に加えて，先に列記したような不安症状が持続する。もしそれらの症状が1ヵ月以上続き，重大な機能障害の原因となれば，PTSDとされる（4-K. 外傷的出来事への曝露を参照）。

恐怖症：恐怖症の患者は，ある特定の対象，活動，もしくは状況を強烈に非合理的に恐れる。患者はしばしばこの不安をますます増強させ，高い代償を払ってまでもそれを避けるようになる。

物質誘発性不安障害：ある物質を使用した後に，さまざまな不安症状を呈することがある。不安症状がどのようなタイプになるかは，使用した物質やその量，使用した時期，その患者が原因となる物質の中毒になっているか，離脱しているところなのかなどの諸因子よって異なる。

人生において重圧のかかる出来事は，それが良いことであれ悪いことであれ，情緒的心理的な苦悩の原因となり，最終的には不安となることがある。ストレスになる出来事の後に，不安症状

や機能障害が出現する場合には，不安を伴う適応障害の一部となる。

3. 対　応

不安は多くの身体疾患，薬物療法の作用または副作用として起こりうるものであり，他の多くの精神医学的障害，特に不安障害およびうつ病性障害にも合併することがある（表 4-D.1）。うつ病を併発しているか否かの判断は重要である。これまでの研究によれば，もしうつ病を合併しているなら，不安障害はより慢性化，または重症化する傾向があり，社会的，職業的機能不全はより大きなものとなり，アルコールおよび薬物を使用する頻度は高まり，自殺の危険性が増大し，短期および長期治療に対する反応性も乏しくなることが示されている。さらに，うつ病が合併した不安およびパニックはすべて，自殺の深刻な危険因子であり，しばしば衝動的行動に陥ることがある。

徹底して病歴を聴取し，不安が正常なものか病的なものかを評価しなければならない。ハミルトン不安尺度（Appendix D を参照）の施行を検討すべきである。患者，家族または友人，および同僚からの情報，特に患者の内的状態，行動，機能状態に関する情報を集めるべきである。そ

表 4-D.1　不安を併発する身体疾患および精神疾患

心血管系疾患	不整脈，心筋症，うっ血性心不全，冠状動脈機能不全，僧帽弁逸脱，心筋梗塞後，狭心症
欠乏状態	ペラグラ，ビタミン B_{12} 欠乏症
内分泌系疾患	副腎機能不全・クッシング病，褐色細胞腫，糖尿病，偽副甲状腺機能亢進症，低血糖・高インスリン血症，カルチノイド症候群，副甲状腺機能亢進症，低血糖，低カリウム血症，甲状腺機能低下症，下垂体機能不全
炎症性疾患	SLE，関節リウマチ，結節性多発動脈炎，側頭動脈炎
消化器疾患	大腸炎，クローン病，過敏性腸症候群，消化性潰瘍
その他	低酸素症，貧血，月経前症候群，熱性疾患および慢性感染症，ポルフィリン症，感染性単核球症，尿毒症，肝炎後症候群，膵腫瘍，膠原病―血管疾患，ブルセラ症
神経疾患	AIDS，認知症およびせん妄，新生物，外傷および脳震盪後症候群，けいれん障害，本態性振戦，ハンチントン舞踏症，クモ膜下出血，片頭痛，脳血管障害，ループス脳炎，多発性硬化症，パーキンソン病，脳炎，脳梅毒，前庭機能障害，ウィルソン病，脳動脈硬化症，複雑部分発作
精神疾患	急性ストレス障害，不安または混合した特徴を伴う適応障害，一般身体疾患による不安障害，全般性不安障害，強迫性障害，パニック障害，外傷後ストレス障害，うつ病，躁病，統合失調症，アルコール・アンフェタミン・カフェイン・大麻使用中毒，離脱，および・または誘発性不安障害
呼吸器疾患	喘息，慢性閉塞性肺疾患（COPD），過換気症候群，気胸，肺水腫，肺塞栓症，肺動脈弁閉鎖不全
中毒・治療薬	麻酔薬・鎮痛薬，抗うつ薬，抗ヒスタミン薬，降圧薬，抗菌薬，気管支拡張薬，カフェイン製剤，カルシウムチャネル阻害薬，ジギタリス製剤，エストロゲン，エトサクシミド，重金属および毒素，ヒドララジン，インスリン，レボドパ，筋弛緩薬，抗精神病薬，非ステロイド性抗炎症薬（NSAID），procaine，procarbazine，鎮静薬，ステロイド，交感神経刺激薬，テオフィリン，甲状腺末，昇圧薬，ペニシリン，スルホンアミド系薬，水銀，砒素，燐，有機燐酸塩，二硫化炭素，ベンゼン，アスピリン不耐性

SLE：全身性エリテマトーデス
AIDS：後天性免疫不全症候群

の不安は，人生のストレス因子が顕在化したものなのか？　誘発因子，またはその他のはっきりとしたストレス因子が存在するかどうかを判断し，不安の種類，経過，発症，重症度，期間，頻度，その他の関連した特徴などについての情報も判断する。

- 強迫行為は？
- 強迫観念は？
- 抑うつ症状は？
- 不眠症は？
- 物質使用または乱用の症状は？
- 回避的行動は？
- パーソナリティー障害は？
- 身体的問題は？
- 薬物治療は？
- カフェイン摂取は？

　完全な身体的ないし内科的・神経学的精査を行わなければならない。そして基礎にある，または原因として可能性のある身体疾患を除外しなければならない。精神科的病歴およびその他の精神疾患の診断について尋ねなければならない。不安による障害の程度を見極めなければならない。いったん，すべての器質的な原因が除外され，不安障害であると診断したなら，合併しうるその他の精神疾患を除外することを試みなければならない。不安障害には多数あることが，DSM-IV-TRに挙げられている。病歴，出現症状，および他の関連情報をもとに，診断を絞り込み，患者の一連の徴候や症状に最も妥当な診断に到達することが大切である。

　治療は支持的で共感的な精神療法的アプローチである。短期の治療環境では最も効果的な方法である。患者に対して保証を与え，患者のもつ障害について，選択可能な治療法と心理教育を提供することが必要である。短時間作用型のベンゾジアゼピンを短期的に使用することは，強い不安を緩和し，面接または診察を徹底させるために有用である。短時間作用型のベンゾジアゼピンは優れた治療選択である。時には，抗ヒスタミン薬がベンゾジアゼピンの代替として使用可能である。buspironeもしくはhydroxyzine（アタラックス）などの非ベンゾジアゼピンが効果的な不安障害患者もいる。不安を伴う患者に薬物療法が合理的かどうかの判断は，最終的には臨床所見と診断によるのである。不安を伴ううつ病または精神病の患者には，抗うつ薬もしくは抗精神病薬を考慮する。精神病性障害と診断され，抗精神病薬による薬物治療を受けている不安と焦燥感を伴う患者には，アカシジア（4-A. 異常運動を参照）を考える。PTSDまたはパニック障害の患者には，抗うつ薬を使用することがより好ましい。ベンゾジアゼピン──できるだけ短時間作用型のものがよいが──は短期間，少量で使用するべきである。EDにいる間に，症状の改善および・または何らかの副作用の有無を判断するため，抗不安薬に対する患者の反応を試さなければならない。どの抗不安薬を処方するかは，症状構成および薬物療法の効果を基に判断しなければならない。不眠症があるかを尋ね，睡眠薬と同じように作用する長時間作用型の薬物の使用を検討しなければならない。物質乱用を合併しているか，あるいは詐病の可能性のある患者に対

表4-D.2 一般的なベンゾジアゼピン系薬物

一般名	商品名	用量	発現(服薬後)	等価換算	商品名:日本	1日投与量(mg/日):日本	用量・剤形:日本
alprazolam	Xanax	0.25, 0.5, 1, 2 mg 錠剤	中間	0.5	ソラナックス, コンスタン	0.4〜1.2	0.4, 0.8 mg・錠剤
chlordiazepoxide	Librium	5, 10, 25 mg 錠剤/カプセル	中間	10	コントール	20〜60	5, 10 mg・錠剤, 1%, 10%散剤
clonazepam	Klonopin	0.5, 1, 2 mg 錠剤	中間	0.25	リボトリール, ランドセン	2〜6	0.5, 1, 2 mg・錠剤, 0.1%, 0.5%細粒
clorazepate	Tranxene	3.75, 7.5 mg 錠剤/カプセル	急速	7.5	メンドン	9〜30	7.5 mg・カプセル
diazepam	Valium	15 mg 錠剤 2, 5, 10 mg 錠剤	急速	5	セルシン, ホリゾン	4〜20	2, 3, 5, 10・錠剤, 5 mg/ml, 10 mg/2 ml・注射 1 mg/ml シロップ, 4, 6, 10 mg・座薬, 1%散剤
estazolam	ProSom	1, 2 mg 錠剤	中間	0.33	ユーロジン	1〜2	1, 2 mg・錠剤
flurazepam	Dalmane	15, 30 mg 錠剤	急速, 中間	30	ダルメート	15〜30	15 mg・カプセル
lorazepam	Ativan	0.5, 1, 2 mg 錠剤 2 mg/ml, 4 mg/ml 非経口液	中間	1	ワイパックス	1〜3	0.5, 1.0 mg・錠剤
midazolam	Versed	1 mg/ml, 5 mg/ml 非経口液	中間	1.25〜1.7	ドルミカム	0.03〜0.18 mg/kg	10 mg/2 ml・注射
oxazepam	Serax	15 mg 錠剤	中間, 緩徐	15	ハイロング	30〜120	10, 15, 30 mg・カプセル, 15 mg・錠剤
quazepam	Doral	7.5, 15 mg 錠剤	急速, 中間	15	ドラール	15〜30	15, 20 mg・錠剤
temazepam	Restoril	7.5, 15, 30mg カプセル	中間	5	レストリル	7.5〜30	7.5, 15, 30 mg・カプセル
triazolam	Halcion	0.125, 0.25 mg 錠剤	中間	0.1	ハルシオン	0.125〜0.5	0.125, 0.25 mg・錠剤

10, 15, 30 mg カプセル

訳者註:日本における薬物の商品名他は Appendix C の訳者註を参照

するベンゾジアゼピンの使用は慎重に検討しなければならない。EDの段階でベンゾジアゼピンを不用意に処方してはならない（常に数日分の処方とし，将来的に薬物を求める行為が発生する可能性を，EDの段階で最低限に抑えなければならない）。

一般的に使用されているベンゾジアゼピンを，用量と剤形，効果発現時間，等価換算等を表4-D.2に示す。

lorazepam（ワイパックス）およびalprazolam（ソラナックス，コンスタン）は，作用の発現がより迅速であるために，舌下投与が可能である。Valium（=Diazepam（セルシン，ホリゾン），訳者註）は，clidinium bromide（Librax, Clipoxide：ともにclidinium bromideとクロルジアゼポキシドの合剤，訳者註）およびamitriptyline（Limbitrol：amitriptylineとchlordiazepoxideの合剤，訳者註）と併用することがあるため，患者のベンゾジアゼピンの薬物療法を開始ないしは中断する場合には離脱の可能性を想定して，これらの薬物療法について患者に尋ね確認することが不可欠である。

4. その後の対策

不安で受診した患者は，いったん症状が安定したなら，通常はEDから退院することになる。発症したばかりの不安障害の症例には，心理教育が重要であり外来治療を行っている施設への紹介が必須である。その後の治療プランが確立されている患者は，かかりつけ医に紹介しなければならない。推奨事項または変更が必要な事項，およびEDにて行った治療介入について，電話または手紙で知らせることは，非常に重要で役に立つ。ベンゾジアゼピンまたはその他の治療薬の処方は，引き続き外来を受診する予約の日までの数日分とするのが慣例である。ベンゾジアゼピンは従来，第1選択薬であると考えられてきたが，今日ではSSRIが代表的な治療選択肢と考えられている。FDAは以下に挙げる抗うつ薬を，不安障害に使用することを承認している。全般性不安障害に対してvenlafaxine，社会恐怖に対してparoxetine（パキシル），パニック障害に対してsertraline（ジェイゾロフト）およびparoxetine（パキシル）。ベンゾジアゼピンは患者の認知機能を悪化させる恐れがあり，生理的な乱用，依存または離脱現象の原因となり，また合併疾患としてのうつ病の治療には効果的でない。最近のエビデンスによると，SSRIを不安障害の患者，特にうつ病を合併している患者の第1の治療選択肢として使用することは支持されている。外来治療の戦略には，支持的，認知行動的，またはその他の精神療法的アプローチが含まれている。それらは，患者がEDを受診した際の心理教育の一部と位置づけられている。

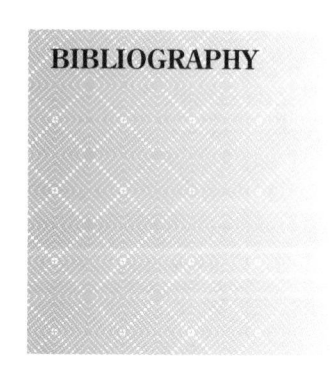

BIBLIOGRAPHY

Bruce SE, Machan JT, Dyck I, et al. Infrequency of "pure" GAD: impact of psychiatric comorbidity on clinical course. *Depress Anxiety* 2001;14:219–225.

Davidson JR. Pharmacotherapy of generalized anxiety disorder. *J Clin Psychiatry* 2001;62(suppl 11):46–50.

Davidson JR, Connor KM, Sutherland SM. Panic disorder and social phobia: current treatments and new strategies. *Cleve Clin J Med* 1998;65(suppl 1):SI39–SI44.

Fava M, Rosenbaum JF, Hoog SL, et al. Fluoxetine versus sertraline versus paroxetine in major depression: tolerability and efficacy in anxious depression. *J Affect Disord* 2000;59:119–126.

Fawcett J. Treating impulsivity and anxiety in the suicidal patient. *Ann N Y Acad Sci* 2001;932:94–102; discussion, 102–105.

BIBLIOGRAPHY

Gorman JM, Coplan JD. Comorbidity of depression and panic disorder. *J Clin Psychiatry* 1996;57(suppl 10):34–41.

Judd LL, Kessler RC, Paulus MP, et al. Comorbidity as a fundamental feature of generalized anxiety disorders: results from the National Comorbidity Study (NCS). *Acta Psychiatr Scand* 1998; 98(suppl 393):6–11.

Katerndahl DA. Predictors of the development of phobic avoidance. *J Clin Psychiatry* 2000;61:618–624.

Kessler RC, DuPont RL, Berglund P, et al. Impairment in pure and comorbid generalized anxiety disorder and major depression at 12 months in two national surveys. *Am J Psychiatry* 1999;156: 1915–1923.

Kessler RC, McGonale KA, Zhao S, et al. Lifetime and 12-month prevalence of DSM-III-R psychiatric disorders in the United States: results from the national comorbidity survey. *Arch Gen Psychiatry* 1994;51:8–19.

Lecrubier Y. The impact of comorbidity on the treatment of panic disorder. *J Clin Psychiatry* 1998;59(suppl 8):11–14.

Lydiard RB, Brawman-Mintzer O. Anxious depression. *J Clin Psych* 1998;59(suppl 18):10–17.

Merritt TC. Recognition and acute management of patients with panic attacks in the emergency department. *Emerg Med Clin North Am* 2000;18:289–300.

Pollack MH. Exploring the relationship between anxiety disorders and depression: anxiety disorders and major depression: the added challenge of comorbidity. Program and abstracts of Anxiety Disorders Association of America. Austin, TX: 22nd National Conference, 2002.

Pollack MH, Smoller JW. Pharmacologic approaches to treatment-resistant panic disorder. In: Pollack MH, Otto MW, Rosenbaum JF, et al., eds. *Challenges in clinical practice: pharmacologic and psychosocial strategies*. New York: Guilford Press, 1996:89–112.

Schatzberg AF. New indication for antidepressants. *J Clin Psychiatry* 2000:61(suppl 11):9–17.

Vasile RG, Goldenberg I, Reich J, et al. Panic disorder versus panic disorder with major depression: defining and understanding differences in psychiatric morbidity. *Depress Anxiety* 1997;5:12–20.

Wittchen H-U, Carter RM, Pfister H, et al. Disabilities and quality of life in pure and comorbid generalized anxiety disorder and major depression in a national survey. *Int Clin Psychopharmacol* 2000;15: 319–328.

(藤井　良隆　訳)

E. 食欲の異常

1. 定　義

肥満および無食欲症は食欲または体重調節障害のスペクトラムの両極に位置すると考えられ

る。無食欲症が食欲の欠如または減退であるのに対して，過食は食行動の対極にあるとみなされる。神経性無食欲症——精神障害の一つであるが——では，正常体重の下限を維持することを拒否すること，肥満に対する強度の恐れ，ボディ・イメージの障害，無月経がみられる。DSM-IV-TRではこの障害は，大食症および他のどこにも特定されない摂食障害とともに分類されている。肥満とは，身長・体重表から想定される体重より20％の超過またはBMI値の上昇に示される脂肪組織の過剰な蓄積と見なされる。

2. 症　状

　食欲の異常は，無食欲症と大食症を除けば，多くの身体疾患および精神障害に一般的に認められるものである。患者の食欲減退および過食は多くの障害に合併して起こり，時には，基礎となっている疾患の状態がより複雑になったことに，または治療薬物の副作用に伴って認められる。患者評価に際しては患者の食習慣，慣習，および実際の食餌摂取と体重維持についての検討が重要である。多くの患者は食欲を失い，それに引き続いて体重が減少する，あるいは薬の副作用を含めたさまざまな理由によって過食が起きて体重が増加する。無食欲症または大食症の患者が自分で助けを求めることは滅多にないことであり，心配した家族や友人に連れてこられる場合を除いて，EDを受診することはない。患者の症状は一般に自我親和的（換言するなら，「自己」の基準に照らして受容可能であり，調和し，適合している）であり，彼らは自分には問題はない，いかなる援助も必要ないと感じている。無食欲症の患者は，極端な栄養不足に陥り生命の危機に瀕しているために，重篤な身体合併症とともに一般の成人または小児救急サービスを受診する結果となることもある。そのような場合，これらのサービスを併せて提供できるコンサルテーションが精神科チームに求められ，心身の完全な評価が必要となる。

　無食欲症や大食症の患者がEDに姿を見せることが時にあるが，その時こそ慎重に評価し介入する機会である。そのような場合，患者はさらにダイエットを進める手段として，便秘を訴え下剤を要求する，腹満または浮腫のために利尿剤が必要だと訴える，または栄養不良の症状（虚弱，足のけいれん，無月経，うつ，または不安）のために，助けを求めてくることがある。摂食障害によくみられる身体症状は**表4-E.1**を参照。

①**無食欲症**：無食欲症の特徴は，やせることへの抵抗しがたい要求があり，自分が太りすぎているという，または太ることが恐ろしいという非合理的な観念を伴っていることである。患者は，生命の危機がある時でさえ体重の減少を過少評価し，自分の年齢と身長から標準とされる体重の85％かそれ以上の体重を維持することができない。患者は一連の困難なダイエット，身体的活動性の増加，頻繁な体重測定，ダイエットによる社会とのかかわり合いの制限，および体重減少への意識の集中を報告することがある。患者は，体重および外見が標準または標準以下であったとしても，自分は太って見えると感じ，体重を減らす必要があると思い続ける。彼らは毎日の体重コントロールと食物摂取のために，一連の規則や習慣を入念に作り上げる。このような患者は，ダイエットや体重コントロールを頑なに考える傾向があり——体重を黒か白かで考える——時にはある種の食物群を魔術的な思考，すなわち「良い」，または「安全な」および「悪い」，または「危険な」食物というように捉えることがある。病状が進行した段階において，女性では，月経が停止する，または若い女の子では月経開始が遅れる。一方，男性では性ホルモンのレベルが

表 4-E.1　摂食障害の身体的合併症

体重減少に関するもの	悪液質：脂肪，筋肉量の不足，正常ないし低値を示すチロキシン（正常な甲状腺刺激ホルモン〔TSH〕），寒さに対する不耐性，深部体温の維持困難，低血糖，コルチゾールの増加 心臓：心筋の減少，小さい心臓，不整脈，心房性および心室性期外収縮，QT間隔の延長，徐脈，低血圧，心室性頻脈，突然死 消化器：胃内容排出遅延，膨満，便秘，腹痛 生殖器：無月経，LHおよびFSHの低値，エストロゲンまたはテストステロンの低下 皮膚：産毛，脱毛症，末梢性の浮腫，高カロチン血症（ビタミンAを含む野菜の大量摂取による皮膚の黄染），先端チアノーゼ 血液：軽度の正球性正色素性貧血，白血球減少症（多核球の減少を伴う） 電解質：BUNおよびクレアチニンの増加，低ナトリウム血症 精神神経系：味覚異常，抑うつ，不安，軽度の認知障害 骨格：骨粗しょう症
排出に関するもの（嘔吐および下剤乱用）	代謝：低カリウム血症，低クロール性アルカローシス，低マグネシウム血症 消化器：唾液腺および膵臓の肥大と炎症，血清アミラーゼ増加，食道および胃のびらん，拡張を伴う腸管機能障害 歯：エナメル質の侵食およびう歯 精神神経系：発作，軽度のニューロパチー，疲労と衰弱，軽度の認知障害

減少するであろう。

②大食症：大食症の患者は，太ることに対して圧倒的な恐怖を抱き，それにばかりとらわれているが，自己嫌悪やボディ・イメージについての嫌悪感は無食欲症の患者のそれよりもはるかに大きい。大食症の患者は，以前には肥満であったかもしれない。気晴らし食いはコントロールを失った状態——一度食べ始めたら止まらない——となるが，落ちこんだり，あるいは悲しい気分に対する反応として，頻繁にみられる。患者は短い時間に，通常より極端に大量の食物を，1回の食事で食べてしまう。この行為は初めは抑うつ的な気分を和らげるのに役立つことがあるが，その後，罪業感，恥の意識，抑うつ気分，および体重増加への打ちひしがれるような圧倒的な敗北感へと変わってしまう。大食症の患者は，食べはじめるとコントロールがきかないと訴え，さらに，むちゃ食いの間に取り込んだカロリーを取り除くために嘔吐，下剤の使用，過剰な運動，または断食が必要になるというだろう。これらの患者は，むちゃ食いのない時にもダイエットをするということもある。体重は，無食欲症が存在しなければ，標準ないし標準に近いが，カロリーが極端に変動するため，体重は日によって劇的に変動する。

　抑うつと不安はよくみられる所見であり，患者は無価値感を覚え，重い自己不信感および深く秘めた怒りをもっている。衝動制御が問題となることがある（例：万引き，性的冒険，アルコールおよび薬物乱用，およびその他の種類の危険を冒す行動も同様によくみられる）。

　DSM-IV-TRの公式の診断規準を満たしてはいないが，気晴らし食い障害がEDでみられることがある。このような患者は頻繁に，そして繰り返し気晴らし食いをし，気晴らし食いをしている間は制御を失い，食べることを止められないと感じている。彼らは隠れて急いで食べる，または1日中，軽食をとったり少しずつ食べたりして，むちゃ食いすることに罪悪感および羞恥心を

もっている。彼らはダイエットに失敗した経験を語ることがあるが、肥満になる傾向があるために、抑うつ的となることが繰り返される。これらの患者は、大食症者のように規則的に嘔吐する、過剰な運動をする、または下剤を乱用することはない。

③肥満：摂食障害の分類には特定されてはおらず、また必ずしも食欲の異常に関係するものではないが、肥満は極めて一般的な問題である。アメリカの人口の半分以上が体重超過であり、25％が肥満の基準を満たしている。カロリー摂取は、身体のエネルギー消費量を上回ると体重増加に転ずる。ホメオスタシスによってこの精巧なバランスは保たれているが、いったん、少しでも崩れると、その人の体重に重大な影響を与えることになる。人が食べる食餌量は、多くの複雑な要因によって規定されており、視床下部は最も重要であるが、文化や心理的要因の影響も大きいと考えられる。肥満はそれ自体が健康に非常に有害な影響をもたらし、有病率や死亡率の深刻な上昇を招く。肥満は以下のような、多くの身体疾患と関連する特徴がある。

- クッシング病
- 甲状腺機能低下症
- インスリノーマ
- 頭蓋咽頭腫瘍および視床下部を含むその他の障害
- 神経内分泌障害（性器不全性脂肪性ジストロフィまたはフレーリッヒ症候群）

食欲および食餌量はしばしばその人の気分状態と関係することがあるため、食欲に波が生じあるいは体重増加となることは精神疾患では一般的に認められる。肥満およびそれに伴って健康上の危険や合併症は無数に存在するが、身体的問題が引き起こされない限り、EDで最初に受診することはまずない。肥満によって生ずる病的結果を表4-E.2に挙げた。肥満の人のおよそ半数が抑うつ、不安、またはその他の情緒的な障害をもっているが、EDで援助を求めることはあまりない。

精神科的問題を慢性的に抱えている患者、特に抗精神薬維持療法を受けている患者にとっては、体重増加はEDにおいて治療的関心の中心になりうる深刻な問題である。定型および非定型抗精神病薬は体重増加の原因となりうる。非定型の中で、clozapine（Clozaril）とolanzapine（ジプレキサ）は体重増加と大きな関連をもっている。薬物療法に関連した体重増加および緊急の治療の必要な糖尿病は、慢性的な精神疾患をもつ患者が直面する重大で深刻な健康問題になってきている。体重増加および肥満になりやすいハイリスク群がいくつか知られている。すなわち、貧困層、アフリカ系アメリカ人女性、子ども、青年、および重大な精神疾患に罹っている人たちである。糖尿病や体重増加・肥満は身体的健康に対する危険は深刻であり、高血圧、脂質異常（=dyslipidemias）、冠動脈疾患、うっ血性心不全、および卒中などの罹病率および死亡率を増加させ、深刻な結果をもたらすことになる。

抗精神病薬を服用している患者の体重増加についてなされた研究によると、体重増加はhaloperidol（セレネース）とziprasidone（Geodon）での最小（0.5 kg以下）から、clozapine（Clozaril）とolanzapine（ジプレキサ）での最大（3.5 kg以上）まで、薬物間で平均の体重増加に大きなバラツキが示されている。用量依存性はないようで、食欲増進がより大きな問題である

表 4-E.2　肥満による病的結果

ホルモン・代謝機能	高インスリン血症およびインスリン耐性→2型糖尿病 高尿酸血症→痛風 高トリグリセリド血症および高コレステロール血症→高脂血症
生殖器	男性：性機能低下症，血漿テストステロンおよび性ホルモン結合グロブリン（SHBG）の減少，エストロゲンの増加，女性化乳房 女性：月経異常→過少月経；アンドロゲン産生の増加，SHBGの減少，エストロゲンの増加，多嚢胞性卵巣症候群，子宮ガンの発生増加
心臓血管	冠動脈障害，卒中，うっ血性心不全，高血圧，左室肥大，狭心症，心室性不整脈，静脈うっ滞，静脈瘤，脳血管性障害
肺	胸壁膨張性の減少，呼吸運動の増加，1分換気量の増加，全肺活量および機能性残余肺活量の減少 閉塞性睡眠時無呼吸，肥満性換気減少症候群，二次性多血症，右室肥大
肝胆系	胆管のコレステロール分泌の増加，胆汁の過飽和→胆石，胆嚢炎，脂肪肝
骨格，関節，肌	骨関節炎，黒色棘細胞症，真菌および酵母菌感染の危険性の増加を伴う皮膚の脆弱性の増加，踵の骨棘形成，姿勢欠陥の悪化
腎臓	蛋白尿，腎静脈血栓症，ネフローゼ
癌	男性：結腸・直腸・前立腺ガンの発生増加 女性：胆嚢・胆管・乳房・子宮内膜・子宮頸部，卵巣ガンの発生増加

としても，患者への危険性は極めて高いといえる。患者が体重増加を主訴としてEDを訪れることはまずないが，取り組まざるをえない臨床的問題であろう。

　大規模な研究または調査が行われておらず，非常に稀なものではあるが，食物，摂食，および体重に関連するあまり知られていない他の疾患，障害，および状態がある。それらは以下のものである。

④筋異形症（bigorexia）：時にbigorexiaと呼ばれる筋異形症は，神経性無食欲症とはスペクトラムの対極にあると考えられる。患者は小さいことおよび発育不全であると確信して，自分は小さくてあまりに貧弱だと心配する。例え十分な筋肉量であっても，自分の筋肉が不十分だと確信している。強迫的な運動が一般的にみられる。

⑤夜間摂食症候群：朝食の時には食欲がほとんど，あるいはまったくなく，起床から数時間経たないと最初の食事を摂ることができない。このような患者は前の夜に驚くほどの量の食事を摂っていることがしばしばみられる。1日のカロリーのほとんどを晩に摂取している。

⑥睡眠関連夜間摂食障害：摂食障害ではなく，睡眠障害と考えられている。患者は寝ている間に食べていると報告し，夢中遊行が認められることがある。

⑦反芻症候群：患者は，食べて，飲み込み，そしてまたその食べ物を口の中に吐き戻すという。そこで再び噛み，飲み込む。この過程は1回のエピソードの間に数回繰り返されるか，または数時間にわたって続き，それは意識的または無意識的になされ得る。これらの人々は，吐き戻したものには苦味はない，口の中に軽いゲップとともに戻される。激しい悪心，むかつき，または嘔気さえも生じることはないと訴える。

⑧プラダー・ウィリー症候群：先天性の障害で通常は精神遅滞および行動上の問題がみられ，抵

抗し得ない，絶え間のない摂食衝動が認められる。
⑨異食症：泥，粘土，漆喰，チョーク，または塗料片などの非食物性の物品を食べたいと渇望する。
⑩周期性嘔吐症候群：頻回の嘔吐を周期的に繰り返すもので，通常は（常にではないが）子どもに認められる。これらは片頭痛と関連しているか，共通の神経学的メカニズムをもっている。
⑪噛み吐き：食物を口に入れ，味わい，噛み，そしてそれを吐き出す。これを独立した摂食障害と考える人が多いが，中には神経性無食欲症，時には大食症および特定不能の摂食障害において共通してみられるカロリーコントロール行動だと考える人もいる。それは，カロリー摂取を避けながら食べ物の味を楽しむことができるようにするために創造された病態であると考えられている。

3. 対　応

家族および友人から病歴を聴取する。無食欲症の患者は特に，自分が抱えている障害の程度を過小評価するか，あるいは否定する傾向がある。患者とは治療同盟を築くように努め，いかなる形でも力ずくの争いは避けるべきである。つまり無食欲症の患者は行動制御に重大な問題を抱えているので，それに挑戦してはならない。身体医学的重症度にかかわらず，完全な身体診察および総括的な医学的精査を施行することが大切である。臨床検査には以下の項目を含めるべきである。

- 血清電解質
- 腎，肝，および甲状腺機能検査
- 血糖
- アミラーゼ
- 血算，血小板，および分隔
- コレステロール値
- 心電図
- 尿検査（電解質を含む）
- 血清浸透圧
- 尿毒物検査

尿中毒物検査は中枢神経刺激剤の存在をチェックするために重要である。それは，中枢神経刺激剤を体重減少のために使用する患者がいるからである。体重減少に関して，腫瘍および癌の可能性を含めて身体的原因をすべて除外することが重要である。体重減少が他の精神疾患，例えばうつ病性障害，身体化障害，統合失調症または妄想性障害，大食症（無食欲症の患者の30％から50％は大食症の症状ももっている）などに合併した症状かどうかの判断を行う際に，評価は重要である。無月経または月経異常はよくみられる所見である。思春期の患者を診察するとき，説明のつかない成長の遅れ，説明のつかない原発性無月経，原因不明の体重減少，説明のつかない高コレステロール血症，過剰な運動の日課などに出会った場合には，無食欲症を疑うことができるように，常に高い水準の勘を働かせていなければならない。

大食症の患者が標準体重のこともあるし，電解質異常または他の身体的所見を示すことも，示

さないこともある。頻繁な自己嘔吐あるいは下剤を乱用している患者では，低カリウム血症，低マグネシウム血症，低クロール性アルカローシスおよび高アミラーゼ血症が認められることがある。月経の異常は大食症の患者に，必発ではないが認められることが多い。大食症の鑑別診断には無食欲症を含めるべきである。完璧な神経学的検査を実施して，神経学的障害，例えばけいれん障害や中枢神経系の腫瘍やクリューバー・ビューシー症候群やクライン・レビン症候群などを考慮することが重要である。あまり一般的でなく，EDでも滅多にみられることはなく，摂食障害とはボディ・イメージが変化しているという点にしか共通性はないが，身体異形障害の患者がいる。この身体表現性障害の患者は自分の身体の外見に関して実際上もしくは想像上，欠陥があるという観念を強くもっている。

　EDにおける対応は，患者および家族に対して身体医学的・精神医学的評価および援助と心理教育の見通しを立てることに向けて進められる。もし，不安または焦燥が存在し，重度のものなら，lorazepam（ワイパックス）のような抗不安薬の使用を考慮するべきである。薬物は少量を用い，慎重に観察しなければならない。無食欲症の患者の多くは身体疾患を合併しており，これらの薬物に敏感に反応する可能性があるからである。老人や身体疾患の人に使用する場合と同様，少量の薬物を使用してゆっくりと進めることを忘れてはならない。

　治療で起こる体重増加・肥満と糖尿病はしっかりと扱わねばならない。一連の症例報告によると，治療によって生じる糖尿病の発生率はおおよそ1％と報告されている。このようなハイリスクをEDにおいてスクリーニングすることは必須となりつつある。このような患者に糖尿病の危険因子（家族歴，高危険度の民族集団に属している，27以上のBMI，妊娠糖尿病の病歴，高血圧，脂質異常など）について尋ね，もし存在するようなら，より徹底的な精査および評価が必要である。

4. その後の対策

①無食欲症：確立され，幅広く認められている医学的共通認識は，想定体重の90％まで回復することが無食欲症の患者の第1のゴールであるということである。これはしばしば患者からは拒絶されるが，それは体重増加が肥満につながるか，あるいは「体重を制御することができなくなる」かもしれないという恐れのためである。患者および家族に対する，治療の選択肢および身体的な合併症についての心理教育は，治療プログラムを通して標準体重を維持することの再確認と同様，有用なことである。家族の欲求不満および心配には，できるだけ対処して，軽減しなければならない。期待されている体重の75％を下回る，または3カ月で30％以上減少した患者には，入院を考慮しなければならない。その他の入院の指標として，重度の代謝異常，深刻な抑うつ，自殺念慮，精神病，またはそれまでの外来治療での失敗などがある。入院期間に，電解質のアンバランスや脱水状態や栄養状態を回復させることが，合併症を精査して治療することに加えて，重要なことである。

　それほど重症でない患者については，もし可能なら外来通院施設や部分的入院プログラムが適切である。精神科的薬物療法と併せ，家族および個人精神療法（特に認知行動療法）が，このプログラムでの主要な柱である。薬物療法には，ciproheptadine（ペリアクチン）から，amitriptyline（トリプタノール），clomipramine（アナフラニール），fluoxetine（Prozac），pimozide（オ

ーラップ），chlorpromazine（コントミン）まで選択幅がある。

②大食症：大食症の患者は通常外来で治療され，最も有用なものの中で，認知・行動的アプローチが適用されるが，集団療法・家族療法・対人関係療法もまた，適用と考えられる。SSRIのなかでただ1つ，fluoxetine（Prozac）が，うつ病の治療に通常用いられる量よりも高用量の使用をFDAから認可されている。SSRIはむちゃ食いと排出を減らすことに役立つと考えられている。その他の抗うつ薬と気分安定薬も，大食症の患者の治療に使われているが，その結果はさまざまである。何らかの合併症状の有無に注意し，その治療も同様に行うことが重要であるということを忘れてはならない。

③肥満：肥満は慢性の身体疾患とみなされ，その治療目標は，医原性の，治療に合併した病態を作り出さずに，標準体重に達することである。この目標を達成することは簡単ではない。認知行動療法，食事療法，運動，外科的手術，およびある種の精神科薬物を通じたカロリー摂取制限などを含めた多くのアプローチが必要となる。肥満の治療とマネジメントには外来での多面的な訓練アプローチが必要である。肥満患者の半数以上は不安と抑うつを伴っているので，不安と抑うつの治療は外来治療計画を効果的にする上で，決定的に重要である。

　治療によって生じた体重増加・肥満および糖尿病は専門の治療に紹介しなければならない。心理教育および栄養指導，運動の日課，およびその他の行動療法的アプローチがこれらの患者には不可欠である。

BIBLIOGRAPHY

Allison DB, Mentore JL, Heo M, et al. Antipsychotic-induced weight gain: a comprehensive research synthesis. *Am J Psychiatry* 1999;156: 1686–1696.

Aquila R. Management of weight gain in patients with schizophrenia. *J Clin Psychiatry* 2002;63(suppl 4):33–36.

Basson BR, Kinon BJ, Taylor CC, et al. Factors influencing acute weight changes in patients with schizophrenia treated with olanzapine, haloperidol, or risperidone. *J Clin Psychiatry* 2001;62:231–238.

Dixon L, Weiden P, Delahanty DC. Prevalence and correlates of diabetes in national schizophrenia samples. *Schizophr Bull* 2000;26: 903–912.

Goldstein LE, Henderson DC. Atypical antipsychotics and diabetes mellitus. *Prim Psychiatry* 2000;7:65–68.

Gray MCG, Witter J, Mehler PS. Detection and management of eating disorders in the emergency setting. *J Am Assoc Emerg Psychiatry* 1997;3:73–77.

Hetherington MM, Rolls BJ. Dysfunctional eating in the eating disorders. *Psychiatr Clin North Am* 2001;24:235–248.

Johnson JG, Cohen P, Ksaen S, et al. Eating disorders during adolescence and the risk for physical and mental disorders during early adulthood. *Arch Gen Psychiatry* 2002;59:545–552.

Kiess W, Reich A, Muller G, et al. Clinical aspects of obesity in childhood and adolescence: diagnosis, treatment and prevention. *Int J Obes Relat Metab Disord* 2001;25(suppl 1):75–79.

Kinon BJ, Basson BR, Gilmore JA, et al. Long-term olanzapine treatment: weight changes and weight-related health factors in schizophrenia. *J Clin Psychiatry* 2001;62:92–100.

Kotler LA, Walsh BT. Eating disorders in children and adolescents: pharmacological therapies. *Eur Child Adolesc Psychiatry* 2000;9 (suppl 1):108–116.

Kruger S, Kennedy SH. Psychopharmacotherapy of anorexia nervosa, bulimia nervosa, and binge-eating disorder. *J Psychiatry Neurosci* 2000;25:497–508.

Malhotra S, McElroy SL. Medical management of obesity associated

BIBLIOGRAPHY

with mental disorders. *J Clin Psychiatry* 2002;63(suppl 4):24–32.

McIntyre RS, McCann SM, Kennedy SH. Antipsychotic metabolic effects: weight gain, diabetes mellitus, and lipid abnormalities. *Can J Psychiatry* 2001;46:273–281.

Mitchell JE, Peterson CB, Myers T, et al. Combining pharmacotherapy and psychotherapy in the treatment of patients with eating disorders. *Psychiatr Clin North Am* 2001;24:315–323.

Nielsen S. Epidemiology and mortality of eating disorders. *Psychiatr Clin North Am* 2001;24:201–214.

Robb AS. Eating disorders in children: diagnosis and age-specific treatment. *Psychiatr Clin North Am* 2001;24:259–270.

Russel JM, Mackell JA. Bodyweight gain associated with atypical antipsychotics: epidemiology and therapeutic implications. *CNS Drugs* 2001;15:537–551.

Russell GF. Involuntary treatment in anorexia nervosa. *Psychiatr Clin North Am* 2001;24:337–349.

Schatzberg AF. New indications for antidepressants. *J Clin Psychiatry* 2000;61(suppl 11):9–17.

Sussman N. Review of atypical antipsychotics and weight gain. *J Clin Psychiatry* 2001;62(suppl 23):5–12.

Wetterling T. Bodyweight gain with atypical antipsychotics: a comparative review. *Drug Saf* 2001;24:59–73.

Wirshing DA, Wirshing WC, Kysar L, et al. Novel antipsychotics: comparison of weight gain liabilities. *J Clin Psychiatry* 1999;60:358–363.

Wonderlich S, Mitchell JE. The role of personality in the onset of eating disorders and treatment implications. *Psychiatr Clin North Am* 2001;24:249–258.

(藤井　良隆　訳)

F. 錯乱・失見当識

1. 定　義

　錯乱または失見当識とは，時間，場所，または人物に関する見当識が障害された状態であり，思考の明晰性および一貫性が障害されている。これら両状態では，器質性の脳障害によって意識は障害され，認知機能に影響を及ぼしている。

　認知障害とは，認知機能，見当識，または記憶に重大な障害が認められることが特徴であり，精神医学的な問題であると同時に身体医学的な問題が原因となっている可能性がある。DSM-Ⅳ-TRには，いくつかの認知障害が記載されている。せん妄，認知症，および健忘性障害である。本章では，せん妄およびその他の急性の錯乱状態について論じる。かつてのせん妄の記載には，混乱した曖昧な記載が多く，概念の不明瞭な用語が使われてきた。それには，器質性脳症候群，急性錯乱，意識混濁，仮性認知症，急性脳症候群，脳症，中毒性精神病が含まれている。

2. 症　状

錯乱は脳器質性障害の特徴的病像と考えられているが，統合失調症，せん妄，認知症（アルツハイマー病），健忘性障害，およびその他の障害などの精神疾患においてもみられることがある。内科医はせん妄を見逃すことがしばしばあり，診断された時には，既に病状が進み手遅れとなっていることが少なくないため，罹病率および死亡率が増大することになる。錯乱や失見当識の患者は，心配した家族や介護者によってEDに運ばれて来ることが多い。錯乱，徘徊や焦燥が増悪して危険なことを理由に，老人ホームや養護施設から職員が患者を連れてくることもある。

EDにおける急性錯乱状態の原因は通常，せん妄が最も多い。せん妄・急性錯乱状態の一般的な原因を表4-F.1に示す。せん妄は急性，可逆性の器質性精神症候群であり，その特徴としては外的刺激に対して注意を維持する能力の低下および意識レベルの低下，知覚の誤認，睡眠および精神運動活動レベルの障害，時間，場所，人に関する見当識障害，および記憶障害がみられることである。せん妄は精神障害に分類されているが，それはせん妄には意識レベルの動揺がみられ，精神的，行動的，および情動的な機能に重大な障害が引き起こされるためである。せん妄は通常，急性に発症し，一過性のものであり，常に身体医学的・器質的な原因があることを意味している。前駆徴候および症状がせん妄状態に先行することがある。これらには不安，落ち着きのなさ，傾眠傾向または不眠，悪夢，一過性の幻覚などが含まれる。せん妄は入院患者における焦燥や錯乱の原因として最も多く，精神科にコンサルトされる理由として最も多い。せん妄は総合病院の全入院患者の15％以上に起こる。老人，特に既に認知機能障害を有する患者において高率（20〜30％）に起こる。このようにせん妄は非常に高率で生じているが，半数以上は気づかれていない。せん妄の原因となり得る身体疾患は表4-F.2を参照。せん妄の罹病率と死亡率はいくら強調

表4-F.1　急性錯乱状態の一般的な原因

感染および炎症性	膿瘍，脳炎，髄膜炎，血管炎，SLE，発熱性の病気，および一般的な感染症
代謝性	低または高ナトリウム血症，高カルシウム血症，高炭酸血症，肝性脳症，低または高血糖症，低酸素症，サイアミン欠乏症（ウェルニッケ脳症），甲状腺機能低下症または亢進症，尿毒症
新生物性	深部正中部腫瘍，CNS原発性または転移性腫瘍，頭蓋内圧亢進
神経学的	欠神発作，複雑部分発作，発作後状態，硬膜下または硬膜外血腫，正常圧水頭症
手術後	鎮痛剤，電解質不均衡，発熱，低酸素症，術前のアトロピン投与
循環器性	うっ血性心不全，不整脈，肺塞栓，心筋梗塞，高血圧
全身性	肺炎，尿管感染症，貧血，急性虚血性腸炎，虫垂炎，腸捻転
中毒性	薬物中毒または離脱，非処方箋薬，ステロイドなどの処方薬，抗コリンエステラーゼ薬治療，循環器治療，抗圧薬，抗けいれん薬，シメチジン，非麻酔性または麻酔性鎮痛薬
外傷性	脳震盪，重症外傷性脳損傷
血管性	卒中，クモ網膜下出血

SLE：全身性エリテマトーデス
CNS：中枢神経系

表 4-F.2　せん妄の原因

中枢神経系障害	退行性疾患 頭部外傷（特に脳震盪） 髄膜炎または脳炎 新生物 てんかんと発作後状態 側頭葉てんかん 血管疾患（例：高血圧性脳症）		幻覚薬 催眠薬 吸入薬 キノコ（muscimol および ibutinic 酸を含む） アヘン フェンシクリジン
代謝性障害	酸塩基不均衡 貧血 内分泌障害（甲状腺，副甲状腺，下垂体，膵臓，副腎） 水分または電解質不均衡 肝不全 低血糖 低酸素症 腎不全（例：尿毒症） サイアミン欠乏症	治療薬	鎮静薬 鎮痛薬 麻酔薬 抗喘息薬 抗けいれん薬 抗ヒスタミン薬 抗圧薬および心血管治療薬 抗菌薬 抗パーキンソン薬 シメチジン
循環器呼吸器障害	二酸化炭素昏睡 心不整脈 うっ血性心不全 低血圧 心筋梗塞 呼吸不全 ショック		副腎ステロイド ジスルフィラム 胃腸薬 免疫抑制薬 インスリン リチウムおよび抗コリン性を伴う向精神薬
全身性疾患	発熱を伴う感染症および敗血症 新生物（＝腫瘍） 術後状態 感覚欠損 重度外傷 物質中毒または離脱 体温調節異常	毒物	MAO阻害薬 筋弛緩薬 サリチル酸 抗コリンエステラーゼ 二酸化炭素 一酸化炭素 重金属およびその他の産業毒物
乱用薬物	アルコール アンフェタミン 大麻 コカイン		有機リン酸系殺虫剤 燃料または有機溶剤などの揮発性物質

してもし過ぎることはない。なぜなら，せん妄は速やかに診断して治療しなければ，生命をおびやかす深刻な状態だからである。見当識障害および錯乱が動揺性の経過を辿っている患者に対しては，直ちにせん妄を疑わなければならない。

　錯乱および失見当識を伴う患者の病歴は，家族，友人，介護者，保護者，および病院の看護スタッフなどから間接的に情報を得ることが常である。なぜなら，通常このような患者は自分の病歴を話すことができないからである。患者は自分の周囲の状況の認識レベルが障害されており，注意を集中する，維持するまたは転導することが困難になっている。これらの状態は変動を示し，錯乱の間に清明な時期が混在して，1日の中でも動揺しながら経過していく。患者は不安，不活発あるいは不眠，落ち着きのなさ，知覚障害，および精神運動の活動性の増加または減少などの症状を合併することがある。患者は時間についての見当識を完全に失うことがあるし，さらに重症例では場所およびその他の見当識も失われる可能性がある。自分自身についての失見当識が引き起こされることはめったにない。思考は解体しているため，とりとめない，不適切な，あるい

はまとまりのない会話や，会話を理解する能力の障害が生じる。患者は問題解決能力の障害と同様，記銘，記憶保持，および再生が困難になる。患者は注意散漫になり，また感覚刺激を適切に識別することができないために焦燥状態となる。幻視，幻嗅または幻触，または妄想も出現する。患者には無感情から怒りおよび易怒性が認められ，気分の変化を生じ偶発的な爆発および攻撃に至ることがある。患者の睡眠－覚醒周期が変化することがあり，時には完全に逆転して，症状が夜間に悪化することもある。

3. 対 応

家族または介護者が患者をEDに連れてきた場合でも，患者が既に入院している場合でも，同様に評価すべきである。患者の病歴（内科的，外科的，精神科的病歴，および薬物療法）について，できるだけ多くの情報を集める。病歴，最近の薬物使用または飲酒歴について尋ねる。錯乱や見当識障害がみられれば，器質性障害の存在を考慮するべきである。錯乱の時間および発症の急激さを把握し，1日の中で意識レベルの動揺があるかどうかを評価する。頭痛，発熱，発作，運動または感覚活動の変化，歩行，会話，日中の活動性，膀胱－直腸機能，または睡眠パターンの変化など合併する症状についても問診しなければならない。完全な精神医学的診察（MSE）およびMMSEは必須である。患者の見当識を慎重にテストする。このテストでは正解を明かさないように注意しなければならない。臨床的に重要な臨床検査およびCTまたはMRI検査とともに，身体医学的および神経学的な検索を行う。基本的な臨床検査として推奨されるのは，電解質，血糖，肝機能検査，アルブミン，血算すべて，心電図（ECG），胸部X線，動脈血ガスまたは酸素飽和度，および尿検査などである。さらに必要な検査としては，尿培養と感受性検査，尿および・または血清中毒物質のスクリーニング，VDRL，重金属スクリーニング，B_{12}および葉酸値，LE標本，抗核抗体（ANA），尿中ポルフィリン，アンモニア値，ヒト免疫不全ウィルス（HIV），赤血球沈降速度（ESR），血清薬物濃度，リポタンパク，および脳波（EEG）である。

せん妄患者に，言語障害，振せん，共同運動失調，または尿失禁といった局所神経所見がみられることがある。これらの症例に対する対応と治療の目標は，錯乱と失見当識の原因（願わくば可逆性であることを）を解明し，速やかに治療することである。可逆性の原因として，低血糖，低または無酸素症，異常高熱，重症高血圧症，アルコールまたは鎮静剤・催眠薬離脱，ウェルニッケ脳症，抗コリン薬によるせん妄がある。いったん，原因となっている身体的疾患が改善されれば認知機能も改善されるであろう。

せん妄は可逆性の状態であり，重症が持続するならば，原因となっている身体疾患が適切に治療されていないことを意味しており，身体医学的緊急事態とみなすべきである。診断も治療もされずに放置するならば，その状態は増悪し回復不能の損傷ないし死をもたらすことにもなる。高齢者および若年者の患者，および認知症，脳損傷，および以前にせん妄のエピソードの病歴のある患者はより罹患率が高い。せん妄を伴う患者を評価する際，患者の精神状態が数時間の間に変化しうることを念頭に置いて，家族や病院スタッフからの正反対の報告がなされているにもかかわらず，精神医学的診察によって，意識清明で症状がみられないならば，それはせん妄であることを警告していると考えるべきである。もし精神科診療を依頼されたなら，患者の機能状態について，カルテを精査し，看護スタッフや患者の家族に詳しく尋ねる必要がある。

合併する症状に基づき，鑑別すべき疾患を絞り込むことができる。例えば，もし経過が動揺するなら，せん妄を考える。もし平板な感情とともに精神病症状があるなら，統合失調症のような精神病性障害を考える。もし健忘を伴う全般的な認知の障害があるなら，認知症を考える。顕著な気分の症状がある時には，気分障害を考える。

錯乱・失見当識またはせん妄の基礎のある原因疾患の診断が確定するまで，薬物療法は避けることが望ましい。不安または興奮といった困難な行動（ベンゾジアゼピンは避ける。なぜならベンゾジアゼピンは患者の認知をさらに鈍らせる，または逆説的に患者の抑制を低下させる可能性があるため）に対して，高力価神経遮断薬を低用量，または非定型薬を低用量用いる。haloperidol（セレネース）は最も頻繁に使用される薬剤である。なぜなら，抗コリン性の副作用が少なく，活性代謝産物が少なく，そして低血圧を生じる可能性が少ないためである。さらに経口，筋注，または持続静注が求められた場合に静注できる（まず10 mgを静注。その後，5〜10 mg/時間で投与）という利点がある。非定型抗精神病薬は異なったレセプターをブロックするので，錐体外路症状を起こしにくくなっている。高齢の患者または身体疾患の患者に対して抗精神病薬を投与する時には，非常に低い容量から開始し，少しずつ増量するべきである。

haloperidol（セレネース），0.5〜2 mgを経口，筋注，または静注（高齢の患者には，0.25〜0.5 mgのhaloperidolを4時間ごとに投与）。2〜4時間おきに，少しずつ増量して至適用量を決定する。
またはfluphenazine（フルメジン），0.5〜5 mgを経口，または筋注
またはrisperidone（リスパダール），0.25〜2 mgを経口
またはolanzapine（ジプレキサ），2.5〜10 mgを経口
またはquetiapine（セロクエル），25 mgを経口

もし，いくつかの用量で神経遮断薬による薬物療法が無効，または神経遮断薬が禁忌，またはアルコールまたは鎮静薬・催眠薬の離脱が病因ならば，以下を考慮する。

lorazepam（ワイパックス），0.5〜2 mgを経口，筋注，または静注

もし，精神運動興奮の程度が重度で，患者が暴力的になる可能性があるなら，前述のように，鎮静とともに身体拘束を検討する。

4. その後の対策

EDにおいて，せん妄の原因疾患が重篤であり，引き続いて評価，対応，および治療を要する場合には，入院とするのが一般的である。入院治療チームに対して，行動制御およびその他の関連する障害に関する推奨事項を伝えることは極めて有用である。コンサルテーション・リエゾン精神医学によるフォローアップは，患者の入院経過および最終的な予後に良い影響を与えるので推奨事項といえるのである。

患者が入院しているなら，過剰および過少の刺激を避けるべきである。感覚知覚の障害を改善

する，周囲の環境を親しみやすいものにする，および患者と家族の双方に対して繰り返し説明したり元気づけたりする，などといった環境の改善を目的とした介入も推奨される．基礎になっている状態が診断され治療されたなら，錯乱，失見当識，およびせん妄の症状は1週間以内に消褪しはじめるだろう．なかには，より長期化するものもある．一般に患者が高齢であるほど，またせん妄状態が長いほど，治療期間は長いものとなる．せん妄状態の患者はその後1年間の罹病率および死亡率が高い．3カ月間の死亡率は25％，1年では50％である．せん妄の患者の一部は認知症に発展すると考えられており，これは文献的には十分に証明されていないが，経験主義的なエビデンスによると一部の患者はせん妄のエピソード後に抑うつやPTSDへと発展する傾向が示唆されている．

BIBLIOGRAPHY

American College of Emergency Physicians. Clinical policy for the initial approach to patients presenting with altered mental status exam. *Ann Emerg Med* 1999;33:251–281.

Elie M, Rousseau F, Cole M, et al. Prevalence and detection of delirium in elderly emergency department patients. *CMAJ* 2000;163:977–981.

Hustey FM, Meldon S, Palmer R. Prevalence and documentation of impaired mental status in elderly emergency department patients. *Acad Emerg Med* 2000;7:1166.

Johnson J. Identifying and recognizing delirium. *Dement Geriatr Cogn Disord* 1999;10:353–358.

Lipowski ZJ. Update on delirium. *Psychiatr Clin North Am* 1992;15:335–345.

Samuel SC, Evers MM. Delirium: pragmatic guidance for managing a common, confounding, and sometimes lethal condition. *Geriatrics* 2002;57:33–38.

Schuurmans MJ, Duursma SA, Shortridge-Baggett LM. Early recognition of delirium: review of the literature. *J Clin Nurs* 2001;10:721–729.

Schwartz TL, Masand PS. The role of atypical antipsychotics in the treatment of delirium. *Psychosomatics* 2002;43;171–174.

（松田　晃武　訳）

G. 妄　想

1. 定　義

妄想は，思考内容の障害の一形態であり，それまでに獲得した文化的な枠組みから逸脱した誤った確信をいう．

2. 症　状

　妄想は通常，外部の出来事に対する誤った推論を基盤にしており，その人の知的レベルとは関係しない。妄想をもっている患者は，自分の症状について合理的で現実的な説明をすることはできない。妄想は奇異な——通常起こりうる範囲を超えている——こともあるが，奇異でないこともある。そして気分に一致していることも，一致していないこともある。妄想は以下のように分類できる。すなわち，

- 被害またはパラノイア的妄想
- 誇大妄想
- 嫉妬妄想
- 罪責妄想
- 身体化妄想
- 虚無妄想
- 恋愛妄想

である。
　妄想は，

　　　重症度と激しさがさまざまであり，
　　　強固さ，確信，体系化および構造化の度合いが動揺し，
　　　その人の生活に影響を及ぼし，
　　　行動にも影響し，
　　　正常な信念から逸脱し，
　　　その人にとって重大な苦痛の原因となり得るものである。

　人は過大な信念をもつことがあるが，それは不合理で根拠のない誤った信念であり，妄想に比べて一般に堅固さは弱いものである。過大な信念をもった人には何らかの現実検討能力が残されており，自分の信念に対する合理的な議論を受け入れることができる。これに対して，妄想は1つの事柄または主題に結びついていて，その信念を変えることは極めて困難なものである。
　妄想は多くの身体疾患，物質関連疾患，および原発性精神疾患で出現しうる。被害的あるいはパラノイア的主題の妄想が最もよく認められるタイプであり，パラノイア的観念と鑑別しなければならない。パラノイア的観念とは，疑念が高まった状態であるが，妄想水準まで達していないものである。妄想性パーソナリティ障害の患者は，他者に対して慢性的な疑念を示すことがあるが，これらの症状は少しも妄想的ではない。これと同様，統合失調症型パーソナリティ障害の患者は，奇妙な思考をするが，妄想的な発展は決して示さない。統合失調症患者もまた，第1の愁訴として妄想をもっていることがある。
　妄想性障害においては，高度に体系化され，気分に一致した妄想的信念をもっているが限定されている。妄想についてDSM-IV-TRでは，妄想的信念が，少なくとも1カ月続き，実際に奇

異でないものでなくてはならないとしている。知能が高いほど，妄想体系は精緻なものとなる。このような障害は比較的稀とされるが，患者が援助を求めないために，実際より報告が少なくなっている可能性がある。毎年，10万人あたり1～3人の新たな症例が生じること，または精神科病棟への初回入院のおよそ4％に認められることから，罹病率は0.025～0.03％と考えられている。発症の平均年齢は40歳（18歳～90歳代）で，やや女性に多い。家族研究によると，妄想性障害患者の血縁には妄想性障害およびパーソナリティにある種の特徴がみられる頻度が高いことが示されている。およそ25％が統合失調症に，10％が気分障害に最終的には再分類される。妄想性障害において，いくつかの予後良好の指標が知られている。すなわち，

- 発病前の機能水準が高い
- 女性
- 30歳以前に発症
- 急激な発症および病期が短い
- 結実因子が存在
- 被害，身体，および恋愛妄想はその他のものより予後良好である。

　被害妄想では一般に，FBI，CIAあるいはその他の政府機関のような大きな機関によって追跡されている，あるいは監視されているなどというものである。患者は，自分に対して陰謀が存在する，あるいは自分の家が監視され盗聴されていると訴える。周囲の人はその陰謀に巻き込まれており，自分にそのようなことがなぜ起こるのかについての説明は合理的なものではない。彼らは自分が騙されている，毒を盛られている，中傷されている，あるいは陰謀を企てられていると確信している。誤った知覚に基づいて極めて好訴的になり，法的手段に訴えることによって報復を企てようとする患者もいる。追い詰められた，あるいは叩きのめされたと患者が感じた場合には，興奮し加害に転ずる可能性がある。
　嫉妬妄想は通常，患者の配偶者に向けられる。一般的には男性が女性より罹患しやすいが，妄想性障害の形式としては稀なものである。彼らは自分の配偶者が不実で他人と不貞をはたらいていると感じる。患者はパートナーの居場所，行動および動作に疑念を募らせていく。彼らはありふれた出来事の中に不貞の証拠を読み取りその結果，諍いになる。この妄想は，婚姻関係や対人関係を圧迫する原因となり，パートナーを詰問して暴力や危害を加える事態へと発展する可能性がある。パートナーは大抵の場合，患者の考えを訂正させることはできない。2人が別れて，妄想が消失することがある。
　恋愛妄想においては，患者は誰か，通常はより高い地位や社会的に重要な人物が，自分に恋愛感情を抱いていると信じる。これは男性より女性に多く，クレランボー・カンディンスキー症候群として知られている。このような患者は攻撃的な行動に出たり，または妄想上の恋人にストーカー行為をはたらくことさえある。有名人にとってこれは極めて厄介なものである。女性がより罹患しやすいが，触法となるのは男性が多い。これは妄想上の恋人と接触しようとして，または追跡を試みるために，法に抵触するのは男性のほうが多くなるためである。
　誇大妄想は一般に，ある人が自分には特別な能力，力，才能またはその他の優れた能力がある

と信じている妄想にほかならない。このような患者は，自分が特別な資質をもっている，あるいは自分が自分であるが故に特別かつ重要な人間であると信じている。このような患者は，自分が有名である，または特別な力をもっている，またはたくさんのお金をもっていると吹聴したりする。彼らは自分の身分が高いことをわからせようとするだろうし，追い詰められたなら，自分がいかに力があるかを思い知らせるために訴えたり，あるいは報道機関を使って中傷するなどと脅すことがある。この妄想はさらに宗教的な色彩を帯びることがあり，その場合，自分は救世主である，または神と特別な関係または接触があるという信念を伴っていることがある。このような信念はしばしば，躁症状と関連して高揚したまたは拡大した気分を伴っている。

　罪責および罪業妄想は通常，抑うつ患者にみられるものである。このような妄想は，自分は罪深く，罰せられなければならないという考えに収束する。彼らは自分の抑うつを罰である，よってこのような状況を甘受するべきなのだと繰り返し述べる。本当に許されない行為や態度と考えている違反または罪は実際には，些細な違反または出来事にすぎないのである。

　心気妄想（単一症状的心気精神病）とは，自分が病気である，あるいは何らかの疾患に罹っているという観念，または身体が異常であるか，あるいは変化したという観念に他ならない。患者は一般に，感染症，虫にたかられている，身体の不快な匂いなど診断されない重篤な状態に陥っている，あるいはHIVや癌にかかっていると信じるようになる。彼らは，身体の一部あるいは身体器官の大きさ，機能が正常ではないと主張するかもしれない。このような人々は，精神科医が彼らと会う前の段階で，精神科医以外の医者をたびたび受診し，多数の医学検査を施行され，治療が行われていることすらある。そうでないという証拠は通常，妄想的信念を弱めることはない。彼らの中では病気はまだ認知されていない，または別のものであるというのが通常の反応である。

　関係妄想は，関係念慮（人々やメディアが自分と関係し，あるいは自分について話していると感じること）の重症化したものであるが，より侵入的であり，妄想的な拡がりをもつ。その人以外のすべてのものが，自分ないしは自分の行為と関連した特別の意味が秘められている。

　影響妄想は，他人あるいは外力が自分の思考，行為，または感情を操作していると主張する妄想である。彼らは，自分の思考が頭の外に伝播しているために他人が自分の考えを知ることができる（思考伝播），あるいは自分の思考が頭から取り去られている（思考奪取）と感じていると訴える。彼らはまた，このような力で自分の頭に思考を吹き込まれる（思考吹入），あるいは自分の思考が影響を受けている（させられ思考）と体験することがある。

3. 対　応

　その人の妄想的信念に白黒をつけようなどとしないことが重要である。それはより強い苦痛を引き起こすことがあり，ただ不安や興奮を増悪させるだけである。詳しい病歴および補足情報を収集することが重要である。それによって他の関連症状の有無や，患者の機能および能力障害のレベルを明らかにする一助となる。完全な身体的，医学的精査，および尿中毒物検査も同様に必要である。

　患者の考えや信念を質問する。裁判官や検事のような態度で詰問してはならない。共感的に。もし彼らの信念を信じるか，あるいは同意するかどうか問われたなら，彼らの確信を否定しないで，彼らが確信していることを理解していると回答するのがよい。あるいは，彼らが話したり経

験したりしていることが自分にはにわかには信じ難いことではあるが、それは彼らにそれが起こっていないことを意味しているともいえない、と述べることもできる。患者に対するあからさまな非治療的な同調を除くなら、患者への質問はより直面的・審判的でないほうが望ましい。よりよい治療的関係を構築することができ、またより多くの情報を得ることができる。何よりも患者と向き合うことが大切である。このような妄想的確信は非常に堅固であり、患者の病識は通常、著しく損なわれている。これらの妄想的確信がいかに患者の毎日の生活に影響しているかを理解することが大切である。妄想の重症度および妄想の性質のために機能に障害をきたしていないだろうか？　その他に合併する症状として何が存在するか、より大きな構造的枠組みの中でこの妄想が属するものは何か？

　鑑別診断には以下のものが含まれる。精神病性障害、感情障害、物質関連障害（中毒または離脱）、身体医学的要因、または薬物の影響、

- 抗コリン薬
- 降圧薬
- 抗結核薬
- 抗パーキンソン薬
- シメチジン
- ジスルフィラム

　妄想性障害は、気分障害（妄想が気分に一致したものであったとしても、気分症状がそれほど重症ではない）、および統合失調症（通常、妄想は奇異なもので、機能障害を伴っている）と鑑別しなければならない。詐病、虚偽性障害、身体表現性障害、および妄想性パーソナリティ障害もまた、妄想性障害の患者の診断から除外しなければならない。

　妄想が身体疾患による生理的な結果であるとの証拠が明らかな場合、妄想を伴う全身性疾患による精神病性障害を検討する。妄想を伴って出現しうる身体的および神経学的障害を表4-G.1に示す。

表4-G.1　妄想を発展させる身体的および神経学的障害

パーキンソン病
ハンチントン病
B_{12}、葉酸、サイアミン、またはナイアシン欠乏症
アルツハイマーまたはピック病
副腎、甲状腺、または副甲状腺の疾患
けいれん
脳血管疾患
新生物
代謝異常（低血糖、ポルフィリン症、尿毒症、高カルシウム血症、肝性脳症）

患者が問題を抱えている可能性があることを納得させることは極めて困難である。もし患者が自殺または殺人念慮を訴えるなら，入院治療が必要となる。そうでないなら，患者と約束し，彼または彼女に対して，外来受診がとても重要であると納得させるよう試みる。短時間作用型のベンゾジアゼピンを用いた不安および興奮の短期的な治療は，患者を鎮静し，より完全な面接を可能にする。

lorazepam（ワイパックス），0.5〜2.0 mg，経口または筋注

興奮が重症で，妄想が合併する幻覚とともに激しい場合，ベンゾジアゼピン（および抗コリン薬）と一緒に，またはそれらを使わずに，非定型または定型抗精神病薬を用いる。患者が向精神薬に対して知識がない場合，治療についての心理教育と，治療を受けることの副作用と有益性について必ず情報提供をしなければならない。患者は自分が治療を要するほどの精神医学的状態でないと信じているため，大抵はいかなる治療も拒否する。彼らの妄想と直面せずに，治療によって気分を穏やかにし，思考を改善および整理することができると説明することによって，彼らに治療の必要性を理解させることができる。患者が自分の信念に関して感じている不安や懸念の度合いが治療によって軽減するだろうと説明することもできる。低用量より開始する。

olanzapine（ジプレキサ），2.5〜5 mg，経口
risperidone（リスパダール），0.5〜2 mg，経口
quetiapine（セロクエル），25〜100 mg，経口
ziprasidone（Geodon），20〜40 mg，経口
aripiprazole（エビリファイ），10〜15 mg，経口
haloperidol（セレネース），0.5〜2 mg，経口または筋注
  +lorazepam（ワイパックス），0.5〜2 mg，経口または筋注
  +benztropine（Cogentin），0.5〜2 mg，経口または筋注

救急医療の現場では，薬物治療に着手できないことがある。覚えておくべきこと：患者が治療の必要性を理解するよう援助すればするほど，患者の治療参加への意欲はそれだけ高まり，救急病棟から退院してからも治療を継続する可能性が高くなる。外来患者として，他の治療によって生じている別の合併症にも取り組まなければならないであろう。

妄想が治療されるにつれて患者は妄想が生活に以前ほどかかわりがなくなったと感じるようになり，心に占める度合いが減少して初めて現実的な解決過程が始まることになる。そして患者は，大きな抵抗を示すとしても，妄想について考えると，論理的欠陥があることを認める可能性が出てくるのである。その後，しばらく経過してようやく，患者は妄想がまさに妄想であると，すなわち判断に誤りがあったことを認めるようになる。一般に，長期の間にはおよそ50％の患者が回復し，20％は症状がある程度は軽減し，そして30％には変化がみられない。

BIBLIOGRAPHY

Appelbaum P, Robbins P, Monahan J. Violence and delusions: data from the MacArthur Violence Risk Assessment Study. *Am J Psych* 2000; 157(4):566–572.

Appelbaum P, Robbins P, Roth L. Dimensional approach to delusions: comparison across types of diagnoses. *Am J Psychiatry* 1999;156: 1938–1943.

Forster PL, Buckley R, Phelps MA. Phenomenology and treatment of psychotic disorders in the psychiatric emergency service. *Psychiatr Clin North Am* 1999;23:735–754.

Garety PA, Hemsley DR. Characteristics of delusional experience. *Eur Arch Psychiatry Neurol Sci* 1987;236:294–298.

Kendler KS, Glazer WM, Morgenstern H. Dimensions of delusional experience. *Am J Psychiatry* 1983;140:466–469.

Richards CF, Gurr DE. Psychosis. *Emerg Med Clin North Am* 2000;18: 253–262.

Sachs MH, Carpenter WT, Strauss JS. Recovery from delusions. *Arch Gen Psychiatry* 1974;30:117–120.

Schneider, K (MW Hamilton, translator). *Clinical psychopathology.* New York: Grune & Stratton, 1959.

Spitzer M. The phenomenology of delusions. *Psych Annu* 1992;22: 252–259.

(松木　麻妃　訳)

H. 離人感・現実感喪失

1. 定 義

　離人感とは自己の認識の変容と考えられている。したがって、その人自身のいつもの現実感は失われる。非現実感または自己疎外感、ボディ・イメージの変化が生じて、そのために自分の行動や発言を思うように制御できていないと感じている。現実感喪失とは周囲の物が実在する感覚を感じることができないのである。すなわち何かが起こったという感覚、世界が変化し変容したという感覚であり、自分が周囲から分離されている感覚である。これらは異なった現象であるにもかかわらず、離人感のもとに分類されている。

2. 症 状

　離人感も現実感喪失も、普通の人に、大人にも子どもにも、ストレスに対する反応として起こることがある。これらの症状は、女性においてより一般的であり、40歳以上になると滅多にみられない。離人感や現実感喪失、原発性精神障害、または身体医学的・神経学的障害の症状として起こるものである。

　離人感を生じる可能性のある原因の一覧は**表4-H.1**を参照。

　DSM-IV-TRでは解離性障害の一つとして離人症性障害を分類している。このグループに含

表4-H.1 離人感の原因

代謝性	低血糖，副甲状腺機能低下症，過換気症候群，甲状腺機能低下症
脳神経性	けいれん性障害，片頭痛，腫瘍，脳血管性障害，外傷，脳炎，全身麻痺，認知症（アルツハイマー病），ハンチントン病，脊髄小脳変性症
精神病性	統合失調症，うつ病，躁病，転換性障害，不安障害（特にPTSD），強迫性障害，パーソナリティ障害
中毒性	一酸化炭素中毒，メスカリン中毒，ボツリヌス中毒，コカイン，幻覚剤および大麻中毒，アルコールおよび鎮静－睡眠薬離脱，βブロッカーおよび抗コリン性治療薬，ステロイド

まれているのは離人症性障害に加えて，解離性健忘，解離性遁走，解離性同一性障害，および特定不能の解離性障害である。

　誰にでも，疲弊，倦怠感，感覚遮断，または情緒的外傷体験に対する反応として離人感や現実感喪失が出現することがある。てんかんおよび片頭痛は，離人感を合併することが最も多いとされている。左側頭葉の機能障害と不安は離人感の危険因子であると考えられている。離人症性障害などの解離性障害と関連した危険因子として，ある種の人格構造を示唆する知見もみられている。それは回避傾向をもった人ないしは未熟な防衛を用いる人に起こりやすいと考えられている。

　離人感および現実感喪失は，人生におけるストレスに合併するか，あるいは特定可能な別の誘発因子とともに，比較的突然と始まることがある。通常，患者は成人期早期にあり，ある程度の動揺を示すが安定した経過か，ないしは一過性に症状が出現することが報告されている。

　患者は，現実感を感じられず，自分の内的な体験もそれまでとは違ったものとなり，自分には異質的に感じられると訴える。彼らは外界から分離された現実感のない感覚を訴え，あたかも外部からただ傍観しているように体験していると訴える。離人感や現実感喪失の体験が一過性で軽度の場合，これらの症状は患者にとって不安なものであり，通常は基礎となる身体的疾患，神経疾患，または中毒疾患に合併している。その他に，原発性の精神病性または物質関連障害の症状である場合もある。基礎となる原因が何であれ，患者は通常，経験したことない感覚について悩み，調子を崩してしまう。

　離人感や現実感喪失の症状は，重症度がさまざまである。重篤なために何もできなくなった場合には，離人症性障害をまず考えるべきである。身体の動き内面的な状態，さらに思考過程でさえも，彼らには異質で現実味のないものとなる。一般的に不安は合併していることが多く，時間および場所の認知も同様に影響を受けて変容する。周囲から情緒的に分離して身体が変化する（手足が大きくなる，または小さくなる）ことがある。ある種の神経疾患において，特に頭頂葉に障害が及ぶ場合には，半側離人感という現象が生じる。その状態においては身体の半分は現実感がなくあるいは存在しないと感じられる。「体外離脱」体験のような現象の報告もある。患者は外界の世界から自分自身を観察している，あたかも自分が2つの別個の存在である，と感じている。これは一般に二重身と呼ばれている。他に，重複記憶錯誤または二重見当識という現象が

ある。この中では患者は同時に2つの異なった場所に居るかのように感じると訴える。

3. 対 応

面接中に患者が離人感や現実感喪失を経験することは滅多にないが，もしそうならば彼らは面接に応答しないか，あるいは部分的にだけ応答するように見える。もし離人感や現実感喪失を体験しているなら，催眠状態のような特徴をもつことがあり，面接者から距離をとってよそよそしくすることがある。彼らには決して疑義を唱えず支持的に接し，彼らの体験していることについて直接的な質問をする。これによって，症状を軽減または除去することがある。

まず第1にするべきことは，離人感や現実感喪失の原因を特定し，それを治療することである。他の精神症状およびそれまでの精神障害，物質関連障害，および治療歴について尋ねる。最近の出来事，特に外傷性の出来事の有無，およびそれが症状に影響を与えているか否かを判断する。尿中毒学的検査，脳波，神経画像診断を含む完全な身体医学的，神経学的検査が必要とされる。先行する外傷性の出来事や経験についての詳しい経過は，幼少時の外傷体験と同様に有用である。幼少時の外傷体験，特に虐待は，離人症性障害と相関すると考えられている。

治療は基礎にある原因を決定し，それを治療することである。重度の不安を認める症例においては，短時間作用型のベンゾジアゼピンの使用が有用である。

lorazepam（ワイパックス），0.5～2 mg，経口または筋注
alprazolam（ソラナックス，コンスタン），0.25～1 mg，経口

救急医療の現場においてベンゾジアゼピンを使用することは症状を緩和ないしは解消するのに有用であることがしばしば経験される。

4. その後の対処

その後の処遇は，正しく診断すること，基礎にある原因を治療することにかかっている。離人症性障害またはその他の原発性の精神科疾患などの患者は，治療を継続するため外来治療に委ねられるべきである。離人感および現実感喪失が物質中毒または離脱現象からの2次的なものである場合は，入院による解毒治療または外来通院での薬物治療プログラムに紹介することが重要である。患者および家族または友人の心理教育は，障害をより良く理解し，対応するために必須のものである。

身体的または神経学的な原因をもつ患者に対して行っている治療は，EDの指示によって外部の紹介先においてもルーチンに行われるべきである。

BIBLIOGRAPHY

Berrios GE, Sierra M. Depersonalization: a conceptual history. *His Psychiatry* 1997;8:213–229.
Dorland's illustrated medical dictionary. 28th ed. Philadelphia: WB Saunders, 1994.
Lambert MV, Sierra M, Phillips ML, et al. The spectrum of organic depersonalization: a review plus four new cases. *J Neuropsychiatry Clin Neurosci* 2002;14:141–154.
Phillips ML, Medford N, Senior C, et al. Depersonalization disorder:

BIBLIOGRAPHY

thinking without feeling. *Psychol Res* 2001;108:145–160.
Sierra M, Berrios GE. The phenomenological stability of depersonalization: comparing the old with the new. *J Nerv Ment Disord* 2001; 189:629–636.
Simeon D, Guralnik O, Knutelska M, et al. Personality factors associated with dissociation: temperament, defenses, and cognitive schemata. *Am J Psychiatry* 2002;159:489–491.
Simeon D, Guralnik O, Schmeidler J, et al. The role of childhood interpersonal trauma in depersonalization disorder. *Am J Psychiatry* 2001;158:1027–1033.

（原　祐子　訳）

I. 抑うつ気分

1. 定　義

抑うつ気分に支配されたうつ状態は，悲哀，絶望，落胆などの感情によって特徴づけられる。うつ状態とは「憂うつな」感情から気分変調さらに大うつ病までの幅がある。

2. 症　状

前述の MSE（精神医学的診察）の章で述べた通り，気分とは情緒状態の表現の一つであり，感情はもう一つの表現である。情緒状態は気分と感情とが複雑に絡み合っており，心理的，身体的，さらには行動的症状にも関連することがある。ある人の気分，換言すれば内的・主観的な情緒の状態は，正常から多幸的，または抑うつ状態まで広い幅があり，連続性をもっているが一定の範囲に収まっていることが多い。誰の気分状態にも広い幅があり，感情表現は多様であるが，通常はこれらの状態を完全に自覚し，制御することができる。気分障害においては，制御と洞察が失われ，次第に機能は障害されることとなる。

抑うつ気分ないしうつ病エピソードは死別反応の，またはより深刻な単極性うつ病や双極性うつ病の徴候であることもある。あるいは，物質の乱用に関係しているか，または身体疾患または神経疾患に合併して見出されることがある。さらに，今日の臨床において広く使用されている治療薬によって，抑うつ症状が引き起こされている可能性がある。うつ病は非常に多くの状態のもとでみられ混乱を引き起こすことがある。**表 4-I.1** にうつ病を生じうる身体医学的，神経学的な原因を示す。**表 4-I.2** には抑うつ症状を引き起こす治療薬や物質を示す。

患者は抑うつまたは悲しい気分をもつ，またはいらいら感を訴えることがある。しかし，すべての患者が悲哀感を訴えるわけではない。患者は漠然とした身体愁訴を抱えていることも，あるいは食欲，睡眠，集中，活動，リビドーの変化などその他の植物神経症状を抱えていることもあ

表4-I.1 うつ病を起こす神経学的, 身体医学的原因

内分泌性	アジソン病, クッシング病, 副甲状腺機能亢進症, 副甲状腺機能低下症, 高アルドステロン血症, 月経関連, 出産後, 甲状腺疾患（甲状腺機能低下症, 無表情型甲状腺機能亢進症）
感染および炎症性	AIDS, 慢性疲労症候群, 単核白血球増加症, 肺炎（ウイルス性, 細菌性）, リウマチ性関節炎, シェーグレン症候群, SLE, 側頭動脈炎, 結核
神経性	脳腫瘍, 脳外傷, 脳血管性障害（特に大脳半球の前半部分）, CNS感染症, 認知症（アルツハイマー病）, てんかん, ハンチントン病, 水頭症, 片頭痛, 多発性硬化症, ナルコレプシー, 神経梅毒, パーキンソン病, 進行性核上性麻痺, 睡眠時無呼吸症, ウィルソン病
その他	癌, 循環器呼吸器疾患, クラインフェルター症候群, ポルフィリン症, 術後気分障害, 腎疾患および尿毒症, 全身性新生物
ビタミン欠乏	葉酸, ナイアシン, チアミン, ビタミンB_{12}, ビタミンC

SLE：全身性エリテマトーデス
CNS：中枢神経系

表4-I.2 うつ病を引き起こす薬物および物質

鎮痛薬と抗炎症薬	benzydamine, fenoprofen, イブプロフェン, インドメタシン, 麻薬, ペンタゾシン, フェナセチン, フェニルブタゾン
抗菌, 抗ウイルスおよび抗真菌薬	アシクロビル, アルファメソキサゾール, アンピシリン, クロラムフェニコール, clotrimazole, サイクロセリン, ダプソン, エチオナミド, グリセオフルビン, イソニアジド, ケトコナゾール, メトロニダゾール, ニトロフラントイン, ストレプトマイシン, sulfonamides, テトラサイクリン, thiocarbanilide, トリメトプリム
抗腫瘍薬	6-アズリジン, アザチオプリン（AZT）, ブレオマイシン, C-アスパルギナーゼ, ミソラマイシン, トリメトプリム, ビンクリスチン, zidovudine
循環器治療薬, および降圧薬	ベタニジン, クロニジン, ジギタリス, ジソフィラミド, グアネチジン, ヒドララジン, リドカイン, methoserpidine, メチルドーパ, oxprenolol, プラゾシン, プロカインアミド, プロプラノロール, レゼルピン, veratrum
他の内科治療薬	アセタゾラミド, 抗コリンエステラーゼ, コリン, シメチジン, cyproheptadine, diphenoxylate, disulfram, リセルギド, メベベリン, メクリジン, メタクロプラミド, methysergide, pizotifen, サルブタモール
神経疾患治療薬	アマンタジン, バクロフェン, ブロモクリプシン, カルバマゼピン, レボドーパ, メトサクシミド, フェニトイン, tetrabenazine
向精神薬, 鎮静薬および睡眠薬	ブチロフェノン系薬物, フェノチアジン系薬物, バルビツール, ベンゾジアゼピン系薬物, 抱水クロラール
ステロイドおよびホルモン	コルチコステロイド, ダナゾール, 経口避妊薬, プレドニゾン, triamcinolone
刺激薬および食欲抑制薬	アンフェタミン, フェンフルラミン, ジエチルプロピン, phenmetrazine

る。疲労や活力の欠乏はプライマリケアの現場では最もありふれた愁訴の一つであり，このような患者の20～40％はうつ病性障害であると考えられている。これらの患者は，医療や救急医療サービスを頻回に利用しているが，うつ病はしばしば見落とされ，受けなくてもよい苦痛をこうむることになる。記憶障害や物忘れをしやすくなったとばかり訴える患者もいるし，その一方でより典型的な症状群を訴える患者もいる。長期間にわたり軽症うつ病の患者，あるいは軽度ないし中等症の人たちもいる（気分変調症）。気分の日内変動を訴える患者もいるが，一方で特定の時期または季節に気分の重大な変調を生ずる患者もいる（季節性感情障害）。女性は月経期間に，産褥期，あるいは更年期に気分が著しく不安定となって，特に抑うつ気分を経験することがある。ストレス因子に対する，または死別のような喪失に対する正常な反応と考えられるうつ状態もみられる。悲哀感ないし抑うつ気分はうつ病の特徴であるが，罪悪感，自責，救いのなさ，絶望感，無価値感などの症状は実際にはそれほど多くはない。これらの症状は数カ月で消褪することが多い。これらの症状は，それぞれの文化圏における基準から決定されるものである。長期にわたり受容できない悲嘆は病的悲嘆であり，救急医療においても注目すべきものである。病的死別反応を正しく評価することは困難なことが少なくないが，大うつ病性障害とは注意深く鑑別して除外するべきである。愛する人を喪失したというストレス因子やその他のストレス因子は適応反応（抑うつ気分を伴う適応障害）として抑うつ気分を引き起こす原因となることがある。軽躁状態の病歴があり程度の軽い抑うつ状態——一般には気分循環性障害と呼ばれる——を呈する患者も見出される。

　前述したように，抑うつと不安の合併は高頻度にみられる。DSMでは，新たな診断区分を提唱している。すなわち，混合性不安抑うつである。この診断カテゴリーは完全に受け入れられているわけではないが，症状の重症度や内容からは気分障害ないし不安障害の診断基準を満たさない抑うつおよび不安症状を示す患者を記載している。これらの患者には抑うつ気分，集中力低下，睡眠障害，疲労感，気力低下，いらいら感，心配，涙もろさ，過度の警戒心，拒絶的な外見，希望のなさ，自尊心の低さ，無価値感を示す。これらの患者には社会的および職業的な機能に障害が生じている。DSM-IV-TRにおいて特定不能のうつ病性障害として診断されるその他のタイプには以下のものが挙げられる。すなわち，

月経前気分不快障害（1年を通して，ほとんどの月経周期に抑うつ症状が関連している。黄体期の最後の週に定期的に現れ，月経の始まりとともに寛解する。それらは女性の生活に影響を与えるほどの重症度をもつ）

小うつ病性障害（2週間の抑うつ症状がみられるが，大うつ病性障害で要求される5項目を満たしていない）このような患者は，明確な臨床症状を示していないために滅多に診断されず，他の症状のためにプライマリケアや救急部門でしばしば認められ，治療されないままになっている。このために好ましからざる結末に至る可能性がある。すなわち，罹病率を増加させ，社会的，職業的な機能障害を増加させ，全体的な生活水準の低下へとつながる。

反復性短期うつ病性障害（2日から2週間続く反復性のうつ病エピソードであり，12カ月の間，少なくとも月に1回生じ，月経周期には関係しない）

統合失調症の精神病後うつ病性障害（統合失調症の残遺期に起こる大うつ病性エピソード）

躁病の併発エピソード（混合状態またはうつ病エピソードも同様）や精神病の症状（幻覚，妄想，解体した行動または言語，および陰性症状）について尋ねるのを忘れないこと。もしも精神病が共存しかつ顕著な感情症状の証拠が認められ，感情症状はないが精神病が持続する期間が少なくとも2週間あるなら，統合失調感情障害を検討するべきである。

思春期の症例では成人のようには自分を表現できないが，「抑うつ気分等価症状」をもっていることがある。アクティングアウト，不登校，無断欠席，性的逸脱行動，薬物使用などはその可能性がある。このことについては6-A.児童および青年を参照。

うつ病エピソードは，その重症度やその他の特徴，すなわち季節性の要素，産褥期の発症，および縦断面の経過といったことによって，さらに特化することができる。不安は精神病症状と同様，うつ病患者によくみられるものである。急速交代型の患者——12カ月の間にうつ病，躁病，混合性または軽躁病エピソードが4回ないしそれ以上——はより重症で頻回のうつ病エピソードを呈する傾向にある。

3. 対　応

うつ病は重大な状態であるがスティグマも依然存在する。自分の心を開いて包み隠さずに話すことが困難な患者は多い。抑うつ患者には共感的に，安心感を与えるように，そして支持的態度で接することが必要とされる。患者の訴える抑うつ症状を絶対に過少評価してはならない，または「頑張って元気を出して」，「立直りさえすればいい」，さらにより悪いのは「どうして落ち込んでいるの」などと非難がましい，軽率な発言は決してしてはならない。

徹底的な身体医学的，神経学的精査ならびに薬物療法の再検が必要である。できるだけ多くの情報を集めるために家族や親類とも面接するべきである。自殺行為については，すべての患者に尋ねなければならない（4-U.自殺念慮・自殺企図を参照）。うつ病は自殺の危険因子であり，徹底した自殺評価を標準評価項目の一つに加えるべきである。ハミルトン抑うつ評価尺度は，もし時間があるなら，症状の重症度およびベースラインの機能を評価する一助になる（Appendix Dを参照）。1983年，パターソンらは自殺の危険を評価するためにSAD PERSONS尺度を開発した。この評価尺度の感受性と特異性には問題があるが，自殺決意に関する危険因子のすべてを確かめるためには優れている。獲得点数が高ければ高いほど，危険性もより大きい。個々の評価項目に該当する場合には，それぞれについて，1（または2）点が与えられる。0点，危険は非常に低い・10点，非常に危険が高い。

性別（Sex）	男性	1点
年齢（Age）	19歳より若い，または45歳より上	1点
うつ（Depression）	確実なうつ症状	2点
自殺企図歴（Previous attempt）	あり（以前の入院治療も含む）	1点
酒（薬）の使用（Ethanol）	あり（急性または慢性）	1点
合理的思考の喪失（Rational thinking loss）	身体的病因または精神病	2点
離別，離婚，死別（Separated, divorced, widowed）	最近または記念日	1点
計画の準備性（Organized plan）	よく考え抜いたもの，致命的な方法	2点

社会的サポートの無さ（No social support）　友人がいない，家族がいない，サポートがない　1点
今後の決意表明（Stated future intent）　決心している，または迷っている　2点

　軽躁または躁症状を呈する場合には，双極性障害を除外するために注意深い問診が必要である（4-J. 高揚感・いらいら感を参照）。うつ病の重症度および機能障害を測定しなければならない。身体疾患を抱えている患者は，まず身体疾患を治療するべきである。心疾患の患者，特に心筋梗塞から回復過程にある患者には，うつ病の罹病率は高く死亡率の強い予測因子である。身体疾患が原因となって引き起こされる二次性うつ病には，原発性うつ病と鑑別可能な精神医学的特徴がいくつか知られている。

- 高齢発症
- 電気けいれん療法により反応しやすい
- 退院によって改善する
- 精神医学的診察において「器質的」な特徴をもつ
- アルコール症やうつ病の家族内発症が少ない
- 自殺企図や自殺念慮をもつことが少ない

　薬物が原因となっている可能性がある場合には，薬物療法について，慎重に検討するべきである。患者を治療しているあるいは薬を処方している内科医と相談して可能であれば，薬物療法を中止する。もし内科医が中止要求に応じることができない場合には，薬物療法の中止ないし変更の勧告は，その後のいずれかの時期に延期するべきである。物質乱用の患者にはそれ相応の適切な対応をとる必要がある（4-N. 中毒および4-X. 離脱現象を参照）。

　正常の悲嘆と病的悲嘆とを鑑別することは困難なことがある。悲嘆が6カ月以上続いているとき，喪失から数カ月たってから起こっているとき，患者の自尊感情，精神運動機能，が変化しているとき，または自殺念慮が出現したとき，または悲嘆があまりに重症で重大で社会的および個人的生活に支障をきたしている時にはうつ病を考慮する。病的死別反応に発展する可能性を増加させるいくつかの危険因子のリストについては，表4-I.3を参照。

　不安症状が併存している患者を評価する必要がある。なぜなら，症状の重症度，経過，治療選択・反応性が異なるからである。うつ病および各々の不安障害の，生涯および12ヵ月間の合併率は10〜

表4-I.3　病的死別反応の危険因子

若年
貧困
低い自己評価
限られた家族と社会の援助
度重なる死別
故人への過度の依存
幼い子どもとの死別
青少年の親との死別
故人への葛藤
予期せぬまたは早すぎる死，または長期の終末期疾患の後
自殺，謀殺，または他殺による死

30％であり，うつ病と何らかの不安障害の合併は50％に達する。急速交代型の患者に抗うつ薬療法を行うと，交代性を促進させてしまう可能性があることが指摘されている。急速交代型患者への抗うつ薬療法は有害となる場合があり，慎重に評価するとともに，抗うつ薬の代わりに気分安定薬が推奨されている。

　救急医療における短期的な介入は急性の不安を緩和することを目的としているため，短時間作用型のベンゾジアゼピンを併用することが多い。

lorazepam（ワイパックス），0.5～2 mg，経口（不安が重症で，即時の緩和を要するなら筋注）

もし患者が精神病的なら，精神病症状の重症度によって，神経遮断薬鎮静剤の使用を考慮する。

haloperidol（セレネース），1～5 mg，経口または筋注
fluphenazine（フルメジン），2～5 mg，経口または筋注
risperidone（リスパダール），0.5～2 mg，経口
olanzapine（ジプレキサ），5～10 mg，経口
quetiapine（セロクエル），25～100 mg，経口
ziprasidone（Geodon），20～40 mg，経口
alipiprazol（エビリファイ），10～15 mg，経口

4. その後の対処

　抑うつ症状の重症度により，すなわち精神病症状または希死念慮の存在がその予後を左右する。精神病症状や希死念慮を伴う患者は入院が必要となることがある。安全が確保されるかどうかが入院を決定するときに重要なカギとなる。もし病棟で患者が安全と感じられないなら，より厳重な観察（1対1の観察）が必要となることがある。軽症から中等症うつ病の患者，家族のサポートが良好でかつある程度の洞察ができる患者は，外来治療だけで改善する可能性がある。軽症から中等症うつ病の患者に対して入院を決断するのは，本人の希望，精神医学的病歴，薬物療法へのそれまでの反応，自殺企図の既往，支援体制，および治療コンプライアンスなどによって総合的に判断する。医学的な疾患としてのうつ病に焦点をあてた心理教育によって，効果的な治療の選択肢を提供できるようになるので，極めて有用なものである。心理療法，精神薬理学的介入，または電気けいれん療法といった治療の選択肢はできるだけ，患者および家族にその情報を提供しておくべきである。もし患者が重症の抑うつ状態で入院が必要であれば，電気けいれん療法の選択性が高まる。電気けいれん療法を第1選択肢と考慮するべき状態があるが，それらは以下のような状態である。

- 精神病性・妄想性うつ病
- 極めて強い希死念慮のあるうつ病
- 重篤な栄養不良状態・脱水にあるうつ病
- 緊張病

- 重症の躁的興奮
- 治療困難例
- 電気けいれん療法が有効だった治療歴
- 抗うつ薬が使用できない身体疾患状態

　もし患者が退院するなら，外来治療機関への紹介をできるだけ早く調整するべきである。抗うつ薬SSRIの開始は慎重に吟味されるべきであり，個々のEDおよび利用可能なアフターケア紹介先の方針および手順によって，慎重に吟味して決定すべきである。EDから抗うつ薬を始めない理由は，抗うつ療法を開始する理由と同様に，たくさん挙げることができる。これは議論の余地のある領域であり，危険性が低く有用性が高いとしても，臨床医はそれぞれ，EDで患者に薬物を処方することについておのおの違った印象をもっている。アフターケアの受けやすさ，心理教育，注意深い記録，EDからのケアプランの継続性，および治療コンプライアンスについての患者の病歴はすべて，この決定に影響する因子である。もし，SSRIを開始するなら，その効果と危険性，特に将来のアドヒアランスに影響するような副作用，すなわち体重変化，性機能障害，中断症候群などについての心理教育を行わなければならない。これらのことが保証されるなら，多くの臨床医はそれが安全かつ合理的な決断であると信じ，患者が最初のフォローアップの予約の時まで十分な治療を受けられるように抗うつ薬の処方を与えることになる。適切なケアの継続を確実なものにするため，退院前に署名のある情報提供書とともに，記録は複写して，紹介先治療機関または治療医に送るべきである。要注意の，または治療の継続を要する身体疾患をもった患者は，プライマリケア医またはそれに相当する医療機関へ通院させなければならない。薬物療法の変更や薬物治療中断については，可能なら，その患者のかかりつけ医または担当病院と話し合うべきである。EDにおける所見を電話で伝える，または手紙に書くことは，治療を担当している医師にとって非常に有用である。物質乱用の患者には，もし臨床的に正当であれば解毒部門への入院を紹介し，あるいは可能であれば特別な重複疾患病棟（＝dual-diagnosis unit　精神疾患と物質中毒の2つの治療が可能な施設）に紹介することもできる。

BIBLIOGRAPHY

Banazak DA. Minor depression in primary care. *J Am Osteopath Assoc* 2000;100:783–787.

Brown TM, Stoudemire A. *Psychiatric side effects of prescription and over-the-counter medications: recognition and management.* Washington, DC: American Psychiatric Press, 1998.

Calabrese JR, Shelton MD, Bowden CL, et al. Bipolar rapid cycling: focus on depression as its hallmark. *J Clin Psychiatry* 2001;62 (suppl 14):34–41.

Glick RL. Initiation of antidepressant in the emergency setting. *Psych Annu* 2000;30:251–257.

Hockberger RS, Rothstein RJ. Assessment of suicide potential by nonpsychiatrists using "SAD PERSONS" score. *J Emerg Med* 1988;6:99.

Jacobs S, Kim K. Psychiatric complications of bereavement. *Psych Annu* 1990;20:314–317.

Kessler RC, McGonale KA, Zhao S, et al. Lifetime and 12-month prevalence of DSM-III-R psychiatric disorders in the United States: results from the national comorbidity survey. *Arch Gen Psychiatry* 1994;51:8–19.

BIBLIOGRAPHY

Lagomansino I, Daly R, Stoudemire A. Medical assessment of patients presenting with psychiatric symptoms in the emergency setting. *Psychiatr Clin North Am* 1999;22:819–850.

Parkes CM. Risk factors in bereavement: implications for the prevention and treatment of pathological grief. *Psych Annu* 1990;20:308–313.

Paterson WM, Dohn HH, Bird J, et al. Evaluation of suicidal patients: the SAD PERSONS Scale. *Psychosomatics* 1983;24:343–349.

Rosen RC, Lane RM, Menza M. Effects of SSRIs on sexual function: a critical review. *J Clin Psychopharmacol* 1999;19:67–85.

Sampson SM. Treating depression with selective serotonin reuptake inhibitors: a practical approach. *Mayo Clin Proc* 2001;76:739–744.

Stein MB, Kirk P, Prabhu V, et al. Mixed anxiety-depression in a primary-care clinic. *J Affect Disord* 1995;34:79–84.

Zinbarg RE, Barlow DH, Liebowitz M, et al. The DSM-IV field trial for Mixed Anxiety-Depression. *Am J Psychiatry* 1994;151:1153–1162.

（松田　晃武　訳）

J. 高揚感・いらいら感

1. 定　義

　高揚感は，情緒的に興奮した状態で，精神面，および身体面の活動を増加させる。いらいらした状態となり，欲求不満がいっそう強くなり，辛抱がなく，極めて怒りやすくなる。双極性障害の一病相である躁病になると，高揚しあるいは誇大的となって，いらいら感または焦燥感，興奮性の亢進，および思考や会話の速度の増加などの特徴がみられる。

2. 症　状

　前述したように人の気分は，特に気分障害の場合には，大きく変動するものである。気分障害の患者は，不愉快で元気の出ない（憂うつな気分）から，高揚した気分（躁または軽躁的気分）までの範囲で気分変動を示すことになる。これらは重症度によって，以下の型となる。

- 上昇した気分（高まった，正常の上機嫌より上の気分）
- 誇大的な気分（重要で意義深いと過大評価になりがちな誇張された感情の表現）
- 高揚した気分（強い多幸感や意気揚々として，楽観的な感情，時に誇大性を伴う）
- いらいら感（過度の腹立たしさ怒りやすさの感情）

　これらの高揚した気分状態は，原発性気分障害にみられるが，物質関連障害（特に中毒や離脱），身体疾患，または薬物療法に合併しても起こることがある。高揚感またはいらいら感が最もよく

みられるのは，躁病エピソードのときである．躁病エピソードは双極性障害，失調感情障害，または全身性身体疾患または物質関連疾患による躁状態でもみられる．躁状態の原因となりうる病態は表4-J.1を参照．

　躁病の患者は病識を欠いているため，家族や職場の同僚に連れてこられるのが普通である．最初のうち患者は極めて魅力的で超人的にみえるかもしれないが，やがてすぐに，いらいらし，指図がましくなる．患者は特徴的な高揚した陽気な気分にあり，それは非常に愛想よくみえるために，経験の少ない臨床医は過少評価したりまたは見逃したりすることがある．これらの患者は自らの病歴を正しく語ることはまずないので，その内容はあてにはならない．薬物療法およびアフターケアを遵守しないために，患者は症状をさらに悪化させて誇大的となることが多い．文献的にも，また広く研究・検討がなされているわけではないが（およそ18～52％の患者），気分安定薬の治療を遵守しないことにより，症状が悪化してEDを受診することになる重大な症状を引き起こしている．さらに，極めて魅惑的，あるいは診察室に相応しくない派手な服装と化粧で現われる患者も多く，時には臨床医を誘惑しようとしたり，または性的に挑発的になることもある．

　患者は非常に多弁で活動的である．もし精神病的であれば思考は，解体して混乱し，激しい焦燥を示すことがある．躁病患者の4分の3以上は妄想，多くは気分に一致した妄想を体験している．家族や友人は患者の気分や行動に問題があると考えても，病識が障害されている患者は，自分の気分または行動に問題があるとは考えない．もし患者がいらいらしているなら，欲求不満に対する耐性は不十分なものとなっていることを意味しており，予測不能であってさらに焦燥的になったり，暴力的にもなる可能性がある．患者は気分が変わりやすく，極端から極端へと気分が変化することもある．患者は，何かと要求が多く困惑しながらも，許される限界ギリギリまで要求する．彼らの行為によって治療は中断させられ，治療環境は破壊され，EDに大混乱を引き起こすことになるため，主治医は多大な時間と労力を払わなければならなくなる．患者が話し続けるのを遮ることが難しく，問診は困難となることが多い．会話の声は大きく，早く，最終的には

表4-J.1　躁病を引き起こしうる原因

全身性・代謝性	尿毒症および血液透析，透析性認知症，甲状腺機能亢進症，ペラグラ，カルチノイド症候群，ビタミンB12欠乏症，産後躁病，傍腫瘍症候群
中枢神経系	ハンチントン病，脳炎後パーキンソン病，脳炎，神経梅毒，AIDS脳症，ウィルソン病，進行麻痺，脳外傷，視床切除術，脳血管障害，多発性硬化症，前頭葉および側頭葉の悪性新生物，側頭葉てんかん，ピック病，クラインレビン症候群，クラインフェルター症候群
治療薬性	baclofen（リオレサール），bromide, bromocriptine（パーロデル），captopril（カプトリル），cimetidine（タガメット），corticosteroids（副腎皮質ステロイド），cyclosporine（サンディミユン），充血除去剤，disulfram（ノックビン），hydralazine（塩酸プロカルバジン），isoniazid（アイナー），levodopa（レボドパ），methylphenidate（リタリン），metrizamide, procarbazide（塩酸プロカルバジン），yohimbin（ヨヒンビン）
薬物	アンフェタミン，コカイン，幻覚剤，アヘンおよびオピオイド，フェンシクリジン（PCP）

言語新作，辻褄の合わない言葉，観念奔逸，あるいは連合弛緩を伴う解体した思考にさえなることがある。彼らは押し付けがましく破壊的で，抑制が欠如し性行動が過剰となる——時には人前で裸になるまたは自慰をすることさえある。彼らの容貌はしばしば常軌を逸したものとなる。派手な衣服，宝石，および度を越えた厚化粧が組み合わさっている。患者は宗教，政治，経済，妄想，性的な内容の主題について，性急で押しつけがましく，夢中になってしまうことがある。患者は誇大的であり，自我意識が極端に肥大して，力と知識に溢れているようにみえる。誇大的になるのは，軽症の場合から重症で妄想的な場合までみられる。自分は神と特別に結びついていて，重要な宗教的使命があると信じている患者もいる。

軽躁状態の患者の場合には，障害の程度はそれほど重症ではない。このような患者がEDに来ることは滅多にない。彼らは一定期間の高揚したまたは誇大的な気分があり，肥大した自我感情をもち，睡眠を必要とせず，それでも活気に満ち，多弁で会話促拍があり，注意転導性および目的志向性の活動が増大する。それらの中には「後に悲惨な結果に終わることになる快楽的な活動」も含まれる。これらの症状は重大な障害を引き起こしたり，あるいは入院を要するほどには重症でないが，患者の通常の状態からの逸脱であり機能の崩壊であるといえる。

軽躁病または躁病の症状は，大うつ病，躁病，混合，または軽躁病エピソードを少なくとも4回（12ヵ月の間に）もつ急速交代型の患者にもみられる。このような患者は通常，病歴が長く，女性により多くみられ，抗うつ薬の使用および甲状腺疾患の病歴がある。彼らは比較的高齢で，過去にリチウム（カルバマゼピンさえも）に対する反応がそれほど効果的ではなかった経過をもつことが多い。

躁病の患者は，うつ病性エピソードの患者と同様，症状の重症度および罹病率も同じようにより増すとともに，精神病に発展することがある。診断されていないかまたは気づかれていない循環気質，または双極性障害の素因のある患者は，（抗うつ薬によりうつ病を治療されている間に）躁病エピソードに「スイッチが入る＝躁転する」ことがある。抗うつ薬治療の急性相における躁転率は5〜10％と高率であるため，SSRIを開始する前にこのことを注意深く評価する必要がある。

併発する躁病エピソード（混合性またはうつ病性エピソードも同様）および精神病症状（幻覚，妄想，解体した行動または会話，および陰性症状）についても問診することを忘れてはならない。もしも精神病症状並びに顕著な感情症状がともに存在する証拠があり，感情症状はないが精神病が少なくとも2週間続いているなら，失調感情障害を考えるべきである。

3. 対 応

速やかつ安全に急性躁病エピソードの諸症状を鎮静させることがEDにおける治療的介入の主要な目標である。付随する情報をできるだけ多く集めなければならない。患者には病識はほとんどないため，自らの行動を何ら誤ったところがない納得のいく魅力的なものとして合理化している。躁病エピソードの期間，重症度，および障害を評価・決定しなければならない。薬物の使用または乱用を，無分別な性行為，賭博，無謀な運転のような危険性の高い行動についても同様に，評価しなければならない。

このような患者，特に行動制限に対して試す，挑む，ないし覆そうと試みる患者には，断固とし

て制限を遵守させ,EDのプロトコールに厳格に従わせる必要がある。特にスタッフを誘惑したり,あるいはあからさまな性的行動をとる患者に対しては,確固とした限界を設定して遵守させなければならない。もし患者が焦燥的または暴力的であるならばいっそう注意深く評価しなければならない(4-B. 焦燥・攻撃行動を参照)。完璧な身体医学的,神経学的診察を行い,尿毒物検査を含め,臨床的に必要な諸検査を行わなければならない。既往のエピソード,機能状態,および治療戦略と同様に,患者の躁病または双極性障害の現在の病歴を,正しく診断しなければならない。高揚ないしいらいらした気分を引き起こすその他の原因を特定ないしは除外するために,精神病症状を注意深く評価しなければならない。病識が乏しいこと,無謀な行動,予測不能性,および焦燥によって危険の程度を決定しなければならない。自殺の危険性および暴力の可能性を評価しなければならない。性行動が過剰な患者にはHIVの危険性があることを忠告し,HIV検査を勧めるべきである。出産可能な年齢の女性には,妊娠検査と同様に性感染症について精査が必要である。

ある程度の病識があり,治療が確立されている軽躁状態の患者にはベンゾジアゼピンによって,または気分安定薬を増量させることによって,直ちに治療できることがある。

EDにおける治療は,主として行動のコントロールである。以下の使用を考慮すること。

clonazepam(リボトリール),0.5〜2 mg,経口,4〜6時間ごとに繰り返すことができる
lorazepam(ワイパックス),1〜2 mg,経口または筋注,4〜6時間ごとに繰り返すことができる

患者が精神病的であれば,次のことを考慮する。

haloperidol(セレネース),2〜5 mg,経口または筋注,4〜6時間ごとに。ベンゾジアゼピンまたは抗コリン薬の併用は臨床的に決定する
または,
olanzapine(ジプレキサ),5〜15 mg,経口

バルプロ酸は比較的安全で,経口治療薬として高い用量を投与できるため,急性躁病の治療の第1選択になってきている。通常の緩徐なバルプロ酸の点滴と比較しても副作用に有意差がないこととともに,患者の半数以上がバルプロ酸の経口投与に対する反応がよいことが研究によって明らかにされている。気分安定薬の最も一般的な副作用の一覧は**表4-J.2**を参照。

EDの中にはバルプロ酸のような抗てんかん薬またはリチウムについてでさえ,急速負荷療法のプロトコールをもつところもあるが,後者については選択肢としてまだ十分には検討されていない。諸研究によると,リチウムの用量は,20 mg/kg/日が奨められているが,これは気分障害および精神病の症状を改善するのに十分な効果を示し副作用も容認できるからである。急速負荷に関する自分の施設の方針,およびプロトコールによく精通しておくべきである。急性の躁病患者に勧められるバルプロ酸の初期投与量は,

valproate(デパケン),1日あたり30 mg/kgを2日間,その後は1日あたり20 mg/kg

である。

この経口負荷法により, バルプロ酸の治療血中濃度 (50μg/ml 以上) に速やかに到達させることができ, 治療効果に達する時間を短縮することができる。多くの新規の非定型抗精神病薬が単剤で, または伝統的な気分安定薬またはベンゾジアゼピン系薬物との併用で急性躁病に対する効果の有無について研究がなされている。その所見は有望であるが, (まだ初期の段階にあって) ED で広く使用されるには至っていない。

4. その後の対策

ED に連れてこられる躁状態の患者のほとんどは, 当然ながら機能的に障害されており入院が必要である。自己または他者に対する危険性の程度により, 即時の入院が必要かどうかが決定される。もし患者が自殺を試みる, 暴力的である, 性行動が過剰である, あるいは行動の制御ができないなら, 1対1の観察が必要であると同時に, 何らかの管理強化を考慮するべきである。入院の後にいったん, 患者が安定したなら, 気分安定薬による維持療法が重要である。リチウムのような伝統的な気分安定薬は非常に有効であるが, カルバマゼピン, バルプロ酸および新規薬物 lamotrizine (ラミクタール), gabapentine (ガバペン), topiramate (トピナ) のような抗てんかん薬が広く用いられるようになり, 良好な (標準化はされていないが) 結果をもたらしている。

いったん, 軽躁症状の患者がベンゾジアゼピンまたは気分安定薬の追加とともに ED において落ち着いたなら, 退院して外来患者治療機関に戻されることになるだろう。その際, ED における患者の状態および薬物療法について, 治療機関に電話または手紙で報告することが大切である。時には, 精神科医が患者を診察するまでの間, ベンゾジアゼピン (clonazepam：リボトリール, 1mg を 12 時間ごとに経口) を何日分か処方することにより, 彼らを安定した状態に保つことができる。フォローアップを外来で行うか入院にするのかについての危険性と利点を評価する, またベンゾジアゼピンを処方するなら依存の可能性などの諸要因についてよく考えなければならない。ベンゾジアゼピンの使用およびその性質についての心理教育が非常に重要である。安全な性行為および症状の認識に関する心理教育もまた, 患者が将来の悲惨な結果を回避する助けとなるだろう。

表 4-J.2　気分安定薬の一般的な副作用

Lithium (リーマス)	浮腫 甲状腺機能低下症 精神鈍麻 悪心 腎原性尿崩症 多尿 乾癬 振せん 体重増加
Carbamazepine (テグレトール)	かすみ目および複視 胃腸障害 血液所見の異常 作業能率の低下 皮膚の発赤 めまい
Valproate (デパケン)	胃腸障害 脱毛 肝機能値の上昇 振せん 体重増加

BIBLIOGRAPHY

Baldessarini RJ, Tondo L, Hennen J, et al. Is lithium still worth using? An update of selected recent research. *Harv Rev Psychiatry* 2002; 10(2):59–75.

BIBLIOGRAPHY

Bowden CL. Novel treatments for bipolar disorder. *Expert Opin Invest Drugs* 2001;10:661–671.

Brown TM, Stoudemire A. *Psychiatric side effects of prescription and over-the-counter medications: recognition and management.* Washington, DC: American Psychiatric Press, 1998.

Calabrese JR, Shelton MD, Rapport DJ, et al. Current research on rapid cycling bipolar disorder and its treatment. *J Affect Disord* 2001;67:241–255.

Chengappa KN, Gershon S, Levine J. The evolving role of topiramate among other mood stabilizers in the management of bipolar disorder. *Bipolar Disord* 2001;3:215–232.

Coryell W, Leon AC, Turvey C, et al. The significance of psychotic features in manic episodes: a report from the NIMH collaborative study. *J Affect Disord* 2001;67:79–88.

Gilmer WS. Anticonvulsants in the treatment of mood disorders: assessing current and future roles. *Expert Opin Pharmacother* 2001;2:1597–1608.

Grunze H, Erfurth A, Amann B, et al. Intravenous valproate loading in acutely manic and depressed bipolar I patients. *J Clin Psychopharmacol* 1999;19:303–309.

Henry C, Sorbara F, Lacoste J, et al. Antidepressant-induced mania in bipolar patients: identification of risk factors. *J Clin Psychiatry* 2001;62:249–255.

Hirschfeld RM, Allen MH, McEvoy JP, et al. Safety and tolerability of oral loading divalproex sodium in acutely manic bipolar patients. *J Clin Psychiatry* 1999;60:815–818.

Keck PE Jr, McElroy SL, Bennett JA. Pharmacologic loading in the treatment of acute mania. *Bipolar Disord* 2000;2:42–46.

Keck PE Jr, McElroy SL, Tugrul KC, et al. Valproate oral loading in the treatment of acute mania. *J Clin Psych* 1993;54:305–308.

Keck PE Jr, Mendlwicz J, Calabrese JR, et al. A review of randomized, controlled clinical trials in acute mania. *J Affect Disord* 2000;59(suppl 1):S31–S37.

Keck PE Jr, Strakowski SM, Hawkins JM, et al. A pilot study of rapid lithium administration in the treatment of acute mania. *Bipolar Disord* 2001;3:68–72.

Lagomansino I, Daly R, Stoudemire A. Medical assessment of patients presenting with psychiatric symptoms in the emergency setting. *Psychiatr Clin North Am* 1999;22:819–850.

Lima WJ, Dopheide JA, Kramer BA, et al. A naturalistic comparison of adverse effects between slow titration and loading of divalproex sodium in psychiatric inpatients. *J Affect Disord* 1999;52:261–267.

Macdonald KJ, Young LT. Newer antiepileptic drugs in bipolar disorder: rationale for use and role in therapy. *CNS Drugs* 2002;16:549–562.

Martinez JM, Russell JM, Hirschfeld RM. Tolerability of oral loading of divalproex sodium in the treatment of acute mania. *Depress Anxiety* 1998;7:83–86.

McElroy SL, Keck PE Jr. Pharmacologic agents for the treatment of acute bipolar mania. *Biol Psychiatry* 2000;48:539–557.

McElroy SL, Keck PE Jr, Tugrul KC, et al. Valproate as a loading treatment in acute mania. *Neuropsychobiology* 1993:27:146–149.

Miller DS, Yatham LN, Lam RW. Comparative efficacy of typical and atypical antipsychotics as add-on therapy to mood stabilizers in the treatment of acute mania. *J Clin Psychiatry* 2001;62:975–980.

Sachs GS, Grossman F, Ghaemi SN, et al. Combination of a mood stabilizer with risperidone or haloperidol for treatment of acute mania: a double-blind, placebo-controlled comparison of efficacy and safety. *Am J Psychiatry* 2002;159:1146–1154.

Scott J, Pope M. Nonadherence with mood stabilizers: prevalence and predictors. *J Clin Psychiatry* 2002;63:384–390.

Thase ME, Sachs GS. Bipolar depression: pharmacotherapy and related therapeutic strategies. *Biol Psychiatry* 2000;48:558–572.

BIBLIOGRAPHY

Tohen M, Baker RW, Altshuler LL, et al. Olanzapine versus divalproex in the treatment of acute mania. *Am J Psychiatry* 2002;159: 1011–1017.

Yatham LN. The role of novel antipsychotics in bipolar disorders. *J Clin Psychiatry* 2002;63(suppl 3):10–14.

（原　祐子，森　秀樹　訳）

K. 外傷的出来事への曝露

1. 定　義

外傷的事象（外傷および外傷に対する反応）とは，精神的または情動的ストレス，または身体的損傷から精神または行動の障害が生じ，心身の安定を失った状態と考えられる。

2. 症　状

負傷や事件の深刻さには相違があるが，外傷体験のため ED に援助を求めることがある。アメリカ併発疾患調査研究（National Comorbidity Study）によると，最も一般的な外傷体験は以下のものである。

- 瀕死または重篤な負傷を目撃すること
- 性的虐待，性的暴行またはレイプ
- 自然災害または人為的災害（人の判断の誤りや不注意などによって生命や財産が失われるような事態）
- 身体的攻撃または身体的虐待
- 武器による脅威にさらされること
- 生命を脅かすような事故または負傷
- 戦闘
- 撃たれることまたは刺されること
- 親類または友人の予期せぬ死
- 子どもが生命にかかわる病気と診断されること
- 負傷を目撃すること

外傷的出来事への曝露は急性ストレス反応および・または PTSD（外傷後ストレス障害）を引き起こすことがあるが，理解していないために，多くの患者は精神科医の診察を受けることはな

い。身体的負傷に対する治療の他にはEDでは，適切な治療が行われていないのが実状といえる。性的暴行およびレイプは通常，治療のために一般成人のEDに振り分けられる。日常的ではないが，EDの医師によって臨床的に必要とみなされた場合に限って，精神科コンサルテーションが勧められる。9.11事件によって，精神的健全さが重要であるとの認識が普及したので，今日では多くの医師は外傷的出来事へ曝露された場合には，精神医学的介入が重要であると理解している。PTSDは深刻であり，有病率や死亡率が高くなることが最近になって理解されるようになったため，EDにおいては特に，PTSDへと発展する危険性が高い患者を診断し，速やかに治療を開始するようになった。

　アメリカ併発疾患調査研究によると，PTSDを引き起こす外傷的出来事の生涯体験率は50％以上とされている。外傷的出来事の体験率は女性で51.2％，男性で60.7％であり，外傷的出来事に曝露された人の約20％がPTSDとなる。これらの数値は驚くほど高いが，さらにPTSDが大うつ病性障害，恐怖症，社会恐怖，アルコール依存に次いで5番目に多い精神疾患であるという事実が認識されてPTSDへの関心が高まった。また，生涯を通してPTSDを経験するアメリカ人は約8％，1年間に4％がPTSDを経験するとされている。外傷の犠牲者（特に殺人事件の被害者）の家族や友人がPTSDに罹る危険があり，急性ストレスまたはPTSD症状があるかどうかに注意することが重要である。ホームレスの人，特に精神障害を有するホームレスもまた，暴力などの外傷的出来事に曝露される危険性が高い。重篤な脳外傷を受けた患者はPTSD症状を進展しやすいとする研究がある。

　外傷への曝露の他にPTSDへと進展する危険因子がある。例えば，男性の場合には，早くからの非行歴，低い教育水準，精神疾患の家族歴などが外傷体験曝露後にPTSDとなる強い予測因子であるとする研究結果がある。また，女性の場合には，幼児期の早期喪失や分離，不安障害やうつ病の既往歴，不安障害と反社会性パーソナリティ障害の家族歴が外傷体験後PTSDへ発展する可能性が高い危険因子であるとする研究も報告されている。

　議論はあるが，外傷体験のある女性は外傷体験のある男性よりも2倍，PTSDへ進展しやすいとされている。米国での発生率は比較的低いが，逮捕監禁されたり，拷問されたり，児童誘拐されたといった外傷体験はPTSDへ進展する危険が極めて高い。レイプおよび身体的（家庭内暴力）暴行または性的暴行はより危険が高く，しかも一般的にみられる。

　患者自身あるいは他の誰かが実際に死ぬか，あるいは死の恐怖に曝されるか，または重篤な傷を負うような外傷体験に曝された場合，犠牲者は激しい恐怖，無力感，または憎悪を体験する。急性ストレス障害はPTSDに十分発展しうる特有の解離症状を示すことがあるが，PTSDと共通する症状も多数ある。PTSDの症状は外傷的な出来事のあと，最初の3カ月に出現することが一般的である，また頻度は多少低いが，事件後，数カ月から数年経過してから出現することがある。PTSDの症状は外傷性の出来事のあと数カ月あるいは数年持続する。症状の持続期間が3カ月以上の場合，患者のうち30％は完治し，60％は中等度の症状に緩和され，10％は不変または増悪を示し，慢性化する場合もあると考えられている。

　病初期，患者は次のような解離症状を呈する。

- 自分だけが孤立して，感情がわからないという感覚

- 自分の周囲に対する注意が減弱した（「ぽーっとしている」）
- 現実感喪失（4-H．離人感・現実感喪失を参照）
- 離人症（4-H．離人感・現実感喪失を参照）
- 解離性健忘

常に次のような過覚醒症状を呈する。

- 睡眠持続の障害
- いらだたしさ
- 集中困難
- 過度な警戒心
- 過剰な驚愕反応

患者は以下のように出来事を再体験すると訴えることがある。

- 反復的な侵入的想起
- 反復的な苦痛を与える夢
- 錯覚，幻覚，解離性フラッシュバックのエピソード
- 出来事を想起させる刺激に曝された時の強烈な苦痛
- 内的または外的な想起させる刺激に曝された時の強烈な苦痛

多くの患者は外傷と関連した刺激を回避することが認められる。

- 思考の回避
- 外傷を想起させる場所・人・活動に関する感情や会話の回避
- 社会・仕事または個人的活動における関心または参加の減退
- 他人から孤立している感覚
- 愛情のやりとりの範囲が狭まり無感覚
- 将来が限られ，見通しがなんとなく暗い感覚

PTSD患者は消化器系の症状，心血管系の症状または頭痛などの身体症状を有する診断を誤ることがある。

3. 対応

DSM-IVにおいては，慢性的なPTSDへと発展する危険性がある外傷生存者に外傷的出来事への曝露から1カ月後という早い時期には，急性ストレス障害の概念が導入され，正常および病的急性ストレス反応とが区別された。外傷的な出来事に対する解離反応，急性PTSD症状の全般的重症度，外傷的出来事への曝露の程度，前からもっている脆弱性などがPTSDを予測させ，

PTSDへ進展するという研究結果がある．以下のように要約される．

- パーソナリティ障害
- 精神疾患の既往歴
- 外傷またはストレス（身体的または性的虐待）の既往
- 保護者の機能不全（無視あるいは限られた社会的支援）
- 遺伝負因
- 心理的障害の家族歴

　急性ストレス障害が1カ月持続すると，診断は急性PTSDに変わり，そしてその症状が3カ月以上持続すれば，慢性PTSDへと診断が変えられる．外傷的な事象に曝された後3カ月以上続く慢性PTSDへと移行した患者の回復への道程は険しいことが多い．PTSD患者は怒りおよび衝動性を秘めていることが多く，自殺の危険が高いことを示唆する文献が増えつつある．したがって，急性外傷期に慢性PTSDへ進展する危険のある人を早期発見して早期介入することが非常に重要である．迅速な介入は外傷後の正常反応の期間を短縮し，PTSD症状を軽減し，慢性PTSDおよび大うつ病性障害など他の慢性精神障害への進展を予防し，機能回復を助け，機能低下を予防することができる．外傷的な出来事および症状の重篤な再体験直後に生じる解離反応に対しては，慎重な評価が必要でそれはハイリスク群を同定するのに役立つことがある．外傷的な出来事に対する急性反応はそれほど重症でないことがあるが，これは現実的な外傷による危機（失業または経済的困窮）の重症度および症候学的な特徴の両方の因子によって決定される．これらの患者は，もし，症状（不安，抑うつ，行動障害）がストレス因子の発生後3カ月以内に始まり，ストレス因子の終結から6カ月以内の持続の場合，適応障害の可能性がある．

　外傷的な出来事に曝された後，緊急事態は必ず発生するため，たとえ外傷的な出来事が臨床的に注目を引かないものであっても，これらの症状には何時も気をつけておくことが重要である．外傷的な出来事，およびそれへの曝露について問診することが大切であり，必要なことである．些細なストレス事象が重なって，PTSD症状を引き起こし，その症状を悪化させることがある．PTSDと重畳して，関連する症状や障害が発生して増悪することがある．PTSDは高率に大うつ病，薬物関連障害，恐怖症，気分変調症，広場恐怖，全般性不安障害，パニック障害，精神病，攻撃性を伴う暴力，および・または衝動行為と併発する．男性は女性よりアルコール乱用および依存を合併しやすい．並存する疾患が多いため，症状は複雑になるために診断が混乱し，鑑別診断は困難な作業となる．PTSDの患者はしばしば数多くの健康問題を抱えており機能障害を呈することが多い．PTSD患者の自殺企図率は約20％であり，これはPTSDにうつ病が高率に合併することと関連している．外傷的な出来事の直後に発症するうつ病は，PTSDの慢性化を決定づける重要な因子であり指標と考えられている．PTSDと診断された患者の79～88％はさらに1つ以上の精神病性障害を伴い，PTSDの女性の40％以上，男性の60％以上が3つ以上の精神病性障害を伴っている．（PTSD発症前の）抑うつは外傷的な出来事の後にPTSDへの発展する危険因子であり，幼少期に重篤な外傷の既往歴がある患者ではPTSDから二次的にうつ病を起こすことがよく知られている．

危険因子は外傷的な出来事の特徴に関連している。

- 重篤度（人，財産または生活そのものへの影響）
- 持続期間
- 出来事への身体的・感情的な距離の近さ

さらにその人の性格または脆弱性が重要で，PTSDへ発展しやすさを決める役割を演じる。

- 家族歴
- 社会的サポート
- 幼少期の外傷的な出来事
- 精神科疾患の既往
- パーソナリティ特性

EDでの急性期治療は過剰な不安症状あるいは関連する精神症状を扱うことに限定されている。性的暴行やレイプの被害者への対応についてよく訓練された特別な組織やチームが活動している専門的なEDをもつ病院がある。そこでの治療の中心は被害への短期介入を原則とするものである。以下のものを含む。

- 出来事を振り返り，これらについての患者のゆがんだ認知を変えようと試みる
- 経験を標準化し，不安や（性的な）覚醒を減らす
- 精神徴候の発生や悪化予防
- 治療手段の獲得と感情安定の再構成
- 体力と調節力を回復させ，被害前の機能に戻すこと

危機介入の全体的な基本原則は

- 短期で
- その出来事から早い時期から
- 最終目標（危機の解決策）をもち
- 患者の強さと弱さを評価し
- 患者の社会的背景（家族，仕事，社会集団）における有害な影響と有益な影響の両方を理解する
- 危機の影響と根本的な解決策に関する理解を強調する
- 依存を最小限にし自立を最大限にすることに基づく
- 行動的，直接的，臨機応変な治療者の行動に基づく

いくつかの危機介入手段については**表4-K.1**を参照。

表4-K.1 危機介入法

1. ラポールの形成
   a. 受け入れていることや本気で関わっていることを伝える
   b. 助けを求める行動を強化する
   c. 患者が問題に取り組むよう促す
   d. 協力的・直接的（患者の機能レベルにあわせて）
   e. 枠組みを提供する
2. 問題の定義
   a. 患者自身の言葉で問題を定義する
   b. 患者の心配の深さ・関連性・うつろいやすさを調べる
   c. 調べ方に制限は加えない
   d. 今，どうするかに焦点をあてる（その時，なぜにではない）
   e. 優先順位を決める手助けをする
   f. 患者と現実的で明確な契約を結ぶ
3. 感情を調べる
   a. 認識する
   b. 受容する
   c. 感情との関連やこれらを調べることがなぜ大切かを調べる
   d. 感情を扱わない時間を設ける
   e. 希望をもつことを促す
   f. 不安，拒絶，非難を減らす
4. 今までの物事の処理の仕方を調べる
   a. 問題把握から問題解決への移行
   b. クライエントの内的・外的資源を詳しく調べ上げる
   c. 試行した解決策は避け，却下されていた解決策を再調査する
5. 選択肢を述べ，行動計画を発展させる
   a. 協力的な選択肢を生み出す
   b. 影響を調べる
   c. 選択肢についての感情を調べる
   d. 特定の計画について約束する
   e. 詳細に述べる（リハーサルする）
   f. 適切な速さで進むことを促す
   g. 問題解決手段を説明する

　検査所見や尿の毒物検査を含む完璧な精密検査は重要である。穏やかで安心できる環境と態度に加え共感的な対応によって患者の恐怖を和らげる。患者が自分を表現し，自由に話ができることを受容して必要な情報や安心感を与えることは，すべて重要な構成要素である。患者の人権を守り，助長することと同様に限界設定もまた極めて重要である。外傷的な出来事の詳細を思い出させ，経過を訊くために患者に過剰な圧力をかけたり，詮索をしたりしてはいけない。出来事での痛みや怒りを共感的支持的に認めること。それは家族や友人（もし患者が意欲的ならば）も含めてそのように対応すること。患者同様家族への心理教育もまた重要である。

　強烈な不快感や不安，動揺を伴う患者にはlorazepam（ワイパックス）1〜2 mg，経口投与を考える。

　幻覚や強烈なパラノイアなどの精神症状に関連した不安や動揺には以下の処方を考える。

haloperidol（セレネース），2.5～5 mg，経口または筋注
fluphenazine（フルメジン），1～5 mg，経口
risperidone（リスパダール），1～2 mg，経口
olanzapine（ジプレキサ），2.5～5 mg，経口
quetiapine（セロクエル），25～100 mg，経口
ziprasidone（Geodon），10～20 mg，経口
aripiprazole（エビリファイ），10～15 mg，経口

操作的診断や治療計画作成についての患者やその家族・友人への心理教育は重要である。

4. その後の対策

重要事項：早期介入・早期治療は重要である。ひとたび，外傷的な出来事に曝されたことが確認された場合には，症状の重症度や同時に発症する内科的障害や精神的障害によって，今後の治療計画を明確にするべきである。もし，深刻なフラッシュバック・悪夢・不安・抑うつ・自殺念慮・薬物中毒・いらいら・機能障害，または暴力を振るいやすいという症状がある場合，精神科病棟での治療が必要である。精神科病棟への入院計画は，安全のため・継続評価のため・精神科薬物療法・精神療法による介入を始めるため，極めて有用である。症状が穏やかで，機能障害が少ない患者は外来のスタッフにより早く初期治療へと誘導される。患者およびその家族や友人への心理教育は重要で，薬物治療や治療選択肢について相談することはその後の治療計画への参加・遵守性向上の一助となる。

主にPTSD患者に対する認知行動療法（CBT）と曝露・不安操作手段は急性ストレス反応を解決し，慢性PTSDになる危険性を最小限にするのに効果的であるとする調査結果が示されている。急性ストレス反応の治療において最も考慮すべきことは，PTSDへの進展を最小限にし，または予防に効果的とされている認知行動療法および曝露・操作法を最適な時期に行うかということである。

薬物治療と心理療法との併用療法が最も有効と推奨されている通り，精神薬理学的因子，特にSSRI―通常処方上限量の単剤，または認知行動療法との組み合わせがPTSDの治療において有効である。FDAはPTSDの治療でsertraline（ジェイゾロフト）の使用を認可している。

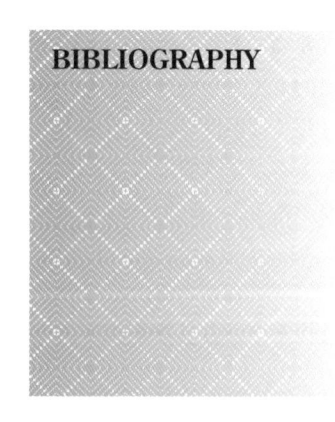

BIBLIOGRAPHY

American Psychiatric Association. *Diagnostic and statistical manual of mental disorders.* 4th ed., 4-TR. Washington, DC: American Psychiatric Association, 1999.

Arana GW, Rosenbaum JF, eds. *Handbook of psychiatric drug therapy.* 4th ed. Philadelphia: Lippincott Williams & Wilkins, 2000.

Ballenger JC, Davidson JRT, Lecrubier Y, et al. Consensus statement on posttraumatic stress disorder from the International Consensus Group on Depression and Anxiety. *J Clin Psychiatry* 2000; 61(suppl 5):60–66.

Beckman JC, et al. Health status, somatization and severity of posttraumatic stress disorder in Vietnam combat veterans with posttraumatic stress disorder. *Am J Psych* 1998;155:1565–1569.

Birmes P, Carreras D, Ducasse JL, et al. Peritraumatic dissociation, acute stress, and early posttraumatic stress disorder in victims of general crime. *Can J Psychiatry* 2001;46:649–651.

BIBLIOGRAPHY

Blank AS. Clinical detection, diagnosis and, differential diagnosis of posttraumatic stress disorder. *Psychiatr Clin North Am* 1994;38: 351–383.

Boudreaux ED, McCabe B. Critical incident stress management, I: interventions and effectiveness. *Psychiatr Serv* 2000;51:1095–1097.

Brady KT, et al. Sertraline treatment of comorbid PTSD and alcohol dependence. *J Clin Psych* 1995;56:502–505.

Breslau N. Gender differences in trauma and posttraumatic stress disorder. *J Gend Specif Med* 2002;5:34–40.

Breslau N. The epidemiology of posttraumatic stress disorder: what is the extent of the problem? *J Clin Psychiatry* 2001;62(suppl 17):16–22.

Breslau N, et al. Traumatic events and posttraumatic stress disorder in an urban population of young adults. *Arch Gen Psychiatry* 1991;48:216–222.

Breslau N, et al. Trauma and posttraumatic stress disorder in the community: the 1996 Detroit Area Survey of Trauma. *Arch Gen Psychiatry* 1998;55:626–632.

Bryant RA, et al. Treating acute stress disorder: an evaluation of cognitive behavioral therapy and supportive counseling techniques. *Am J Psych* 1999;56:11.

Bryant RA, et al. Treatment of acute stress disorder: a comparison of cognitive-behavioral therapy and supportive counseling. *J Consult Clin Psychol* 1998;66:862–868.

Cardena E, et al. *Dissociative disorders in DSM-IV sourcebook*. Washington, DC: American Psychiatric Press, 1996.

Carlson EB, Dalenberg C, Armstrong J, et al. Multivariate prediction of posttraumatic symptoms in psychiatric inpatients. *J Trauma Stress* 2001;14:549–567.

Cohen LH, Claiborn WL, Specter GA. *Crisis intervention*. 2nd ed., Vol IV. Community-Clinical Psychology Series. New York: Human Science Press, 1983.

Davidson J. Issues in the diagnosis of posttraumatic stress disorder. In: Oldhan JM, Riba MB, Tasman A, eds. *Review of psychiatry*. Washington, DC: American Psychiatric Press, 1993.

Davidson J, et al. Posttraumatic stress disorder in the community: an epidemiological study. *Psychol Med* 1991;21:713–721.

Forster P, King J. Traumatic stress reactions and the psychiatric emergency. *Psych Ann* 1994;24:603–609.

Freedman SA, Brandes D, Peri T, et al. Predictors of chronic posttraumatic stress disorder: a prospective study. *Br J Psychiatry* 1999;174:353–359.

Giaconia RM, et al. Traumas and posttraumatic stress disorder in a community population of adolescents. *J Am Acad Child Adolesc Psychol* 1995;34:1369–1380.

Holbrook TL, Hoyt DB, Stein MB, et al. Perceived threats to life predicts posttraumatic stress disorder after major trauma: risk factors and functional outcome. *J Trauma* 2001;51:287–292.

Irwin C, et al. Comorbidity of posttraumatic stress disorder and irritable bowel syndrome. *J Clin Psych* 1996;57:576–578.

Jacobsen LK, Southwick SM, Kosten TR. Substance use disorders in patients with posttraumatic stress disorder: a review of the literature. *Am J Psychiatry* 2001;58:1184–1190.

Kaplan HI, Sadock BJ, eds. *Comprehensive textbook of psychiatry*. 8th ed. Baltimore: Williams & Wilkins, 1999.

Kaplan Z, Iancu I, Bodner E. A review of psychological debriefing after extreme stress. *Psychiatr Serv* 2001;52:824–827.

Kessler HS, et al. Past-year use of outpatient services for psychiatric problems in the National Comorbidity Survey. *Am J Psych* 1999;156: 115–123.

Kessler RC, et al. Posttraumatic stress disorder in the National Comorbidity Survey. *Arch Gen Psychiatry* 1995;52:1048–1060.

Kessler RC, McGonale KA, Zhao S, et al. Lifetime and 12-month prevalence of DSM-III-R psychiatric disorders in the United States: results from the national comorbidity survey. *Arch Gen Psychiatry* 1994;51:8–19.

BIBLIOGRAPHY

Kotler M, Iancu I, Efroni R, et al. Anger, impulsivity, social supports, and suicide risk in patients with posttraumatic stress disorder. *J Nerv Ment Disord* 2001;189:162–167.

Marshal RD, et al. Pharmacotherapy in the treatment of posttraumatic stress disorder and other trauma-related syndromes. In: Yehuda R, ed. *Psychological trauma*. Washington, DC: American Psychiatric Press, 1998:133–177.

Marshal RD, et al. Review and critique of the new DSM-IV diagnosis of acute stress disorder. *Am J Psych* 1999;56:11.

Martenyi F, Brown EB, Zhang H, et al. Fluoxetine versus placebo in posttraumatic stress disorder. *J Clin Psychiatry* 2002;63:199–206.

McCabe B, Boudreaux ED. Critical incident stress management, II: developing a team. *Psychiatr Serv* 2000;51:1499–1500.

McFarlane AC, et al. Physical symptoms in posttraumatic stress disorder. *J Psychosom Res* 1994;38:715–726.

Mellman TA, David D, Bustamante V, et al. Predictors of posttraumatic stress disorder following severe injury. *Depress Anxiety* 2001;14:226–231.

Morgan CA III, Hazlett G, Wang S, et al. Symptoms of dissociation in humans experiencing acute, uncontrollable stress: a prospective investigation. *Am J Psychiatry* 2001;158:1239–1247.

Mueser KT, Rosenberg SD, Goodman LA, et al. Trauma, PTSD, and the course of severe mental illness: an interactive model. *Schizophr Res* 2002;53:123–143.

Resnick HS, et al. Prevalence of civilian trauma and posttraumatic stress disorder in a representative national sample of women. *J Consult Clin Psychol* 1993;61:984–991.

Rosenberg SD, Mueser KT, Friedman MJ, et al. Developing effective treatments for posttraumatic disorders among people with severe mental illness. *Psychiatr Serv* 2001;52:1453–1461.

Rothbaum BO, et al. Sertraline in the treatment of rape victims with PTSD. *J Trauma Stress* 1996;9:865–871.

Samson AY, et al. Posttraumatic stress disorder in primary care. *J Fam Pract* 1999;48:222–227.

Schatzberg AF. New indication for antidepressants. *J Clin Psychiatry* 2000:61(suppl 11):9–17.

Schuster MA, Stein BD, Jaycox L, et al. A national survey of stress reactions after the September 11, 2001, terrorist attacks. *N Engl J Med* 2001;345:1507–1512.

Shalev A, et al. Posttraumatic stress disorder: somatic comorbidity and effort tolerance. *Psychosomatics* 1990;31:197–203.

Sommerfield TN, et al. Factors associated with outcome of cognitive-behavioral treatment of chronic PTSD. *Behav Res Ther* 2000;38:191–202.

Stein MB, McQuaid JR, Pedrelli P, et al. Posttraumatic stress disorder in the primary care medical setting. *Gen Hosp Psychiatry* 2000;22:261–269.

Tucker WM. How to include trauma history in the diagnosis and treatment of psychiatric inpatients. *Psychoanal Q* 2002;73:135–144.

Warshaw MG, et al. Quality of life and dissociation in anxiety disorder patients with histories of trauma. *Am J Psych* 1993;150:1512–1516.

Wilkeson A, Lambert MT, Petty F. Posttraumatic stress disorder, dissociation, and trauma exposure in depressed and nondepressed veterans. *J Nerv Ment Disord* 2000;188:505–509.

Williams WH, Evans JJ, Wilson BA, et al. Brief report: prevalence of posttraumatic stress disorder symptoms after severe traumatic brain injury in a representative community sample. *Brain Inj* 2002;16:673–679.

(大村裕紀子, 吉田諭江 訳)

L. 殺人念慮・暴力

1. 定　義

　暴力とは，他人に対して意図的に脅威を与える行為，あるいはその試み，または実際に傷害を負わせる行為と定義される。一般的には感情的暴力および計画的暴力に分類される。感情的暴力は，恐怖，怒り，挫折，自制心の欠如と関連している。計画的暴力は多くの場合，利益を目論んだりあるいは個人的な利害が動機となっている。

　アメリカ合衆国法務省のデータによると2000年の殺人は1999年から1.1％減少しているが，暴力は日常茶飯事であり，EDにおいて直面する問題といえる。EDという職場は残念ながらこの社会的弊害から免れることができないのであり，病院，特にEDは暴力沙汰が発生する第1の場所である。EDや精神科救急室はすべて，極めて危険な部門と考えるべきである。なぜなら，これらの場所は雑然としているようにみえ，いつ暴力が発生しても不思議ではないからである。これら救急現場は，爆発しそうな状況を作り出したり悪化させたりして，最終的には暴力行動に終わる職場の典型であるといえる。最近の研究によると毎年，数千にも及ぶ暴力行為がアメリカの病院で発生している。メンタルヘルスの従事者は，ある種の患者からの暴力を受ける危険性が非常に高い。メンタルヘルスには深刻な職業的な危機が存在している。精神疾患入院患者を担当する精神科医に関する研究によると，医師をしている間に患者から身体的暴行を受ける危険は5〜48％とされる。精神科レジデントに対する調査では，暴行は精神科レジデントにおいてはその他の身体科レジデントより2倍高いとされる。ある研究によると，4年のトレーニング期間中に，40〜50％の精神科レジデントが身体的な攻撃を受けている可能性があるという。精神科レジデントに対する調査では，彼らの3分の2が暴力患者に対する対応を訓練されていない，または訓練中だと感じている。

2. 症　状

　ここ何年もの間，EDにおける攻撃的で暴力的な患者の増加が報告されている。殺人念慮をもつ患者は多種多様である。精神科医を含めたEDのスタッフはしばしば，暴力的な患者の評価を求められる。特定のものではない，漠然とした脅し（「私は誰かを傷つけたい，殺したいと感じている」）から，ある特定の個人を対象とした殺人（「私は妻を殺すつもりだ」）まで，患者はさまざまな暴力の脅しを口にする。暴力的な患者がみな同質の一群というわけではない。ただし幾つかの共通する特徴と危険因子・相互関連は認められるが，それぞれの症例を個別的に評価するべきである。暴力と関連する因子は**表4-L.1**を，暴力に共通の相互関連および予測因子は**表4-L.2**を参照。

　最も重要なことは診断が何であれ暴力の既往の有無が，その後の暴力行為の危険性が高いかどうかの指標となる。

　暴力および殺人念慮は精神科医によってのみ観察される特有の症状ではない。その他の多くの障害でもそれらは症状および所見となるものである。暴力と関連する主要な精神医学的および精

表4-L.1 攻撃性と関連する因子

遺伝	性染色体異常（XXX，XXY，XYYなど）の可能性。遺伝性代謝障害，サンフィリッポあるいはフォークト症候群，フェニルケトン尿症は攻撃的性格と関連している
ホルモン	ある種のホルモン変化は暴力行動と関連している（甲状腺発作またはクッシング病。アンドロゲン，エストロゲン，およびプロゲスチンおよびそれらの調節も関連している）
環境	不快な環境，大気汚染，大きくいらいらする騒音，混雑した状況など暴力への可能性を増大させる
病歴	小児期に暴力，虐待を受けた既往，希薄な親のモデル，重要な対他者関係の制限，学校生活の不足，およびそれまでの暴力のエピソードは暴力と関連する
対人関係	不満耐性の低さ，端的な興奮は暴力への曝露となる
生化学的	GABAとセロトニンは刺激性および攻撃性と関連している
神経学的	脳病変［脳腫瘍，外傷，発作（複雑部分発作，発作後状態），側頭葉・前頭葉・または辺縁系病変］

表4-L.2 暴力の関連因子および予測因子

病歴	小児期虐待または無視 自殺企図歴，自傷行為歴 以前の暴力および・または家族の暴力
年齢および性別	若年（13〜25歳） 男性
精神医学的要素	精神障害の陽性症状（命令形式の幻聴，妄想幻覚，精神病的思考解体，興奮性） 重症精神病と物質乱用の合併 パーソナリティ障害 物質関連障害（中毒および・または離脱） 重要：慢性アルコール症はその時のアルコール使用よりも暴力の予測因子として有用であり，精神障害の合併数が多いほど，暴力率は高くなる
情緒的要因	「逸脱」行為 怒りまたは激越感情 情緒的不安定性 いらいらおよび・または衝動性 不満耐性の低さ
社会的要因	社会的サポートの制限または不足 低い社会経済状態 服薬非遵守
神経生物学的因子	せん妄，HIV・AIDS 精神遅滞 神経疾患 発作，構造的脳異常 外傷性脳損傷

神医学的ではない他の障害を表4-L.3に記載した．反社会性パーソナリティ障害，アルコールまたは薬物中毒，境界性パーソナリティ障害，間欠性爆発性障害，精神遅滞，行為障害，および全身的身体疾患によるパーソナリティ変化，など攻撃性を伴うこれらのタイプは，暴力行為を引き起こす可能性のある精神医学的障害である．

興奮し暴力に及ぶ可能性のある徴候および症状を列挙している．それらについてほんの僅かな興奮から明らかな暴力まで，重症度スペクトラム上でリストアップした．何らかの抑制手段を設定するために患者の興奮を初期の段階で評価することと，暴力の可能性を徐々に縮小させることが重要である．暴力の拡大に対する反応および解決が早いほど，患者およびスタッフは安全となる．患者の暴力の可能性が他者に対する現実的な脅威となったなら，断固とした行動をとる必要がある．EDにおいて観察されるある種の行動の変化は，全面的な暴力への拡大することを示唆する指標となることがある．EDにおける原則は，**迅速な行動**である．

歩き回る→精神運動興奮→脅威の顕在化→戦闘的態度および姿勢→行動表出→**暴力の発動**
慎重さ→不信感→妄想観念→妄想幻覚→武器の携帯または接近→**暴力の発動**
衝動制御欠如または不満に対する耐性の低さ→情緒不安定→いらいらおよび・または衝動性→**暴力の発動**

暴力の発動とは大声，悪態をつく，叫ぶ，唾を吐く，物を投げる，自他を打つあるいは殴る，および・または攻撃または強襲する行動である．

3. 対　応

EDは決して「理想的」な施設ではなく，その環境的制約にもかかわらず，暴力的な患者を治療しなければならないという責務がある．EDにおいて最もよくあるシナリオは，既に興奮しているか，待っている間に徐々に興奮していく患者が来院することである．その他によくある例は，

表 4-L.3　暴力と関連する主要な障害

原発性精神障害（DSM-Ⅳ）
物質乱用障害（アルコール関連障害，アンフェタミン中毒，吸入剤中毒，フェンシクリジン中毒），反社会性パーソナリティ障害，境界性パーソナリティ障害，認知症，せん妄，解離性障害，間欠性爆発性障害，精神遅滞，行為障害，反抗挑戦性障害，心的外傷後ストレス障害，一般的身体医学的状態によるパーソナリティ変化―攻撃性タイプ，月経前不快気分障害，性的サディズム，および統合失調症・妄想型

その他の病因
投薬治療，認知症，せん妄，感情病または精神病症候群，パーソナリティ変化（頭部外傷，感染症，新生物，解剖学的欠陥，血管奇形，脳血管障害，変性疾患）の原因となる頭蓋内病変，発作期，発作後，および発作間欠期に起こる行動化を含む発作または発作様症候群，認知症，せん妄，感情病または精神病症候群，パーソナリティ変化（代謝性，内分泌性，感染性，環境因性）の原因となる全身性障害，およびその他の特定の障害

穏やかにベッドで待っていて，突然，興奮を示し，戦闘的となる患者がいることである．また，慌ただしくて騒々しいEDにおける多様なストレス場面および混乱してみえる状況などによって，患者あるいは家族が怒り出すことがある．精神科救急治療室における最優先事項は患者とスタッフの安全である．米国精神医学会（APA）臨床安全特別専門委員会ガイドラインを**表4-L.4**に示す．緊急行動治療の手引きのより完全な記載については，3. 安全に関する配慮を参照．

暴力を予測するための診断尺度はないが，暴力の**既往歴**が**将来の暴力の最良の指標**であるということが知られている．（もし自分の病院でわかるなら）患者の暴力の既往歴を，応急処置および登録の際に速やかに認識することが重要である．多くの病院では危険の高いこのような患者を識別するシステムをもっており，観察を強化する，すなわち注意深い観察の手段として，または安全性の観察のために当初より，必要な安全性尺度が用いられている．外来診療からこのような患者を認識することにより，臨床医の意識を向上させ，行動化の可能性，すなわち人を突然に攻撃する可能性を最小限に食い止めることが可能となる．人の手によるのか（前述），あるいは金属探知機を用いるかはそれぞれの施設の方針によってさまざまであっても，すべての武器を取り除く防衛策を実践しなければならない．患者に率直に以下のことを尋ねることが不可欠である．すなわち，

- 自分自身を傷つけるか他人を傷つける意思
- 武器の所持
- 最終的に実行に移そうという計画の明示
- 最近の暴力歴
- 現在のアルコールおよび薬物使用
- アフターケアおよび医学治療の遵守
- 関連する精神医学的および身体医学的状態

について，である．

これらの質問をすることにより，EDのスタッフは，非常に重要な情報を予備的に収集し，患

表4-L.4　米国精神医学会（APA）臨床安全特別専門委員会ガイドライン

- 暴力のマネジメントのため，学会および法曹界の枠を超えて，合理的かつ最小限の臨床基準を示す
- 暴力的な患者への接近および拘束の技術に関する特別な推奨事項は作らないが，隔離または拘束が学会において心肺蘇生と類似の不可欠ものとみなされていることを指摘しておく
- 特別なガイドラインおよびその手順や用い方のマニュアルを作成する
- 病院管轄機関，法務省，および州によるガイドラインの承認
- 実際の方針および手順に関するスタッフの教育．現職者に対する頻回の技術の実際の練習・遂行も同様である
- ガイドラインに関するスタッフへのフィードバック，必要があればその後の改定を伴う

者との関係を仮構築することができる。暴力的な患者に対する実際の治療法は3. 安全に関する配慮に概説されている。行動化，興奮，または暴力行為の恐れのある場合には，より注意深く，細心の注意を保持すればするほど，爆発的な状況が起こる可能性は少なくなるということを記憶にとどめておくべきである。我々は，自分のいる空間，自分自身，および患者がすべて統制がとれていて，安全であることを確認しなければならない。不意をつかれたり，または奇襲を回避しなければならない。以下のような対策を念頭に置いておく。

- 環境の操作
- 段階的興奮鎮静化技術
- 身体拘束・隔離
- 薬理学的介入（経口または筋注）

いったん，安全が確保されたなら，次の作業では暴力的な患者の治療計画を立てることが重要である。診断およびその後の推奨される治療を確定することが大切である。見当識障害やバイタルサインの異常，頭部外傷，意識レベルの変化，および精神医学的既往歴がないことなどは「器質」因を示唆するものである。精神医学的既往歴のある患者であるとしても，身体疾患の除外のために身体的精査を完全に遂行しなければならない。以下のものを考慮する必要がある。必要に応じて，血算，SMA-7（特に血糖が重要），カルシウム，CPK，アルコールおよび薬物スクリーニング，およびCT・MRI。X線検査，動脈血ガス，髄液検査，肝機能および甲状腺機能検査は，臨床的に必要と思われる場合に施行するべきである。

急速鎮静法は，安全性と有効性が認められる一般的な治療法になってきている。従来の対応法としては，haloperidol（セレネース）のような定型抗精神病薬を用いるものであり，lorazepam（ワイパックス）などのベンゾジアゼピンを併用する場合としない場合がある。新規抗精神病薬は臨床において広く用いられているが，効果発現が緩徐であること，および・または用量限定性の副作用によりEDでの第1選択肢とはなっていない。経口液剤，急速溶解剤錠などのより新しい製剤，およびolanzapine（ジプレキサ）またはziprasidone（Geodon）の非経口（筋注）投与が，暴力の治療の有効な代替薬となってきているが，EDにおける潜在的な使用可能性と効果を支持する研究と臨床実績が必要である。予備的データによると，これらの薬剤は，認容性が高く，副作用が少なく，興奮や精神病症状を減弱させるのに有効である。また，筋注から経口への移行も容易で認容性に優れている。

異なったタイプの患者を急速鎮静するために，以下に示す「カクテル療法」が用いられる。このような決断を下す時には常に確かな臨床判断を確定して行わなければならない。後に述べる薬剤をすべて1本の注射器に混注して使用し，これによって焦燥性の，または暴力的な患者に対して一時に何度も筋注を行う必要性を回避し，針刺し事故を最小限に抑えることができる。至適な薬物用量の決定，効果発現までの即効性，副作用の減少について考慮することがこれらのカクテル療法を行う際には重要であるが，これらを支持する強力なエビデンスや研究は現在のところ限定的なものである。

軽度から中等度の興奮・協力的な患者・精神病でない：

lorazepam（ワイパックス）0.5 mg〜2 mg，経口－鎮静するまで必要に応じて lorazepam を 1 mg〜2 mg，30〜60 分ごとに経口投与（最大用量 10〜15 mg/24 時間）

軽度から中等度の興奮・協力的な患者・精神病性：

lorazepam（ワイパックス）0.5〜2 mg，経口
または，
haloperidol（セレネース）1 mg〜5 mg，経口
fluphenazine（フルメジン）1 mg〜5 mg，経口
　鎮静するまで必要に応じて上記薬物を 30 分〜60 分おきに投与（最大用量 25〜50 mg/24 時間）
　もし神経遮断薬を使用したことがない場合，追加：抗コリン薬（benztropine 0.5〜2 mg，経口）を各回ごと。
または，
risperidone（リスパダール）0.5〜2 mg，経口
　鎮静するまで必要に応じて 60 分ごとに投与（最大用量 6〜10 mg/24 時間）
または，
olanzapine（ジプレキサ）2.5〜10 mg，経口
　鎮静するまで必要に応じて 60 分ごとに投与（最大用量 20〜30 mg/24 時間）
または，
quetiapine（セロクエル）25〜100 mg，経口
　鎮静するまで必要に応じて 60 分ごとに投与（最大用量 300〜575 mg/24 時間）
または，
ziprasidone（Geodon）10〜20 mg，経口
　鎮静するまで必要に応じて 2〜4 時間ごとに投与（最大用量 40 mg/24 時間）
または，
aripiprazol（エビリファイ）10〜15 mg，経口（最大用量 30 mg/24 時間）

中等度から重度の興奮・協力的・精神病の有無にかかわらず：

lorazepam（ワイパックス）1 mg〜2 mg，経口または筋注
［単独または併用で］
haloperidol（セレネース）5 mg〜10 mg，経口または筋注
または，
fluphenazine（フルメジン）5 mg〜10 mg，経口または筋注
　鎮静するまで必要に応じて上記薬物を 30〜60 分ごとに投与
　もし神経遮断薬を使用したことがない場合，追加：

抗コリン薬（benztropine（Cogentin）0.5～2 mg，経口）を毎回。
または，
ziprasidone 10 mg～20 mg，経口または筋注
　鎮静まで必要に応じて2～4時間ごとに投与

中等度から重度の興奮・非協力的・精神病の有無にかかわらず：

lorazepam（ワイパックス）1 mg～2 mg，筋注
＋
haloperidol（セレネース）5 mg～10 mg，筋注
または，
fluphenazine（フルメジン）5 mg～10 mg，筋注
　鎮静するまで必要に応じて上記薬物を30～60分ごとに投与
　もし神経遮断薬を使用したことがない場合，追加：
　抗コリン薬（benztropine 0.5～2 mg，経口）を毎回。
または，
ziprasidone（Geodon）10 mg～20 mg，筋注
　鎮静するまで必要に応じて2～4時間ごとに投与

　最近の研究では，バルプロ酸も暴力の治療に有効である可能性があることが示された。暴力的な行動を大きく減弱させ，特に「器質」因を有する患者，認知症，精神遅滞，および・または双極性障害，躁型に有効というものである。

4. その後の対策
　言葉によってであれ，急速精神薬理学的介入または身体拘束によってであれ，行動の統制が取れるようになったなら，アフターケアの計画を立てなければならない。一般的には，患者が殺人念慮を口にして興奮を示し攻撃や暴力を実行する可能性がある場合や，基礎に精神障害が存在する場合には，入院治療が最良の選択といえる。法的圧力にもかかわらず，多くの精神科医は，確立された治療様式によって患者が治療的恩恵を受けられると考えた場合のみ，暴力的な人を入院させるのである。アメリカの多くの州では，他害の恐れが切迫した人を鎮静し治療するために，自らの意思で，あるいは強制的に，医師が入院させることができるという法律を制定している。時には，一晩あるいはそれ以上の間，EDに留めておくことが，特に，薬物および・またはアルコールが結実因子となっている場合に有用である。実際の犯罪および警察拘留の場合，患者をさらに詳細に評価してその後の治療のためには，矯正施設の司法精神医学部門に移送するべきであろう。退院しても安全性に問題ないと思われる患者もいるが，経過観察をするとともに，家族・友人から情報収集して慎重に評価し，見極めた後に退院させるべきである。この決断は慎重に吟味し，慎重に記録する必要がある。治療計画および対策は，家族および患者とともに，安全性と経過観察を確実なものとし，暴力再発のあらゆる可能性に有効に対応できるものでなければならない。

不適切な精神科薬物療法的介入，身体拘束または隔離の不適切な履行，および情報記録の不足などの如何なる理由であれ，暴力に対する治療が効果的でないと，患者および医療スタッフの双方にとって由々しき事態を招く恐れがあることを銘記すべきである。

以下の配慮を忘れないこと。

- 疑わしい場合，入院させる
- 後悔するより安全な方法を選択する
- 常に注意深く

BIBLIOGRAPHY

Allen MH, Currier GW, Hughes DH, et al. The expert consensus guideline series: treatment of behavioral emergencies. *Postgrad Med* 2001;1–90.

American Psychiatric Association Task Force on Clinician Safety, American Psychiatric Association, Tardiff K. Management of the violent patient in an emergency situation. *Psychiatr Clin North Am* 1988;11:539–549.

American Psychiatric Association. *Diagnostic and statistical manual of mental disorders.* 4th ed. Washington, DC: American Psychiatric Association, 1999.

Arana GW, Rosenbaum JF, eds. *Handbook of psychiatric drug therapy.* 4th ed. Philadelphia: Lippincott Williams & Wilkins, 2000.

Ayd FJ. Haloperidol: twenty years clinical experience. *J Clin Psych* 1978;39:807.

Bienek SA, Ownby RL, Penalver A, et al. A double-blind study of lorazepam versus the combination of haloperidol and lorazepam in managing agitation. *Pharmacotherapy* 1998;18:57–62.

Black KJ, et al. Assaults by patients on psychiatric residents at three training sites. *Hosp Community Psychiatry* 1994;45:706–710.

Bodkin JA. Emerging uses for high potency benzodiazepines in psychotic disorders. *J Clin Psych* 1990;51(suppl):41.

Braunwald E, et al., eds. *Harrison's principle of internal medicine.* 15th ed. New York: McGraw-Hill, 2001.

Breier A, Meehan K, Birkett M, et al. A double-blind, placebo-controlled dose-response comparison of intramuscular olanzapine and haloperidol in the treatment of acute agitation in schizophrenia. *Arch Gen Psychiatry* 2002;59:441–448.

Brook S, Lucey JV, Gunn KP. Intramuscular ziprasidone compared with intramuscular haloperidol in the treatment of acute psychosis: Ziprasidone I.M. Study Group. *J Clin Psychiatry* 2000;61:933–941.

Citrome L, Volvaka J. Violent patients in the emergency setting. *Psychiatr Clin North Am* 1999;23:789–801.

Clinton JE, Sterner S, Steimacheers Z, et al. Haloperidol for sedation of disruptive emergency patients. *Ann Emerg Med* 1987;16:319.

Cressman WA, Plostnieks J, Johnson PC. Absorption, metabolism, and excretion of droperidol in human subjects following IM and intravenous administration. *Anesthesiology* 1973;38:363.

Currier GW. Atypical antipsychotic medications in the psychiatric emergency service. *J Clin Psychiatry* 2000;61(suppl 14):21–26.

Currier GW, Simpson GM. Risperidone liquid concentrate and oral lorazepam versus intramuscular haloperidol and intramuscular lorazepam for treatment of psychotic agitation. *J Clin Psychiatry* 2001;62:153–157.

Currier GW, Trenton A. Pharmacological treatment of psychotic agitation. *CNS Drugs* 2002;16:219–228.

Daniel DG, Potkin SG, Reeves KR, et al. Intramuscular (IM) ziprasidone 20 mg is effective in reducing acute agitation associated with psychosis: a double-blind, randomized trial. *Psychopharmacology* 2001;155:128–134.

Donlon PT, Hopkin J, Tupin JP: Overview: safety and efficacy of rapid neuroleptization method with injectable haloperidol. *Am J Psych* 1979;136:273.

BIBLIOGRAPHY

Dorland's illustrated medical dictionary. 28th ed. Philadelphia: WB Saunders, 1994.

Dubin WR, Feld JA. Rapid tranquilization of the violent patient. *Am J Emerg Med* 1989;7:313.

Harwood-Nuss AL, et al., eds. *The clinical practice of emergency medicine.* 2nd ed. Lippincott-Raven, 1996.

Hill S, Petit J. The violent patient. *Emerg Med Clin North Am* 2000;18:301–315.

Hughes DH. Acute psychopharmacological management of the aggressive psychotic patient. *Psychiatr Serv* 1999;50:1135–1137.

Hughes DH. Assessment of the potential for violence. *Psych Ann* 1994;24:579–583.

JCAHO. *Comprehensive accreditation manual for hospitals.* Oakbrook Terrace, IL: JCAHO, 1996.

Kao LW, Moore GP. The violent patient: clinical management, use of physical and chemical restraints, and medicolegal concerns. *Emerg Med Pract* 1999;1:1–23.

Kaplan HI, Sadock BJ, eds. *Comprehensive textbook of psychiatry.* 8th ed. Baltimore: Williams & Wilkins, 1999.

Kinon BJ, Roychowdhury SM, Milton DR, et al. Effective resolution with olanzapine of acute presentation of behavioral agitation and positive psychotic symptoms in schizophrenia. *J Clin Psychiatry* 2001;62(suppl 2):17–21.

Lavoi FW. Consent, involuntary treatment, and the use of force in an urban emergency department. *Ann Emerg Med* 1992;21:25–32.

Lindenmayer JP, Kotsaftis A. Use of sodium valproate in violent and aggressive behaviors: a critical review. *J Clin Psych* 2000;61:123–128.

Marx JA, Hockberger RS, Walls RM. *Rosen's emergency medicine: concepts and clinical practice.* 5th ed. St. Louis: Mosby, 2002.

Mcneil DE, et al. The role of violence in decisions about hospitalizations from the psychiatric emergency room. *Am J Psych* 1984;141:1232–1235.

Mendoza R, Djenderedjian AH, Adams J, et al. Midazolam in acute psychotic patients with hyperarousal. *J Clin Psych* 1987;48:291.

Modell JG, Lenox RH, Weiner S. Inpatient clinical trail of lorazepam for the management of manic agitation. *J Clin Psychopharmacol* 1985;5:109.

National Crime Victimization Survey (NCVS), U.S. Census Bureau, Bureau of Justice Statistics (http://www.icpsr.umich.edu/NACJD/SDA/ncvs.html).

Presley D, Robinson G. Violence in the emergency department: nurses contend with prevention in the healthcare arena. *Nurs Clin North Am* 2002;37:161–169.

Salzman C, Green A, Rodriguez-Villa F, et al. Benzodiazepines combined with neuroleptics for management of severe disruptive behavior. *Psychosomatics* 1986;27(suppl 1):17–22.

Schatzberg AF, Nemeroff CB, eds. *Textbook of psychopharmacology.* Washington, DC: American Psychiatric Press, 1995.

Schwartz TL, Park TL. Assaults by patients on psychiatric residents: a survey and training recommendations. *Psychiatr Serv* 1999;50:381–383.

Snyder W. Hospital downsizing and increased frequency of assaults on staff. *Hosp Community Psychiatry* 1994;45:378–380.

Tardiff K. Prediction of violence. *J Pract Psych Behav Health* 1998;xx:12–19.

Tintinalli JE, Kelen GD, Stapczynski JS. *Emergency medicine: a comprehensive study guide.* New York: McGraw-Hill, 2000.

Wright P, Birkett M, David SR, et al. Double-blind, placebo-controlled comparison of intramuscular olanzapine and intramuscular haloperidol in the treatment of acute agitation in schizophrenia. *Am J Psychiatry* 2001;158:1149–1151.

(松木　麻妃　訳)

M. 衝　動

1. 定　義
　衝動性には，思慮に欠けた非合理的な行為に自然に及んでしまうか，または駆り立てられるという特徴がみられる。それは攻撃的ないし暴力的行動という行動スペクトラムに属しており，そのような情動が外部へ向かって行動として顕在化したものと考えられる。

2. 症　状
　衝動性は，興奮および暴力と同様に，ある疾患に特異的なものではなく，精神医学的および身体医学的な，多様な障害の症状となり得る。衝動・暴力スペクトラムを生ずる可能性のある精神医学的，身体医学的，治療薬および薬物関連性障害を**表4-M.1**に要約している。衝動性は，精神遅滞の患者にみられるような，てんかんや外的刺激によらない憤怒発作といった逸脱行動から，境界性パーソナリティ障害の患者にみられるような衝動的な自傷行動，性嗜好異常および衝動制御障害までの広い範囲がある。さらに，衝動的行動は，軽躁病または躁病エピソード，反抗的挑戦，行為障害，注意欠陥・多動性，物質関連性障害，および反社会性パーソナリティ障害の患者にもみられる。

　ほとんどの患者はその行動を，衝動的にせざるを得ない，すなわちそうしなければ精神的な緊張や圧力は高まってくるのである。そのためその行動を止めることは不可能であると感じ，患者はその衝動を遂行すると安堵してある種の安心感を覚えることになる。この種の障害をもつ患者は自分からEDを訪れることはまずないが，それは自分の行動に対する彼らの洞察および認識がしばしば欠けているからである。一般的に，他の精神障害と重複することによって，衝動性は頻繁にみられる症状になり，時にはEDを受診するきっかけになることがある。しかし，家族・友人または警察・裁判所が診断を求めてこのような患者をEDに連れてくることが多い。アルコールおよびその他の薬物などの物質の使用は衝動性を高め，患者をトラブルに巻き込み，そして最終的にEDにやってくることがある。このような人の中には，少量のアルコールで病的酩酊に発展し，衝動的となり，さらには暴力に及ぶ者もいる。普段は良好な衝動制御力をもっていても，ごく少量のアルコールで病的酩酊を引き起こし，衝動性および攻撃性を行動化してしまうことがある。これは，病的酩酊では，錯乱，失見当識，およびその出来事の想起障害を生じることになる。心配した家族または友人が，または警察・救急医療サービス（EMS）が，飲酒後に口論または他人との喧嘩になって初めて患者を連れてくることになる。患者は一過性の幻覚または錯覚，および衝動性による特徴的な逸脱行動をすることがある。この障害は通常，深い睡眠のあとに回復する。

　間欠性爆発性障害の患者は，自分の衝動的または攻撃的行動を実行しないように抑制するが，ことごとく失敗し，誘発因子の後，あるいは誘発因子がなくても，器物を破壊する，または人に暴行を加えることになる。窃盗癖，放火癖，抜毛癖，または病的賭博を伴う特定不能な衝動制御障害のカテゴリー患者は，症状の重症度および関係する外部の援助ネットワークによって，ED

に現れることがある。窃盗癖の患者は，盗むという行為によって解放感または喜びを得るということ以外に動機はなく，物を盗むという衝動に何度となく抑制を試みてもそれができないのである。病的賭博の患者は，自分の人生に深刻な障害が生じるまで賭博を続ける。放火癖では，故意に火をつけるという衝動を抑制することができない。彼らは放火と，その結果生ずる火災に魅了されており，それによって解放感または喜びを得るのである。6歳以降の寝小便，火遊び，および動物虐待の3つの組み合わせは，将来の行動の制御不能または暴力を引き起こす病理的な徴候である。抜毛癖の患者は，自分の髪の毛を抜くことへの衝動性を持っており，これもまたその後に解放感が続く。

性嗜好異常には，人間以外の対象物，苦痛または辱め，子ども，または合意のない性的行動，性的空想，性的衝動などの特徴が見出される。これらもしばしば衝動的な行為であり，患者およびその他の人にとって深刻な結果に至ることがある。それらを以下に挙げる。

表4-M.1　衝動性を合併する障害

エイズ
アカシジア
アルコール中毒および離脱
アルツハイマー病
アンフェタミン中毒およびアンフェタミン誘発性精神障害
鎮痛剤
抗コリン剤性せん妄
反社会性パーソナリティ障害
抗不安薬性脱抑制
注意欠陥多動性障害
双極性障害
境界性パーソナリティ障害
脳腫瘍
短期精神病性障害
脳血管性疾患・卒中
コカイン中毒およびコカイン誘発性精神障害
行為障害
せん妄
せん妄，認知症，およびその他の認知障害
妄想性障害
脳炎
ハンチントン病
甲状腺機能亢進症および低下症
低血糖
間欠性爆発性障害
髄膜炎
精神遅滞
多発性硬化症
反抗挑戦性障害
パーキンソン病
ポルフィリン症
心的外傷後ストレス障害
失調感情障害
性的サディズム
全身性エリテマトーデス（SLE）
ステロイド誘発性気分障害（躁病）またはせん妄
物質関連性障害
外傷性脳損傷（Traumatic Brain Injury）
ビタミン欠乏症
ウィルソン病

- 露出症：見知らぬ人に性器を不意に露出すること。
- フェティシズム：性的刺激を生み出す，または高めるために人間以外の対象物を使用するこ

と。パートナーがいる場合もいないの場合もある。
- 接触症：同意してない人の身体に自分の性器を触れるまたはこすりつけること。
- 小児性愛：子ども——通常は13歳またはそれ以下——との性的行為。または青年期の場合，子どもとは加害者よりも5歳以上年下である。
- 性的マゾヒズム：性的興奮を高めるまたは得るために打たれる，辱められる，縛られる，または苦痛を与えられること。
- 性的サディズム：性的興奮を高めるまたは得るために痛み，苦しみ，または辱めを加えること。
- 服装倒錯的フェティシズム：性的刺激を生み出すまたは高めるために異性愛の男性が女性の服を着る（反対の服装をする）こと。通常は実際のパートナーはいないが，時には自分が女性パートナーであるという空想をもつことがある。
- 窃視症：性的興奮を生み出すために，見知らぬ人および同意してない人が，通常は服を着ていないおよび・または性行為をしているのを観察すること。

境界性パーソナリティ障害は，臨床の現場で最も一般的なパーソナリティ障害であり，誤って診断されるか，あるいは診断されていないことがしばしばである。一般人口の2％近くがこの障害を有しており，女性は男性の3倍多く，自己破壊的行為や自殺を起こすことがある——境界パーソナリティ障害の患者の8～10％が自殺する——ことに加えて，重大な対人関係上の苦痛および機能不全の原因となっている。このような患者は対人関係，情緒状態，および自己像が著しく不安定である。重大な自傷行為への衝動をもっている。このような衝動的または行動制御困難である症状は，慢性化することもあり，以下のものを含んでいる。

- 衝動的な攻撃性
- 自傷行為
- 自己破壊行動（例：無防備な性交渉，乱交などの危険な性行為，物質乱用，万引き，無謀な運転および浪費）
- むちゃ食いおよび排出
- 頻回の自殺企図・素振り
- 暴行を煽るような挑発的な行動

これらの行動および感情状態は，何らかの変化またはストレスによって容易に誘発される。変化やストレスには，患者の人間関係における離別，見捨てられ感，治療者の交代，裏切られたという思い，不当に非難されたという思い，または誤解されている，責められているという思いなどが含まれる。このような状況は患者を激しい怒りに駆り立て，ED受診の誘因となることがある。通常，激しい自殺念慮，またはその素振りなどが受診理由となる。

暴力も同じようによくみられるものであり，通常は物を投げる，物を壊す，身体的暴行などであるが，反社会的特徴がみられる場合には一般的に，転帰は悪いことが多い。

境界性パーソナリティ障害と物質乱用をもつ患者の転帰はさらに悪く，自殺および事故による死傷の危険性が高い。物質乱用は衝動的行動に対する閾値を実際に低下させ，患者は物質乱用を

過小申告または隠蔽する傾向がある。

　精神遅滞でも境界性パーソナリティ障害でも精神病でもないのに，繰り返し衝動的に自傷行為に走る患者がいる。主として女性にみられるが，自傷は刑務所に入っている男性にもみられることがある。切る，焼く，頭または四肢を打ちつける，自らを噛むまたは噛みちぎる，などがあり，その自傷行為の後に，解放された安堵感を生じることが多い。これらすべてが患者にとって自らをなだめるはけ口となっていると思われる。

　反社会性パーソナリティ障害の患者は常に他人の権利を無視ないし侵害する。彼らは攻撃的および破壊的であり，多くの場合に衝動的で，しばしば法律または規則を破り，騙し，盗み，そして自分の行動に対して良心の呵責をみせることはない。

　注意欠陥・多動性障害（ADHD）をもつ青年も成人も，多動のために非常に衝動的となる。衝動性には認知的要素とともに運動的要素をもっている。自己統制の欠如およびその結果としての逸脱行動はこの障害の特徴であり，ED 受診の原因となることがある。子どものときのADHDの60％近くは成人になっても持続するため，慎重に評価しなければならない。このような子どもまたは成人は，自分の衝動性および多動を制御できるようになるためには辛い時期を過ごさなければならない。ADHD の大人は，うつ病，不安障害，パーソナリティ障害および物質乱用障害など他の多くの精神医学的な合併症があり，そのため臨床像が複雑多様となることがある。ADHD の成人は多動，注意および集中困難，および気分の不安定性（しばしば怒りっぽいまたは短気だとのレッテルを貼られる）があり，情緒的に反応しやすく，混乱していて課題を遂行することができず，衝動的である。彼らはまた特有の頑固さがあり，権威との対立，対人関係における問題，就労の不安定さ，欲求不満耐性の脆弱さがみられ，全体として，挫折感をもっている。このような例では誤診が非常に多く，その結果，予後は悪くなっている。

　この障害と密接に関連しているのは反抗挑戦性障害または行為障害（CD）の子ども・青年であり，親または他の保護者・施設によって ED に連れてこられることがある。このような患者は衝動的に行動し，自ずとトラブルに巻き込まれやすく，そのために ED 受診のきっかけとなる。このような患者の家族は，行動障害および衝動性の解決策を求めて，しばしば非現実的な即効性のある解決策を期待してやってくる。このような受診は，彼らの行動のために家族の生活が重大な危機に瀕していることがある。家族は打ちのめされており，子どもを制御することができないと感じているため，しばしば入院または施設入所を希望する。行為障害をもつ青年が将来的に罪を犯すことを強く予測させるいくつかの因子が知られている。その因子とは，過去の犯罪歴，反社会的な交遊関係，社会的ネットワークが限られていること，早い時期の物質使用，男性，早い時期の攻撃性，低い社会的経済的水準（SES），危険を冒す行動，衝動性，低い学業成績，早い時期の身体的外傷，大家族，重大な家族内ストレス，家族機能の不全，虐待する親，反社会的な特徴をもつ親，などである。

　軽躁病または躁病の患者は時に衝動的であり，誇大的で高揚した気分にある場合に，無謀な運転，性的乱交，または乱痴気騒ぎによる乱費などのような「手痛い代価を払うことになる楽しい活動」にしばしば夢中になることがある。このような衝動性は通常，その他の双極性障害の徴候および症状を伴っていることが多く，それが精神科 ED を受診する理由である。

3. 対　応

　すべての患者について，行動および衝動を制御する能力がどの程度あるかを評価するべきである。衝動制御能力の評価は精神医学的診療の一部であり，EDにおいても重要な要素である。それは自傷他害の危険性を示す直接的な指標であると同時に，確立されている社会的規範や社会的規則を理解するその人の能力を測る尺度でもある。患者の衝動制御力を判断するには，過去および最近の行動を直接的および間接的に観察することが重要である。行為および行動の病歴は評価における一助となり得る。患者は性的または攻撃衝動をすぐさま行動に移すことなく制御することができるか？　もし行動に移すなら，衝動を誘発したものは何か？　それに寄与した要因にはどのようなものがあるか？　彼らが衝動を行動に移すことを止めるものがあるとすればそれは何か？　患者はEDにいる間（もし入院が必要なら病院にいる間），自分自身を制御することができるか？　これらの質問は重要であり，スタッフおよび患者の安全を確実なものにするために答えてもらわなければならない。**衝動性は，暴力——内にまたは外に向けられる——の母胎であるので，速やかに評価して対処しなければ回避することができない。**

　完全な身体医学的，精神医学的，および神経学的な精査を行うことは，これらの行動の基底にあるかもしれない他の要因を除外するために重要である。けいれん発作（発作前，発作中，または発作後状態）は衝動的行動を伴うことがあり，原発性精神疾患と誤解されることがある。例えば，中毒は，鎮静剤・睡眠薬を服用している高齢の患者，服用時により疲労している患者，または不安な患者，および衝動制御のよくない病歴のある患者に，よりしばしば起こる。間欠性爆発性障害は若年の男性に多くみられ，衝動的行動の既往歴と同様，現在および過去に強い心理社会的ストレス因子を伴っている。このような患者は，制御を失う前に前駆症状様の特有の感覚を訴えることがある。

　一般的に言って，これらの患者に対するアプローチは結局類似したものである。すなわち，穏やかで安心感を与える態度が不可欠であり，同時に爆発的または暴力的になる可能性のある人と対面する場合には，安全対策を考慮に入れて準備を怠らないことである。もし行動が拡大し続けるなら拘束，隔離，および精神薬理学的介入はすべて，実行に移さなければならない。衝動性をマネジメントするためにはベンゾジアゼピンを経口・注射にて使用することを考慮するべきである。もしベンゾジアゼピンで期待される効果が得られないなら，神経遮断薬も同様に検討することができる。自己破壊的および衝動的行動は，ある患者にとっては情緒的激高を抑えるための強力な手段となることがあるので，EDにおいて非常に厳格な制限を遵守・維持することが重要である。

　自殺の直接的で深刻かつ重要な危険因子が衝動性（不安，パニック，および抑うつとともに）であることは明らかである。自傷行為またはリストカットについて尋ねることは非常に重要である。これによって，気分，不安，解離性，またはパーソナリティ障害などのスペクトラムの方向性が示唆されるので，治療の選択肢が示されるからである。心的外傷または虐待の病歴もまた重要な手がかりである。このような患者は最終的には自殺行為に至ることがあるが，自傷またはリストカットは死ぬつもりはほとんどなく，自らを鎮める行為であることがより一般的である。自傷またはリストカットを伴う患者に，それらによって落ち着くかあるいは不安が緩和されるかどうかを質問すること。腕または大腿部の内側，または腹部など普段露出していないところにも傷跡を調べること。

合併疾患を正確かつ徹底的に精査することが大切である。特に衝動行動を伴う成人においては不可欠である。ADHDの成人において，合併症が高頻度で認められるため，障害についての心理教育および治療の選択肢を提供しながらこれらすべての要因に焦点をあて，とるべき行動について推奨することが不可欠である。治療は外来で，子どもに対しては刺激薬による薬物療法を行う。時にはSSRIも併用することがある。混合amphetamine塩（Adderall），methylphenidate（リタリン），およびpemoline（ベタナミン）はすべて，ADHDの外来治療に有効である。

性的逸脱の患者においては，切迫した危険が誰にも及ばないこと，特に子どもが対象とされていないことを確認しなければならない。このような症例においては，適切な対処と通報について考慮しなければならない。このような患者に対する最善の対処法を得るために法律相談を要することがある。衝動制御の障害の患者には，EDにおいては短時間作用型のベンゾジアゼピンが有効であろうし，専門の治療センター・クリニックまたは精神科医に紹介することが非常に有益であろう。

EDにおいて家族の心理教育およびミーティングを開くことは，対応が困難な思春期の症例に対処するときに有効であり，問題に優先順位をつけることは家族が自分たちの子ども（児童・青年期の）に関連した必要な（しばしば非常に困難な）決定を下す場合に一助となるだろう。アフターケアのための勧告が大切であり，このようなタイプの青年に対処する，または親が彼らに対処する際の頼りになるような地域の機関（司法をも含む）を推薦することも同様に大切である。

4. その後の対策

前述の通り，衝動制御能力の乏しい患者を扱う時は安全性の評価が不可欠である。一般的に，重症の精神疾患をもつこのような患者の多くは精神科への入院が必要であろう。下記に記載したいくつかの要因が決定を下す際に一助となるであろう。

- 非常に衝動的で危険であるとみなされ，外来レベルでは対処できない行動
- アフターケアの治療計画および薬物療法を遵守することができず，臨床的な状態が悪化する結果となる
- さらなる評価および治療が必要な重症の精神医学的または身体医学的合併症があり，外来レベルでそれを施行または継続できない
- 社会的，職業的，または対人関係的機能の重大な障害
- 自己または他者に対する切迫した危険性，自殺念慮の増大または深刻な自殺企図を伴う
- 精神病，物質乱用または依存，または判断力を損なうようなその他の疾患，など

BIBLIOGRAPHY

American Psychiatric Association Clinical Resources. *Practice guidelines for the treatment of patients with borderline PD*. Washington, DC: American Psychiatric Association, 1999.

American Psychiatric Association. *Diagnostic and statistical manual of mental disorders*. 4th ed, 4-TR. Washington, DC: American Psychiatric Association, 1999.

Arana GW, Rosenbaum JF, eds. *Handbook of psychiatric drug therapy*. 4th ed. Philadelphia: Lippincott Williams & Wilkins, 2000.

Bassarath L. Conduct disorder: a biopsychosocial review. *Can J Psych* 2001;46:609–616.

BIBLIOGRAPHY

Dorland's illustrated medical dictionary. 28th ed. Philadelphia: WB Saunders, 1994.

Elliott H. Attention deficit hyperactivity disorder in adults: a guide for the primary care physician. *South Med J* 2002;95:736–742.

Fawcett J. Treating impulsivity and anxiety in the suicidal patient. *Ann N Y Acad Sci* 2001;932:94–102.

Gallagher R, Blader J. The diagnosis and neuropsychological assessment of adult attention deficit/hyperactivity disorder: scientific study and practical guidelines. *Ann N Y Acad Sci* 2001;931:148–171.

Hollander E, Buchalter AJ, DeCaria CM. Pathological gambling. *Psychiatr Clin North Am* 2000;23:629–642.

Horrigan J, Barnhill J. Low-dose amphetamine salts and adult attention deficit hyperactivity disorder. *J Clin Psych* 2000;61:414–417.

Kaplan HI, Sadock BJ, eds. *Comprehensive textbook of psychiatry.* 8th ed. Baltimore: Williams & Wilkins, 1999.

Murphy KR, Barkley RA, Bush T. Young adults with attention deficit hyperactivity disorder: subtype differences in comorbidity, educational, and clinical history. *J Nerv Ment Disord* 2002;190:147–157.

O'Sullivan RL, Mansueto CS, Lerner EA, et al. Characterization of trichotillomania: a phenomenological model with clinical relevance to obsessive-compulsive spectrum disorders. *Psychiatr Clin North Am* 2000;23:587–604.

Paterson R, Douglas C, Hallmayer J, et al. A randomized double-blind, placebo controlled trial of dextroamphetamine in adults with attention deficit hyperactivity disorder. *Aust N Z J Psychiatry* 1999;33:494–502.

Rouse JD. Borderline and other dramatic personality disorders in the psychiatric emergency services. *Psych Ann* 1994;24:598–602.

Santosh PJ, Taylor E. Stimulant drugs. *Eur Child Adolesc Psychiatry* 2000;(suppl 1):27–43.

Schatzberg AF, Nemeroff CB, eds. *Textbook of psychopharmacology.* Washington, DC: American Psychiatric Press, 1995.

Spencer T, Wilens TE, Biederman J, et al. A double-blind, crossover comparison of methylphenidate and placebo in adults with childhood-onset attention deficit hyperactivity disorder. *Arch Gen Psychiatry* 1995;52:434–443.

Spencer T, Biederman J, Wilens T, et al. Adults with attention-deficit/hyperactivity disorder: a controversial diagnosis. *J Clin Psych* 1998;59(suppl):59–68.

Ward MF, Wender PH, Reimherr FW. The Wender Utah Rating Scale: an aid in the retrospective diagnosis of attention deficit hyperactivity disorder. *Am J Psych* 1993;150:885–890.

（藤井　良隆　訳）

N. 中　毒

1. 定　義

　中毒現象とは，物質または薬物（同義に使用し得る），あるいは精神作働薬，向精神薬を短期間摂取した結果として，生理的・心理的機能，気分状態，認知過程，行動的，社会的，および職

業的な機能，ないしはこれらすべてが変化をきたした状態である。このような変化は物質の中枢神経系への作用と直接的に関連している。

　薬物とは治療（治療薬）のため，または快楽（娯楽薬物）のために用いられる非食物性の化学物質または製薬剤とみなされている。多くの薬物（例：モルヒネ，ジアゼパム，アンフェタミン，笑気麻酔剤）などは，これら2つの目的のいずれの場合にも使用し得る。麻薬取締局（The Drug Enforcement Agency：以下 DEA）はリストに従って，乱用の恐れがあると判断される薬物を分類している。これらの「規制物質」とは乱用の可能性をもつと判断され，法律によって規制されている薬物である。規制物質は乱用の可能性，医学的適応使用，安全性，依存の可能性によって5つに分類されている。DEA のリストによる規制物質の一覧の一部については Appendix B を参照。

2. 症　状

　ED を受診する患者には，物質乱用または依存か，あるいは中毒になっている患者が多数いる——これは30〜90％と見積もられている。面接が途中であっても，患者が薬物の影響下にあることが明らかであるか，または推測される根拠があれば，直ちに適切な処置が開始できるように，問診をすすめる必要がある。このことは，せん妄，離脱現象，または暴力行為といった，薬物中毒によって生じることがある厄介な出来事を予想する上でも必要なことである。その上，過量摂取の可能性のある薬物があれば使用薬物量についても患者に質問しなければなけない。この場合，患者は直ちに内科的に厳重な監視下に置かなければならない。物質中毒か，あるいは特定の治療薬使用のどちらであっても，患者には，意識および認知レベルの障害が急速に発展することがある。このような患者もまた同様に，直ちに内科的な監視を要する。

　さまざまな物質が乱用されているが，それぞれが特徴的な中毒現象および症状をもっている。警察や救急医療チーム（救急隊）などによって ED に搬送された場合であれ，自分自身で歩いて来た場合であれ，急性中毒の患者は，コカイン中毒による精神運動興奮か，あるいはリゼルグ酸ジエチルアミド（LSD）またはフェンシクリジン（PCP）中毒による幻覚などの中毒症状を主訴としている。1種類以上の物質を乱用しているか，あるいは，「選んだ薬」の「不愉快な」効果を増強したり，または和らげたりするために別の物質を併用していることが多いことを忘れてはならない。

　慢性的なアルコールおよび薬物使用者は，ED を繰り返し利用する。それは第1には，プライマリケア利用が適切でないためであったり，同様に既往の身体疾患がしばしば中毒によって悪化するため，あるいは合併する障害および事故のためである。これらの患者は ED という社会資源をも乱用しているのであり，ヘルスケアの費用を劇的に増大させ，混雑を助長し，スタッフの重い負担を強いており，結果として自分たちが適切な治療と処置を受ける環境を台無しにしているのである。

　中毒となって ED に運ばれる子どもおよび思春期症例については一般に，評価，治療，記録は不適切であることが多いが，ED に紹介されたことは適切なことといえる。このような症例と症状についてスタッフを教育することは，患者の早期発見と早期対処の助けとなる。

　すべての薬物中毒は必ず,特定の薬物を最近に摂取しているかあるいはそれに曝露されている。そしてその後，ほどなくして発現する一連の特徴的な徴候と症状とともに行動や心理的な障害が

表 4-N.1　幻覚発動薬

種類	薬物
抗コリン薬	抗ヒスタミン薬 （3，4）環系抗うつ薬 フェノチアジン ベラドンナアルカロイド（jimson weed, mandrake, henbane, deadly nightshade, matrimony vine）
arylhexylamines	phencyclidine（PCP）および類似物質 ケタミン（ケタラール）
コカイン	コカイン
エルゴット製剤	LSD（D-Lysergic acid diethylamide） ヒルガオ（morning glory family） シロアキグミ（Argyreia（wood rose））
indolealkylamines	peyote（サボテン） psilocybin（キノコ） psilocin（キノコ）
その他の植物	ヨーヒンビン（yohimbine） キャットニップ（catnip） ジュニパー（juniper） カバカバ（kava kava） ナツメグ（nutmeg） ニテニキソウ（periwinkle） マテ（maté）
キノコ	psilocybin/psilocin ムスカリン（muscarine） Ibotenic acid/muscimol
オピオイド	ペンタゾシン meperidine 類似物（=analogues）
フェニルエチルアミン誘導体	メスカリン（mescaline） メタンフェタミン（methamphetamine） TMA-2（2,4,5-trimethoxyamphetamine） DOM/STP（dimethoxyamphetamine） PMA（para-methoxyamphetamine） DOB（4-bromo-2,5-dimethoxyamphetamine） 2CB/MFT（4-bromo-2,5-methoxyphenylethylamine） MDA（methylenedioxyamphetamine） MDMA（methylenedioxymethamphetamine） MDEA（methylenedioxyethamphetamine） MMDA（methoxymethylenedioxyamphetamine）
テトラヒドロカンナビノール（THC）	マリファナ ハシーシ

認められる。幻覚薬,「精神を変調させる」薬物,つまり現実検討能力を損なわずに知覚変化を生じる一群の薬物,として分類された薬物の一覧は,**表 4-N.1** を参照。DSM では物質を 11 のクラスに分類している。それによると,それぞれのクラスには共通の急性中毒症状がみられる(ニコチンを除く。これは特定の中毒現象が報告されていない)。表には記載されていないが,精神障害の患者はしばしば抗コリン薬を乱用する。これらの薬物は刺激効果があるので,抑うつ気分や疾患の陰性症状の軽減を助けるかもしれないが,あるいは単なるハイな状態になることがある。これらの薬品はアルコールおよび乱用の薬物と組み合わせて用いられることが多い。

① アルコール中毒

アルコールの使用および乱用は深刻な公衆衛生上の問題である。罹病率および死亡率(年間 10 万人以上が死亡する)が高い。ED を利用する患者が使用する物質の中でアルコールが最も多い物質である。飲酒者の受傷または疾患(中毒の間の車の運転)の「危険性」から,アルコールに関連した深刻な障害および依存の患者に至るまでのさまざまなアルコール使用によって生じる症状がみられる。アルコール中毒の患者は,アルコール使用中または使用後すぐに生じる下記のような徴候とともに,不適切な性的または攻撃的行動,気分不安定,判断力の障害,社会的または職業的機能の障害を示すことがある。

1. 呂律のまわらない言語
2. 協調運動障害
3. 不安定歩行
4. 眼振
5. 注意または記憶力の障害
6. 昏迷または昏睡

② アンフェタミンまたは類似の交感神経刺激薬中毒

覚醒剤または関連物質(例:methylphenidate)を使用した後,患者は多幸感または感情鈍麻,社会性の変化,過覚醒,人間関係に対する過敏性,不安,緊張,または怒り,常同的行動,判断力の低下,知覚障害,または社会的または職業的機能の障害が出現することがあり,覚醒剤または関連物質の使用中または使用後すぐに,下記の徴候の 2 つ(またはそれ以上)がみられる。

1. 頻脈または徐脈
2. 瞳孔散大
3. 血圧上昇または下降
4. 発汗または悪寒
5. 嘔気または嘔吐
6. 体重減少
7. 精神運動興奮または制止
8. 筋力低下,呼吸抑制,胸痛,または不整脈

9. 錯乱, けいれん発作, ジスキネジア, ジストニア, または昏睡

③カフェイン中毒

EDでカフェイン中毒を訴える人をみることは稀である。中毒者には, 以下の徴候と症状がみられることがあり, 他の身体的な症状と混同される可能性がある。カフェイン中毒の患者は最近のカフェインの消費量が250 mgを超えており（例：2, 3杯以上のコーヒー), カフェインを使用中, または使用の直後に以下の徴候の5つ（またはそれ以上）を生じる。

1. 落ち着きのなさ
2. 神経過敏
3. 興奮
4. 不眠
5. 顔面紅潮
6. 利尿
7. 胃腸障害
8. 筋攣縮
9. 散漫な思考および会話
10. 頻脈または心拍不整
11. 疲れ知らずの時間
12. 精神運動興奮

④マリファナ中毒

マリファナはアメリカで2番目に多く使用されている薬物である。患者は協調運動障害, 多幸感, 不安, 時間の流れが遅延する感覚, 判断力の障害, 社会的引きこもりを示し, 大麻使用から2時間以内に以下の徴候の2つ（またはそれ以上）を生じる。

1. 結膜充血
2. 食欲亢進
3. 口腔乾燥
4. 頻脈

⑤コカイン中毒

コカイン中毒の患者は通常, 慢性的な使用者で, 多幸感または感情鈍麻, 社会性の変化, 過覚醒, 知覚障害, 人間関係の過敏性, 不安, 緊張または怒り, 常同行為, 判断力の障害, または社会的, 職業的な機能障害があり, コカイン使用中または使用後短時間で生じる下記の2つ（またはそれ以上）の徴候を伴う。彼らは, しばしば尊大で, 怒りっぽく, 困惑し, 妄想的であり, 時に幻聴あるいは幻視も伴い, 極めて困惑した状態となることがある。このような絶望的状態に陥って激しい自殺念慮と暴力を生じることがある。中毒の症状は以下のものを含む。

1. 頻脈または徐脈
2. 瞳孔散大
3. 血圧上昇または下降
4. 発汗または悪寒
5. 嘔気または嘔吐
6. 体重減少の証拠
7. 精神運動興奮または制止
8. 筋力低下，呼吸抑制，胸痛または心拍不整
9. 錯乱，けいれん発作，ジスキネジア，ジストニアまたは昏睡

⑥幻覚薬中毒

　幻覚薬は特に思春期および若年成人の間で，いまだに広く使用され，普及している薬物である。LSDまたは「アシッド」はこれに分類される主要な薬物の一つであり，気分変調をきたす可能性のある化合物である。LSDは錠剤，カプセル，および液体があり，吸収紙にしみ込ませ，カラフルで（ビーバス＆バットヘッド，ザ・シンプソンズなどの）漫画のようなデザインの小さな方形に分割されている。患者の反応は変化しやすくなるのが特徴であり，用量依存性がある。彼らは明らかな不安または抑うつ，関係念慮，我を失う恐怖，妄想的観念，判断力の欠如，社会的または職業的な機能障害を示すことがある。このような経験は「トリップ」と呼ばれ，反対の反応は「バッドトリップ」と呼ばれ，通常は12時間後に回復する。彼らはまた完全に覚醒した，または意識清明の状態で生じる知覚の変化も訴えることがある（例：主観的な知覚の増強，離人症，現実感喪失，錯覚，幻覚，または共感覚）。これらは幻覚薬を使用中，またはそのすぐ後に生ずる。患者はLSD使用の数日後または数年後でさえ，フラッシュバックを訴えることがある。その体験の始まりは突然で，非常な恐怖感を伴うものである。さらに，これらの患者には以下の徴候の2つ（またはそれ以上）がみられるであろう。

1. 瞳孔散大
2. 頻脈
3. 発汗
4. 動悸
5. 視覚の不鮮明化
6. 振せん
7. 協調運動障害

⑦吸入剤中毒

　吸入剤は，嗅覚の消失，悪心および鼻出血，および肝臓，肺および腎臓に問題を引き起こし，不可逆性の身体的および精神的な損傷を起こすことがある。また，吸入薬は身体に酸素欠乏を生ずるため頻脈と不整脈を起こすことがある。長期間の使用では，筋肉の疲労，筋緊張および筋力の低下を生じる。吸入薬は初回の使用であっても，吐物を詰まらせることによる窒息や心臓発作

によって死亡することがある。家庭用および商業用製品（接着剤，塗料，シンナー）には吸入薬が非常に多く含まれており，中毒効果を得るために鼻から吸う，または「（経口的に）吸い込む」ことによって乱用されることがある。患者は，麻酔性のガスや短時間作用性の血管拡張剤を除く，揮発性の吸入薬の使用または曝露中，またはその直後に，好戦的で攻撃的，感情鈍麻，判断力の欠如，社会的または職業的機能の障害を生じる。そして，患者は吸入剤の使用または曝露中，またはそのすぐ後に，以下の徴候の2つ（またはそれ以上）を示す。

1. めまい
2. 眼振
3. 協調運動障害
4. 呂律のまわらない言語
5. 不安定歩行
6. 嗜眠
7. 反射抑制
8. 精神運動制止
9. 振せん
10. 全身の筋力低下
11. 視覚の不鮮明化または複視
12. 昏迷または昏睡
13. 多幸感

⑧アヘン類

当初はアヘンによって快感があるがその後，使用者は覚醒と眠気を交互に経験し，数時間の眠気を覚えることがしばしばある。中枢神経系の機能低下により，精神的には混濁してもうろうとなり，呼吸は遅くなり，呼吸機能不全の状態に陥る可能性がある。一般にこれらの患者は初め多幸感を感じ，その後は無感動，不眠，精神運動焦燥または制止，判断力の欠如，または社会的，職業的な機能障害が続く。また同時に，オピオイド使用中またはそのすぐ後に，瞳孔収縮（または深刻な過量摂取からの無酸素症による瞳孔散大）および以下の徴候の2つ（またはそれ以上）が現れる。

1. 眠気または昏睡
2. 呂律のまわらない言語
3. 注意または記憶の障害

⑨フェンシクリジンまたは類似性のアリルシクロヘキシラミン

患者は好戦的，攻撃的，衝動的，予測不能，精神運動興奮，判断力の欠如や社会的，職業的な機能障害を起こすことがあり，これらは1時間以内（喫煙，「吸鼻」，または経静脈的に使用したときはより短時間）に起こる，以下の徴候の2つ（またはそれ以上）がみられる。

1. 垂直または水平眼振
2. 高血圧または頻脈
3. 無感覚または痛みに対する反応の減少
4. 失調
5. 構音障害
6. 筋強剛
7. けいれん発作または昏睡
8. 聴覚過敏

⑩鎮静薬，催眠薬，抗不安薬
　患者は，鎮静薬，催眠薬または抗不安薬を使用中またはそのすぐ後に，不適切な性的または攻撃的な行動，気分不安定，判断力の障害，社会的または職業的な機能障害を生ずる。それは以下の徴候の1つ（またはそれ以上）を伴う。

1. 呂律のまわらない言語
2. 協調運動失調
3. 不安定な歩行
4. 眼振
5. 注意または記憶の障害
6. 昏迷または昏睡

　これらは中毒患者によくみられる徴候および症状である。現在，1つの物質による純粋な中毒をみることは稀となってきており，むしろ複数の物質による中毒が典型的であり，症状は紛らわしくより複雑なものとなっている。さらに，「クラブドラッグ」の乱用は増加しており，初期症状に影響するため，混乱をきたすEDもある。「クラブドラッグ」とは，ある種の不法な物質，主として化合物質，に対して使用される一般用語であり，通常はナイトクラブ，バー，およびレイヴ・パーティ（夜通し続くダンスパーティ）で用いられる。EDで記録されたエクスタシーまたはメチレンジオキシメタフェタミン（methylenedioxymethamphetamine：以下MDMA）の数は，薬物乱用警告ネットワーク（Drug Abuse Warning Network：以下DAWN）への報告では1999年から2000年で58％増加したとされている。2000年にEDで記録されたγ-ヒドロキシ酸（GHB）関連物質は総数4,969件，ケタミンの記録は総数263件である。これらはいずれも1994年以来，深刻な増加を示している。当時はGHBの記載が56件，ケタミンの記載が19件と報告されている。MDMAおよびGHBは薬物動態学的には比例関係を示さないと考えられており，EDにおいて用量－反応を判断することは非常に困難である。
　クラブドラッグとは，

　MDMA/MDA（X, Ecstasy, E, hug drug, M&M, XTC, Adam, Clarity, Lover's Speed.）
　GHB（Georgia home boy, liquid ecstasy, somatomax, scoop, liquid X, soap, easy lay, cherry

meth, salty water, organic quaalude, grievous bodily harm）
ロヒプノール（Roofies, rophies, roach, rope, date rape drug）
ケタミン（K, Special K, vitamin K, ketaset, super K, jet, super acid, special LA coke）
メタンフェタミン（ice, speed, crank, crystal, glass, meth, chalk）

クラブドラッグの使用によって生じる危険性は非常に多い。

- MDMAは幻覚誘発性およびアンフェタミン様の性質をもっており，MDAはその元となる化合物であり，これもまた乱用されている。これは，錯乱，抑うつ，不眠，渇望，不安，および妄想を引き起こすことが知られている。精神病も報告されている。筋緊張，不随意の歯の噛み締め［棒つきキャンディ（ロリポップ）がこの効果に逆らうために用いられる］，悪心，視覚の不鮮明化，失神，悪寒，および発汗が一般によくみられる。頻脈および高血圧を生ずることがあり，心不全または腎不全に至ることがある。薬物による刺激効果およびレイヴ・パーティのしばしば暑い混雑した雰囲気が組み合わさることで，重度の高体温の原因となる可能性もある。エクスタシーの使用者も，長期にわたると脳障害を起こす可能性がある。ラットの研究によると，MDMA/MDA は思考および記憶にとって重要な脳部位の損傷の原因となること，および長期間続く脳内セロトニンの枯渇を引き起こす可能性があること，それはセロトニン神経末端の変性の結果であるということが示されている。昏睡，深刻な異常高熱，播種性血管内凝固（DIC），横紋筋融解症，および急性腎不全がエクスタシーを使用した若年成人に起こっている。MDMAを使用した人にみられる挫創様の発疹は基礎にある肝障害の前兆かもしれない。このような症状は神経遮断薬悪性症候群（NMS）またはセロトニン症候群に類似点がある。
- GHBとロヒプノールは，中枢神経系抑制薬で，この薬物のせいで性的暴行，レイプおよび強盗を助長することがあるとされる。これらの薬物は筋弛緩作用，意識障害，および薬物摂取のあと数時間の記憶障害を引き起こすことがある。flunitrazepam（ロヒプノール）は，アメリカで禁止されているベンゾジアゼピンである（メキシコではリボトリール）。その鎮静・催眠効果，筋弛緩作用，および健忘はアルコール使用で増悪する可能性があり，離脱時のけいれん発作により致死的にさえなりうる。さらに，身体的および精神的依存を生じさせることがある。近年，clonazepam（リボトリール，ランドセン）は，ヘロインまたはその他のオピエイトの代用品として，またはその効果を高める補助剤として売られているとの報告が増加している。GHBは人気のあるダイエットサプリメントおよび快楽薬物でもあり，多幸感，鎮静，および同化作用がある。GHBはナイトクラブでこのような効果のために使用される。液体であるが，使用量または期待する効果に達する量を予測することは個体差のために困難なので，過量服薬となることがよくある。アルコールと混ぜた時，悪心および呼吸困難を起こすことがある。特にメタンフェタミンと併用した時には，けいれん発作および昏睡が報告されている。EDでみられるこれらの物質による中毒は増加している。γ-butyrolactobe と 1,4-butanediol を含む，いくつかのGHB類似物質が出現している。これらの物質も乱用され，GHBの場合と同様の中毒を示す。

- ケタミンはPCP誘導体であるが，解離性麻酔薬であり，動物においておよび意識の鎮静に使用される。その乱用が劇的に増加している。ケタミンはMDMAやGHBにおけるのと同様に使用されており，運動機能障害，高血圧，健忘，けいれん発作および呼吸抑制の原因となり得る。これは粉末状で，喫煙，飲料と混ぜるか，または吸鼻にて摂取されることが多いが，筋肉注射，さらには静脈注射でも使用される。その効果は急速に発現し，作用時間は短い。患者には，眼振，散瞳，焦燥，呂律の回らない言語，浮遊感，筋強剛，不安，ありありとした夢または幻覚，およびけいれん発作が起こる。この解離様または身体離脱体験は，「K-holes」または「K-land」と呼ばれる。摂取のあと数日間持続する記憶障害を生ずることがある。
- メタンフェタミンは強力な習慣性のある刺激薬であり，中枢神経系への作用は劇的である。覚醒剤は白色，無臭，苦味のある粉末で，容易に液体中に溶解するので，吸鼻，喫煙，経口摂取的，または注射することができる。はじめは短時間の楽しい「rush」または「flash」のあと焦燥状態に至り，中には暴力行為に至ることもある。このため，結果として気晴らし・崩壊といったパターンの使用となり，ほとんどすぐに耐性が出現する。気力および覚醒度の増加，食欲の減少，けいれん，高体温，振せん，卒中，けいれん発作および不整脈はすべてメタンフェタミン乱用の症状である。その使用はアメリカで重大な社会問題となっており，しばしばEDを受診する主訴となっている。酢酸鉛およびその他の物質が混入した違法なメタンフェタミン製品によって，急性鉛中毒となる危険性が潜んでいる。メタンフェタミンを静脈注射によって使用している人の多くは，注射針の共有のためにHIV/AIDSと同様，およびB型，C型肝炎の危険因子をもっている。

クラブドラッグは違法であり，しばしば不衛生な製造所で造られているため，摂取しているものが何であるかを使用者自身が正確に知ることは不可能である。質および効果は，薬剤ごとに大きなバラツキがある。さらに，使用者が知ることなく，代替薬物がクラブドラッグとして売られることもある。例えばパラメトキシアンフェタミン（para-methoxyamphetamine：以下PMA）はMDMAの代替物として使用されている。使用者が自分は本当にMDMAを摂取していると思ってPMAを服用した場合，PMAの効果は発現までに長くかかるため，彼らは弱いecstasyを服用したと思うことがしばしばある。そして彼らはより高揚感を得るためにその量を増やすため，過量摂取によって死を招く結果となることがある。

3. 対　応

優先順位としては，まずその患者の全身状態の安定を保つこと，使用した薬物を同定すること，彼らが示す中毒症状を治療すること，および必要に応じて行動を管理することである。患者の使用のレベルが特定の物質の乱用または依存の診断基準を満たすかどうかを判断することは常に重要である。これを評価することで，対処だけでなく，治療およびその後の処遇の見通しも立ちやすくなる。

①物質乱用の基準

使用の結果，仕事，学校，または家庭での主な責任を果たすことができなくなる。身体的危険

のある状況下で使用する。使用の結果，繰り返し起きる法律に触れる問題，および，持続的，反復的な社会的または対人関係の問題が生じることになる。

②物質依存の基準

　耐性（酩酊または期待する効果を得るために著しく大量の物質が必要となるか，または物質の同じ量の持続使用では，効果が著しく減弱する）および離脱（特異的な物質症候群の詳細）。思っていたより大量，または長い時間摂取した物質。物質使用を減らすまたは制御しようとする持続的な欲求または努力が不成功に終わること。入手する，使用する，または物質の影響から回復するための活動に費やされる時間があまりに大きい。重要な社会的，職業的，または娯楽的活動を放棄または減少させていること。物質によって引き起こされる，または増悪している持続または反復的な身体的または心理的問題にもかかわらず使用すること。

　使用したアルコールまたは薬物のタイプについての病歴，使用量，使用経路，初めて使用した発症年齢，その薬物の入手手段，使用現場，使用結果，薬物使用の家族歴，事前の薬物治療，および身体医学的および精神医学的病歴を集めること。抗コリン薬または他の処方薬物の乱用または誤用について尋ねること。処方薬の多くは，ストリートおよびこれらの薬品の闇市場での商品価値があるということを忘れてはならない。それまでに達成できた断薬の最長期間を知ることは重要である。これはどの程度のアフターケアが必要かを決定するための一助となる。その量を，特にアルコールの量を明確に尋ねることを忘れないこと。「ビール3杯」というと，多いとは思わないかもしれない。しかし実際にビール1杯が40オンス（約1,140 ml　訳者註）のことがあり，この場合には3杯で120オンス（約3,420 ml　訳者註）のアルコールということになり，「ビール3杯」は多量のアルコールなのである。ヘロインまたはコカインの包みの数を尋ねることも同様に大切である。

　アルコールおよび薬物の使用者の多くは，滅多に決まった医療サービスを利用しておらず，EDを事実上のプライマリケア施設として，またしばしばヘルスケアシステムへの主たる入口としてあてにしている。さらに，多くの内科医は，アルコールおよび薬物が，罹患率および死亡率を高め，または事故および犯罪を引き起こす要因となっていることをあまり知らないのである。アルコール依存および中毒は自殺の重要な危険因子――アルコール症者の25％が自殺企図する――であり，しばしば患者の苦痛を増大し，攻撃性を増加し，認知および判断を障害するのである。アルコールの影響のもとで自殺企図を図ることになる。急性アルコール中毒に暴力は合併し得るものであり，殺人で有罪になった人の50％以上はアルコール症である。以上のことは，これらの障害の診断，対処，および治療を通しての防止策がEDにおいて非常に重要な所以である。EDでの実例としてアルコールおよび薬物乱用が高い有病率であるという多くの証左があるにもかかわらず，適切な評価および紹介は滅多に行われていない。最近の研究では，アルコール中毒でEDに収容された患者で継続する治療に紹介されているのは5％以下に過ぎないのである。EDの多くの内科医は信じていないであろうが，EDにおけるスクリーニングおよび短期介入は効果的なことがある。EDは介入の好機――「教育のチャンス」――とみなされなければならず，患者の生活および飲酒習慣に変化を生じさせなければならない。EDから努力し患者をアフターケア計画へつなげることは効果があると指摘する報告がある（EDの短期介入のサマリーについては**表4-N.4**を参照）。

バイタルサインを観察し，意識レベルの変化，頭部外傷の証拠，注射痕および膿瘍，およびその他の中毒にみられる身体的徴候を評価しなければならない。身体診察を完全に行わなければならない。それは検査室検査およびアルコールレベル，尿中または血中毒物検査，およびその他の臨床的に正当な診断検査を行う。血液アルコールレベル（BAL）は通常，血清アルコール濃度（mg/dl）の信頼できる指標であるが，体重，アルコール消費量および摂取速度，最終飲酒からの時間，アルコール代謝，および食物の有無などの個体差によって大きな影響を受ける。BALおよび臨床所見の表は**表4-N.2**を参照。平均的な人ではBALは15 mg/dl/hrで減少し得るが，慢性的なアルコール飲酒者はおよそ30 mg/dl/hrで代謝することができる。女性は通常，アルコールの濃度はより高く，中毒閾値はより低い値となる。耐性のある患者では，250以上のBALで最軽微な臨床所見が出現する。BALが150以上で中毒現象がない患者は，アルコール症が示唆される。

重篤な身体合併症がみられたり，あるいは支持的または蘇生処置の必要がある場合を除き，身体医学的診察および種々の検査室検査を含めた完全で順序立った病歴が必要となる。信頼できる病歴を得ることはしばしば困難であり，他から得られた情報の信頼性がカギとなることがある。物質使用の量および頻度を決定することが，乱用または依存，およびその他の可能性のある機能障害行動を決定する助けとなる。多くの質問票およびスクリーニングツールが，アルコール症および乱用を発見するために有用であり，それには検査室検査での尿毒物検査が含まれる。検出できる尿中薬物によるスクリーニングおよび検出可能なものについては**表4-N.3**を参照。EDにおけるアルコール問題に対するスクリーニングには以下の簡便で容易に使用できる質問票がある。

- **NIAAA量および頻度の質問**

平均すると，あなたは週に何日，お酒を飲みますか？
通常の飲酒の日に，あなたはどれくらいお酒を飲みますか？
過去1カ月間の間で，あなたが一番たくさん飲んだお酒は何杯ですか？

表4-N.2　血液アルコールレベルと臨床所見

| 血液アルコールレベル ||臨床所見 |
%	mg/dl	（耐性のない患者）
0.03	30	なし（1杯の飲酒）
0.05	50	軽度の運動失調
		不注意
		落ち着きがない（2杯の飲酒）
0.10	100	記憶障害
		ロンベルグ徴候＋閉眼（4杯の飲酒）
0.20	200	昏睡
0.25	250	知覚麻痺
0.35以上	350	呼吸停止

表4-N.3　薬物使用後の尿中薬物の検出の可能性

薬物	最後に使用した後の検出の可能性（日数）
アンフェタミン	1-2
短時間作用型バルビツレート	3-5
長時間作用型バルビツレート	10-14
ベンゾジアゼピン	2-9
コカイン	1/2-4
メタカロン	7-14
麻薬	1-2
PCP	2-8
カンナビノイド	2-8（急性）
	14-42（慢性）

PCP：フェンシクリジン

- **CAGE**　あなたは今までに…

…飲酒を減らさなければならないと思ったことがありますか？（<u>C</u>ut back）
…人があなたの飲酒を非難することで気にさわったことがありますか？（<u>A</u>nnoyed）
…自分の飲酒に罪悪感や良くないことだと感じたことがありますか？（<u>G</u>uilty）
…二日酔いを緩和するために迎え酒をしたことがありますか？（<u>E</u>ye-opener）

　もし，CAGEの質問で1つまたはそれ以上を肯定するか，および・または男性なら14杯/週以上または1回の機会に4杯以上の飲酒，女性で7杯/週以上または1回の機会に3杯以上の飲酒，および65歳以上の患者で，7杯/週以上または1回の機会に3杯以上の飲酒があるなら，陽性として選び出すべきである。

　アルコール中毒は，重症であるなら，単に寝かせて定期的に観察するだけでは不十分である。吐物の誤嚥を避けるために患者の顔を下または横にして寝かせることを忘れてはならない。EDにいる間の葉酸およびサイアミンの筋注が必要かどうかを，そしてもし入院するなら入院病棟においてこのような処置を継続するための情報提供書を，退院するなら処方を検討しなければならない。患者が覚醒している間は，アルコール離脱のいかなる徴候および・または症状も見逃さないために，バイタルサインを頻繁にモニタリングするべきである。アルコール血中濃度は臨床的に必要があるなら調べるべきである。完璧な神経学的診察を行うことを常に忘れないこと。アルコール中毒の患者はしばしば転倒するため，硬膜下血腫はよくみられる。

　治療は興奮，不安，または焦燥に対処することからなる。次を考慮すること。

lorazepam（ワイパックス），1～2 mg，経口または筋注

　コカインとアンフェタミン中毒は初めは精神運動活動性の増加，落ち着きのなさ，気分不安定，および一過性精神病の特徴が最初にはみられる。その後，劇的に，抑うつ，不快気分，および昏迷または昏睡に変わることがある。コカイン中毒における胸痛は稀ではなく，完全な精査が必要

表 4-N.4　ED DIRECT：EDでの短期介入

E－Empathy　共感
　暖かく，思慮深く，理解ある態度をとる。批判的，対決的または高圧的な態度を避ける。

D－Directness　率直さ
　視線を合わせ，問題を取り上げる。「私はあなたのアルコール使用について，数分間話しをしたいと思います。」

D－Data　データ
　フィードバック：「私はあなたの飲酒を心配しています。」私たちのスクリーニングでは，(a)あなたは，私たちが考える安全な飲酒の限界を超えています。そして，(b)あなたにはアルコール関連の疾患，障害そして死の危険があります。国の基準と比較してみて下さい。

I－Identify willingness to change　変えることに同意したか明らかにする
　「1から10の尺度で，どれくらい，あなたは飲酒パターンを変える覚悟ができましたか？」もし，返答が6以下であるなら，「なぜ，そんなに低い？」と尋ね，もし，返答が7以上なら，その患者は覚悟ができているので断酒を推奨する。その返答は内科医が矛盾をみつける助けとなり，変えることのためらいがある場合でも，患者が継続していけるような手助けとなる。

R－Recommended action/advice　推奨される行動・忠告
　すべての患者：「私たちはあなたが決して，飲酒後に運転しないことを忠告します。」
　危険・有害な飲酒者：飲酒制限の忠告。あなたのプライマケア医の忠告に従いなさい。
　アルコール依存者かは確かでないが，スクリーニングは必要：飲酒を控え，そして，ソーシャルワーク，精神科，または専門の治療施設またはアルコールカウンセラーへさらなる評価のために紹介する。
　アルコール依存者：飲酒を控え，中毒治療センター，専門的なアルコール治療施設，アルコール症者匿名会（AA）やプライマリケアを紹介する。

E－Elicit response　返答を引き出す
　「これを聞いてどう思いますか？」または「あなたはどこで治療しますか？」

C－Clarify and confirm action　行動を明快に，そして確実にする。
　可能な説明：「私たちはちょうど，疾患と障害につながる可能性のあるアルコール問題のスクリーニングテストを完成しました。私たちは，あなたを「アルコール中毒者」として決めつけようとはしていません。私たちは，安全な飲酒の限度がどれくらいであるか忠告します。私たちは高血圧や高血糖のような他の健康問題での評価が必要な患者にも同様ですが，あなたにも，プライマリケア医の指示に従ってほしいのです。」
　可能な確認：「私たちはあなたの飲酒に関して非常に心配しています。あなた（そして家族）の健康のために，私たちはさらなる評価と治療を直ちに行うことを勧めます。私たちはあなた1人で，アルコールを減量または控えることは非常に困難であることを知っています。私たちは，あなたの手助けになりたいのです。」

T－Telephone referral　電話紹介
　「あなたは今，カウンセラー，ソーシャルワーカーなどと話がしたいですか？」「私は今すぐ，予約か紹介の電話をしようと思っています。どう，思いますか？」

である。

焦燥では次のものに反応するかもしれない。

lorazepam（ワイパックス），1～2 mg，経口または筋注
　精神病症状および焦燥感に対しては，以下を考慮すること
haloperidol（セレネース），2～5 mg，経口または筋注
または
fluphenazine（フルメジン），1～5 mg，経口または筋注
ziprasidone（Geodon），10～20 mg，経口または筋注

　マリファナおよび幻覚剤は一般的に，パニック発作，せん妄，精神病，またはフラッシュバックといったその薬物の有害反応が起こらない限り ED でみることはない。それに対する対応には通常，穏やかで安心感を与えることができる環境での観察が必要である。PCP中毒への対応では，しばしば激しい焦燥感があるため，ベンゾジアゼピンが最適である。なぜなら低力価の抗精神病薬が抗コリン性作用を増強することによって中毒を悪化させる，低血圧を引き起こす，およびけいれん閾値を下げる可能性があるためである。マリファナには毒素および発がん性化学物質が含まれ，それらは数カ月にわたり脂肪細胞に蓄積される。使用者は，気管支炎，肺気腫および気管支喘息といったタバコ喫煙者と同様の健康問題を経験する。

　以下を考慮すること。

lorazepam（ワイパックス），1～2 mg，経口または筋注または静注。必要なら，繰り返す。もし，数回の投与後に，まったく効果がないまたはベンゾジアゼピンの中毒症状がみられるならば，以下の追加を考慮する
haloperidol（セレネース），2～5 mg，経口または筋注
または，
fluphenazine（フルメジン），2～5 mg，経口または筋注
ziprasidone（Geodon），10～20 mg，経口または筋注

　慢性的なオピオイド使用者においては，崩壊した静脈，心内膜および弁の感染症，膿瘍，および肝疾患が発生している可能性がある。オピオイド中毒はオピオイドの過量摂取に至る恐れがあり，これは身体医学的緊急事態で，支持的処置およびナロキソン（塩酸ナロキソン）など麻薬拮抗薬を用いて，まず初めに一般の ED で対応することになる。鎮静薬，催眠薬，および抗不安薬中毒はアルコール中毒と同様であり，その対応も類似のものとなる。

　注意深く，HIV/AIDS および B または C 型肝炎の危険因子を慎重に評価することが重要であるが，それは多くの薬物乱用者が，単独であれまたは集団であれ，針を共有して薬物を注射していることがあるからである。基礎に身体医学的疾患がある場合には，ED の現場で臨床的に必要ならば精査して，治療を開始するべきである。

　精神障害は，物質誘発性または薬物中毒による悪化のいずれであっても，慎重に評価されなけ

ればならない．もし，自殺，他殺，精神病，またはその他の危険な行動が存在する，または判断力の障害のために自分自身をケアする能力がないならば，これらは入院を考慮しなければならない．

4. その後の対策

物質に関連した中毒現象の患者がいったん，身体医学的に落ち着き安定したなら，次に彼らの乱用・依存および併発する精神疾患に対する治療を継続して行うために治療計画を提示する必要がある．1つの選択肢は入院治療であり，身体的な管理ができる解毒プログラムか，あるいは解毒ができて管理が可能な一般内科病棟に，患者を紹介することである．もう1つの選択肢は外来通院であり，外来を基本とする解毒プログラムである．乱用・依存の重症度，変わることおよび治療計画に従う意欲，および身体医学的または精神医学的な合併症によって，個々の患者に適切な治療を決めなければならない．抑うつ，不安，精神病，またはその他の精神症状といったより重症の精神医学的な合併症があり，入院治療が必要とされる患者は，精神障害と物質関連障害の2つの診断に対応できる病棟または精神疾患ならびに物質乱用者（a mentally ill and chemical abuser：M.I.C.A）重複治療病棟，そこでは精神疾患および物質関連障害に対する治療が重点的，包括的に並行して行われるので，この病棟へ入院させるべきである．このような治療環境をもつ特化した病棟は，嗜癖精神医学の専門医によって運営されている．物質乱用の外来患者のプログラムは，12段階の回復グループ（AAまたはNA）からハーフウェイハウス，更生プログラム（28日から18カ月），または治療的コミュニティまでのあらゆるところで行うことができる．個人的な経験からであれ他人の経験を通じてであれ，患者が地域を基盤とした社会資源についての知識をもっているなら，患者と相談してより個別的な紹介を行うことができる．患者は通常，自分の行きたいところおよび自分にとって最善の治療レベルについての感覚をもっている．ソーシャルワーク施設も同様に，その地域に根ざしたプログラムの一覧を用意しているべきである．アフターケアの遵守性は，結果を決める重要な要因である．12カ月のアフターケアプログラムに参加した患者の4分の3以上が節制を守り続け，その結果，医療の利用が減少し，雇用状況は改善し，法的問題も少なくなる．これらはEDにおける十分な評価および適切な紹介によってこのような大きな改善がもたらされるということを示す重要な根拠である．

その他の重要な治療選択肢として，2つの治療プログラムがある．特にオピオイドの乱用または依存の患者に対して，methadone持続プログラムと注射針交換プログラムであり，これらは，該当する人にとって非常に有効であり損害縮小プログラムの例である．

この患者群の身体疾患罹患率および死亡率の増加を考えると，プライマリケアのクリニックまたは内科医への紹介も同様に重要である．障害年金需給を援助するために社会施設へ紹介することもまた，包括的および多角的な処遇計画の一部に考慮するべきである．

American Society of Addiction Medicineの定めた**患者入院区分の基準**（=**The Patient Placement Criteria**）では，アフターケアの強度レベルを決定するための6つの目標および基準を列挙している．それらは以下のものである．

- 中毒のレベルまたは離脱の可能性の決定
- 身体合併症の決定

- 情緒的および精神医学的合併症の決定
- 治療に対する患者の受容性または拒絶の決定
- 再発可能性の決定
- 支持的環境の利用可能性の決定

環境にもよるが，さまざまな外来または施設における治療について患者とともに議論しなければならない。

アメリカでは，青年は物質乱用治療に同意できるが，それぞれの州はこれに対しての独自の法解釈があるので，スタッフはその地域における制限および規則に通じていなければならない。青年の同意能力と親への通知義務は重大な問題であり正しく対処しなければならない。守秘義務は可能なら遵守されるべきであるが，守秘義務の限界について患者に説明する必要がある。薬物検査，記録，結果などの守秘義務は，親の関与および患者の秘密性の点からデリケートに扱わなければならない問題である。この過程に家族を関与させることが望ましいが，時には彼らを関与させないことが患者の利益になることがある。これらはすべて，EDがその地域および州の法律に一致した明瞭な方針をもっていなければならない問題である。

BIBLIOGRAPHY

Bernstein E, Bernstein J, Levenson S. Project ASSERT: an ED based intervention to increase access to primary care, preventive services, and the substance abuse treatment system. *Ann Emerg Med* 1997;30: 181-189.

Bialer PA. Designer drugs in the general hospital. *Psychiatr Clin North Am* 2002;25:231-243.

Bowen OR, Sammons JH. The alcohol abusing patient: a challenge to the profession. *JAMA* 1988;260:2267-2270.

Buhrich N, Weller A, Kevans P. Misuse of anticholinergic drugs by people with serious mental illness. *Psychiatr Serv* 2000;51:928-929.

Curran HV, Monaghan L. In and out of K-hole: a comparison of the acute and residual effects of ketamine in frequent and infrequent ketamine users. *Addiction* 2001;96:749-760.

D'Onofrio G, Bernstein E, Bernstein J, et al. Patients with alcohol problems in the emergency department, Part 1: Improving detection. *Acad Emerg Med* 1998;5:1200-1209; Part 2: Intervention and referral. *Acad Emerg Med* 1998;5:1210-1217.

D'Onofrio G, Mascia R, Razzak J, et al. Utilizing health promotion advocates form selected health risk screening and intervention [Abstract]. *Acad Emerg Med* 2001;8:543.

Ewing JA. Detecting alcoholism: the CAGE questionnaire. *JAMA* 1984;252:1905-1907.

Goldsmith RJ. Overview of psychiatric comorbidity. *Psychiatr Clin North Am* 1999;22:331-349.

Graeme KA. Pharmacologic advances in emergency medicine. *Emerg Med Clin North Am* 2000;18(4):625-636.

Harwood HJ. *Updating Estimates of the Economic Costs of Alcohol, Abuse in the United States: Estimates, Update Methods and Data: report prepared by the Lewin Group for the National Institute of Alcohol Abuse and Alcoholism, 2000.*

Hoffman NG, Miller RB, Keskinen BA. Treatment outcomes for abstinence based programs. *Psychiatr Ann* 1992;22:402-408.

Hufford MR. Alcohol and suicidal behavior. *Clin Psychol Rev* 2001;21:797-811.

Kameron DB, Pincus HA, MacDonald DJ. Alcohol abuse, other drug abuse, and mental disorders in medical practice. *JAMA* 1986;255: 2054-2057.

BIBLIOGRAPHY

Kaminer Y. Addictive disorders in adolescents. *Psychiatr Clin North Am* 1999;22:275–288.

Lindenbaum GA, et al. Patterns of alcohol and drug abuse in an urban trauma center: the increasing role of cocaine abuse. *J Trauma* 1989;29:1654–1658.

Mason PE, Kerns WP II. Gamma hydroxybutyric acid (GHB) intoxication. *Acad Emerg Med* 2002;9:730–739.

Miller NS, Owley T, Eriksen A. Working with drug/alcohol addicted patients in crisis. *Psych Ann* 1994;24:592–597.

Miro O, Nogue S, Espinosa G, et al. Trends in illicit drug emergencies: the emerging role of gamma-hydroxybutyrate. *J Toxicol Clin Toxicol* 2002;40:129–135.

Reynaud M, Schwan R, Loiseaux-Meunier MN, et al. Patients admitted to emergency services for drunkenness: moderate alcohol user or harmful drinkers? *Am J Psych* 2001;158:96–99.

Substance Abuse and Mental Health Services Administration, Office of Applied Studies. *Emergency department trends from the Drug Abuse Warning Network (DAWN): preliminary estimates from January-June, 2001 and revised estimates from 1994 to 2000.* Rockville, MD: DAWN Series D-20. Publication No. (SMA) 02-3634, 2002.

Taliafero EH, et al. Substance abuse education in residency training programs in emergency medicine. *Ann Emerg Med* 1989;18:127–130.

Teter CJ, Guthrie SK. A comprehensive review of MDMA and GHB: two common club drugs. *Pharmacotherapy* 2001;21:1486–1513.

Thornquist L, Biros M, Olander R, et al. Healthcare utilization of chronic inebriates. *Acad Emerg Med* 2002;9:300–308.

Ungar JR. Current drugs of abuse. In: Schwartz GR, Bucker N, Hanke BK, et al., eds. *Emergency medicine: the essential update.* Philadelphia: WB Saunders, 1989:210–224.

Weddle M, Kokotailo P. Adolescent substance abuse: confidentiality and consent. *Pediatr Clin North Am* 2002;49:301–315.

Wilk AI, Jensen NM, Havinhurst TC. Meta-analysis of randomized control trials addressing brief interventions in heavy alcohol drinkers. *J Gen Intern Med* 1997;12:274–283.

Zealberg JJ, Brady KT. Substance abuse and emergency psychiatry. *Psychiatr Clin North Am* 1999;23:803–817.

(犬尾　文昭　訳)

O. 詐　病

1. 定　義

　詐病とは，ある願望を満たすために，病気や怪我による身体および精神症状を入念に計算して故意に偽装するか，あるいは誇張すること，と考えられている。

　常に念頭に置くべきこと。詐病者の行為には必ず明白な動機が隠されている

2. 症　状

　詐病はその目的が処罰，徴兵，またはその他の義務回避すること，経済的利益を得ること，または薬物，安全な避難場所，食・住を手に入れること，などの点で虚偽性障害や転換性障害とは異なっている。詐病は主として，男性しかいない状況——投獄，兵役，工場——でみられ，一般人口における精神疾患患者の，およそ1％にみられる。これは兵役人口の中では5％ほどに増加し，被告人として拘留されている状況では10％から20％にまで増加することがある。詐病の患者は自分の症状について，あいまいで，はっきりしない，そして極めて主観的な説明をする。このような症状——背部痛または頭痛，不安，抑うつが多い——はしばしば診断が困難で，基礎になる医学的原因が見出せない。詐病者は自分の症状やその症状による機能障害を，彼らの訴えを支持する客観的所見がほとんどないにもかかわらず訴え続ける。詐病の患者には，主観的訴えと客観的所見との間に辻褄の合わない不一致が多々見出される。通常，詐病者の訴え，医師の観察の結果，および実際の症状の出現様式は一致しない。同様に患者の述べる病歴または訴えと客観的な所見の間にも不一致が存在する。症状または身体所見でさえ，患者が自ら作り出したものであることが時々ある。このような患者は，診断検査にあまり協力的でなく，推奨される治療に対して進んで従わないことがある。そして重大な所見は見出されないのである，または予後が良いことに話が及ぶと，患者は不機嫌になり非協力的になる傾向がある。

3. 対　応

　患者が法的問題を背景として，弁護士から紹介されて受診した場合には，詐病の可能性は高くなる。もし入手可能ならそれまでの診療録を精査することによって，その都度異なった診断，傷害，あるいは訴えで頻回に受診している，あるいは入院していることが明らかになることがある。このように診療録を検討することによって，詐病の疑いが高いことが判明することになる。患者が詐病であるかどうか，を判断するためには，不必要な治療を行うのを回避することである。医師は，精神科医も含めて，詐病をみつけることは余り得意とはいえない。精神医学的症状と診断基準に通じていれば，見せかけの，または偽りの症状を見分けることができるようになる。詐病者は，うつ病または妄想性障害を選ぶことが多い。詐病者は，本当の精神病の患者と比べると幻視を訴えることが多い。これまでの研究から，詐病者は詐病に疲れてくると，訴えがより正常に近くなる傾向が示唆されている。精神医学的診察（MSE）の結果は，対照群の答えと比べると，より漠然としたものであり，誇張されている。幻視は高率に出現するが，幻覚の内容は定型的なものからほど遠いことが多い。真の精神病患者とは異なり，詐病者は自分の妄想に対してしばしば注意をひこうとする。

　詐病の疑いが浮上しても，他の患者に行うのと同じやり方で面接および評価をするべきである。中立の立場を保持するように心がけ，患者と対決することを避けるべきである。なぜなら詐病者が，見抜かれた，または自分の思い通りにすることが不可能だと感じた場合には，不愉快な状況へと追い込むことになりかねないからである。まずは症状は本当であろうと常に考え，あらゆる精神医学的または身体的疾患を確実に除外することができるように完璧な臨床評価を行うことが必要である。結論を導き出すため，臨床検査およびその他の補助診断的検査を施行する。また，詐病に合併することが多いパーソナリティ障害および物質乱用障害の有無を検討する必要があ

る．外傷的な出来事のあとに情緒的に苦痛を体験しているのか，あるいはそう装っているかどうかを判断する際に，判断の一助となることがある．詐病者は通常，仕事以外では行動を実行する能力は障害されていないにもかかわらず，働くことができないと訴える．このような患者は，短期間で仕事を転々とすることが多く，以前の雇用者に対する不満も多く，訴訟を起こしていることがある．患者は能力障害に関して詳細な面接を行おうとすると，回避的で，大抵はアフターケア・プランや勧められる治療を遵守しない．このような患者は一般的にB群パーソナリティの特徴をもち，訴訟を起こすことや能力障害の主張については極めて熱心で積極的である．

　鑑別診断には，虚偽性障害，身体化，疼痛性，および転換性障害が含まれる．確定診断の要点は，詐病では明らかな目的が拡大されて，その目的にそって症状が偽装ないしは産出される．動機および意図的な要素が常に詐病には伴っている．

　転換性障害において無意識に病気を装っており，実際には病気でないのに故意に病気を偽装する詐病との間には相違が認められる．そして，病気に関連した正常な行動は，詐病の意図のない回避または注目を集める行動の一部である．転換性障害は感覚系（例：感覚麻痺，盲）または随意運動に障害（例：失立失歩，運動麻痺）を起こす身体疾患と誤診されることがある．通常，障害は解剖学的または生理学的に説明できない．徹底的な神経学的診察を行えば，転換症状を真の神経学的症状から鑑別することができる．病気を意図的に偽装すること，あるいは虚偽性障害も別に存在する．さまざまな複雑な心理学的または身体的症状によって情緒的な満足を見出すために，意図的に病気がつくり出される．虚偽性障害の患者は，現実的な利得を求めるよりも，病気の役割を演ずることを求める．ミュンヒハウゼン症候群は，慢性の虚偽性障害の一例であるが，自分の生活における最も重要な課題として病気の偽装を行うのであり，発覚するまで長く続くことがしばしばある．代理人による虚偽性障害は，他人の同情をひくために自分の子どもに疾患をつくり出すことをいい，うわべだけ装って養育および世話をしている．成人の代理人による虚偽性障害は，第1の介護者として援助と同情をひくために成人に疾患をつくり出すことがある．

　虚偽性障害を実際に診断することは困難なことが多い．特にEDまたはその他の救急部門においては難しい．偶然に，患者の行動が虚偽性障害によるものだと発覚することがある（例えば，病原菌または有害物質を自己注射する，持ち物の中にクロであることを示唆する所持品が見つかる，相反する検査結果を受け取る，など．その他のあらゆる可能性を考慮していったんは精査して結果が陰性であれば最終的に除外することも同様である）．

　患者の主たる訴えが意図的につくり出されたのでなく，また捏造されたのでない身体的な痛みであれば，痛みの発症，重症度，悪化，または持続について心理的な要因が重大な役割を担っていることがあり，その場合には，患者は疼痛性障害であろう．これは身体表現性障害の一型であり，主体となっている要因に基づいて更に分類される．すなわち，

- 心理的要因と関連した疼痛性障害
- 心理的要因と一般身体疾患の両方に関連した疼痛性障害
- 一般身体疾患（だけ）と関連した疼痛性障害：心理的要因は，もし存在するとしても，何ら役割を果たしていないと判断される．したがって精神疾患とは考えられず，一般身体疾患としてⅢ軸にコードされる．

身体疾患で説明されない訴え，および30歳以前に始まる多数の身体愁訴，符合する証拠がないにもかかわらず症状が持続するとき，身体表現性障害を思い出し，診断するべきである。心気症は反対に，医学的精査によってそのような身体疾患が除外されているにもかかわらず，自分が重大な身体疾患に罹っているという恐怖にとらわれ続けている。この観念は妄想的なほどの強固さはないが，病気でないと保証する試みは通常は失敗に終わる。

成人の詐病者はしばしば，反社会性パーソナリティ障害，境界性パーソナリティ障害，および・または物質乱用障害を併発している。子どもはしばしば，行為障害および不安障害を有する。真の障害と詐病性障害の疑いの鑑別を補助する表を以下に示す。

真性幻聴　vs.　疑性幻聴

真性	疑性
間欠的	持続的
はっきりした言葉または文章	あいまい，または聞き取れない
一般に妄想と関連する	妄想と関連しない
幻聴を減じる方略を用いる	幻聴を減じる方略がない
CAHを避けようとし，従わない	すべてのCAHに従わされると主張
問いかけ幻聴により行動が停止する	問いかけ幻聴は情報を求める
より自然な言葉で表現する	不自然または堅苦しい言葉で表現する

真性幻視　vs.　疑性幻視

真性	疑性
しばしば幻聴と関連する	幻視のみ
通常はカラーでみえる	白黒
通常はヒト，動物または物体	劇的，非典型的
開眼または閉眼で変化しない	閉眼により変化する
普通の大きさの人々が普通	ミニチュアまたは巨大像
幻聴および妄想と関連する	幻聴または妄想とは無関係

真性妄想　vs.　疑性妄想

真性	疑性
徐々に始まり，徐々に解消する	突然の発症または終了
他者から妄想を離しておきたがる	妄想に注意を集めたいと熱望する
妄想と一致した行動をとる	妄想と矛盾した行動をとる
解体した行動を伴う奇異な妄想	明らかな解体を伴わない奇異な内容
明らかな認知欠損はない	誇張された認知の欠損

真性転換性障害　vs.　疑性転換性障害

真性	疑性
患者は通常，友好的，協力的，および依存的で，すがりつくことさえある	患者は通常，非協力的で打ち解けない，友好的でなく，あなたの意思に懐疑的である
評価とテストを歓迎する	評価またはテストを避けるまたは拒否する
勧められた治療に喜んで従う	勧められた治療に従うことを拒否する
能力の障害に対応した職業選択肢を受け入れ，歓迎する	彼らが述べる能力の障害に対応した雇用機会を拒否する
能力の障害または損傷を説明するとき，通常は漠然と，不正確である	損傷・能力の障害の説明において非常に詳細である

詐病性精神病の診断の手がかりは，

- 詐病者は誇張的で，自分の疾患に対して注意をひこうと切望する。
- 症状は診断的に適合しない。
- 詐病において，その行動は通常，妄想とは適合しない。焦燥，行動の変化，部屋にバリケードを築く，武器を保持するなどはない。
- 説明の中に矛盾が認められる。
- 詐病者は面接を支配しよう，脅迫しようとする。
- 詐病者はあいまいな態度をとる。何度も質問を繰り返す，または自分自身に考える時間を与えるために通常はゆっくりと答える。
- 詐病者は，統合失調症の残遺または陰性症状を示すことはほとんどない。
- 詐病者はおおよその知識を与えると，精神病にみられる認知の欠損があるようなふりをする。
- 症状は誰かがみているときにだけ現れる。
- 付随する情報は，患者の機能，病歴，および症状についての別の観察によってしばしばもたらされる。

　他にも詐病をその他の精神障害から鑑別する手がかりがある。精神遅滞を装った例では（これを成功させるのは非常に難しい。これは，精神遅滞または他の発達障害を疑われた人に実施される検査および評価が標準化されているためである），詐病者によって報告される教育水準と検査成績の間に大きな不一致がみられるのが普通である。この不一致は，彼らの観察された行動と自己申告の行動並びに検査成績の間にもみられる。このような検査において，詐病者は一般的に，難しい課題に正しく答えられるにもかかわらず，簡単な検査課題では誤ることが多い。患者自身の話す技術レベルと観察による行動に著明な不一致が認められる。認知障害を装った例では，詐病者は保続を真似ることに苦労し，装った損傷または外傷（injury or trauma）としては矛盾した症状をもち，認知障害と精神症状がゴチャまぜになっていることが多い。その人自身が話す社会機能水準と報告された能力障害の間に著明な不一致が認められる。健忘性障害を装った例では，通常は健忘性障害の病歴を認めず，健忘の患者に一般的に認められるより広範な健忘ではなくまだら状の記憶欠損を伴っている。記憶の回復の時間系列は矛盾しており暗示を受けやすく，健忘の高度な症例は，ニュースまたは地域メディアを賑わすことがある。

4. その後の対策

　もし症例が詐病と判断されたなら，いかなる身体的または精神医学的介入も必要ないと患者に話すべきである。患者が嘘をついているということを患者に直面化させたりする必要はない。病歴と症状の不一致を指摘すること，およびこれらのことが治療チームにとって臨床上の困難となっていることを指摘することは，患者に詐病という問題を示す穏やかな方法といえる。直面化させず，対立もしないアプローチは，患者が治療に反対して不意に病院を去り，他の病院に援助を求めるよう促すことになる。大抵の場合，その時点で患者は，口論せずに立ち去る——他のどこかでの治療を求める——か，激昂し自分の主張を通そうとより挑戦的になるかのいずれかであろ

う。しっかりと直面化させ，非難がましい態度を示さず適切な精神科的ケアを受けられるように提案するのが良いかもしれない。彼らは決して受け入れようとはしないだろうが。

　精神科医は患者を詐病と診断したがらないものである。臨床的な評価，病歴，および記録がこの診断を支持しているなら，患者を適切に扱うことが重要である。存在しない症状を決して治療するべきではないし，必要のないいかなる種類の処置もするべきではない。可能であれば入院治療は避けるべきであるが，それは入院によって詐病者の行動を助長するためである。自傷の恐れが実際に切迫しているときのみ入院が必要となる。もし入院するなら，入院治療チームに対して詐病の臨床的な疑いがあることを伝え，スタッフが詐病者をより効果的に方向づける――適切な治療計画とともに退院日をあらかじめ決めることが非常に有用である。

　虚偽性障害または詐病が疑われるなら，最初から病院管理者を含めて，法的な助言を求め，必要があればリスクマネジメント・倫理委員会に相談することが望ましい。

　EDチームは，詐病者に対するアプローチを一貫した堅固としたものにするべきである。そしていかなる結論を下す場合にも記録が助けとなる。救急医療における治療費，食物への接近，睡眠の調整についての一貫した方針が，詐病者を処遇する時には特に重要である。時には，寝床と食物を求める患者が，EDに一晩とどまることを許可する決定をEDチームが下すことがある。このような要求のためにEDを使用することは適切ではなく断固たる態度が必要であり，同時に，他の適切な社会サービスへの紹介が有用といえる。

BIBLIOGRAPHY

Harwood-Nuss AL, et al., eds. *The clinical practice of emergency medicine.* 2nd ed. Philadelphia: Lippincott-Raven, 1996.

Nayani TH, David AS. The auditory hallucination: a phenomenological survey. *Psychol Med* 1996;26:177–189.

Resnick PJ. The detection of malingered psychosis. *Psychiatr Clin North Am* 1999;22:159–172.

Resnick PJ. Malingering and posttraumatic disorders. *J Pract Psychiatry Behav Health* 1998;4:329–339.

Resnick PJ. The detection of malingered mental illness. *Behav Sci Law* 1984;2:21–28.

Rogers R, ed. *Clinical assessment of malingering and deception.* 2nd ed. New York: Guilford Press, 1997.

Rundell JR, Wise MG, eds. *Textbook of consultation-liaison psychiatry.* Washington, DC: American Psychiatric Press, 1996.

Simon RI. *Concise guide to psychiatry and law for clinicians.* Washington, DC: American Psychiatric Press, 1992.

Swartz MS, McCracken J. Emergency room management of conversion disorders. *Hosp Community Psychiatry* 1986;37:828–832.

（松木　麻妃　訳）

P. 記憶の障害

1. 定義

記憶とは，意識下で学習し，獲得した情報を蓄積，再生，再認する過程である。記憶は以下のように分けられる。

- 即時記憶（数秒）
- 近時記憶（数分から数日）
- 遠隔記憶（数カ月から数年）

健忘とは，他の知的機能を保持しながら，過去の情報や経験を想起する能力が，部分的にまたは完全に失われることである。健忘は，前向性（新たな情報を学習する能力）および逆行性（以前に学習した知識を想起する能力）健忘に分けられる。

想起の際に，自分の記憶に歪みが生ずる患者には，記憶錯誤があるとみなされる。記憶錯誤には，既視感（新しい経験を以前の記憶の繰り返しとして理解すること），既聴体験（感）（新たに聴いたことを以前に聴いたものとして理解すること），既考感（新しく考えたことを，以前に感じたまたは考えたこととして理解すること），未視感（既知の経験をなじみの薄い新しい経験として受け取ること），および記憶錯誤（実際に起こっていない出来事を記憶している）などが含まれる。作話は，別の記憶錯誤といえるが，自分の置かれた状況または自分自身についての情報を伝えようとする患者の試みは，不正確な，また事実とは異なった報告となる。記憶の欠損を隠したいと願う患者は作話をでっち上げることになる。作話は健忘，困惑，前頭葉の損傷，またはある種のパーソナリティ障害の症例でみられることがある。

2. 症状

記憶障害は認知症，健忘性障害，およびその他の多くの身体疾患および原発性の精神障害においてみられる。記憶障害は多くの障害ないし正常な加齢に合併する所見としてEDの現場で比較的よく遭遇するものである。記憶障害は患者自身あるいは家族にとって恐るべき症状であり，加齢および認知症になるかもしれないという不安に陥ることになる。

記憶障害は，広汎な認知機能に障害がある場合によくみられる症状であり，診断，対処，および治療には特別なアプローチが必要である。せん妄，健忘性障害，および認知症には認知障害が見出される。それらすべてに，特徴的な所見として記憶，言語，あるいは注意における障害がみられる。

記憶の欠損のみでは，必ずしも認知症を意味しない！

高齢の患者は，加齢によって生ずる身体的症状または障害，特に転倒のためにEDを受診することがあるが，記憶の欠損または記憶障害を主訴としてEDを受診することはまずない（6-C. 高齢者を参照）。

健忘性障害は，遂行機能および感覚は保持されたままで，記憶の減退が引き起こされるのが特徴で，そのために重大な機能障害に陥ることになる。大抵の患者は自分に記憶の減退があることに気づいているが，そのことに無頓着または無関心な患者もいるし，一方では非常に狼狽し怯えてしまう患者もいる。記憶障害は新しい情報（前向性）を学ぶ能力に影響を与え，また以前に学んだ情報（逆向性）の想起にも障害を与える。健忘性障害の原因となる可能性のある病態については表4-P.1を参照。

最も一般的に健忘を引き起こす治療薬はベンゾジアゼピン——用量依存的であると考えられているが——であり，ある種の抗けいれん薬，methotrexate，および毒物（水銀，鉛，および有機溶剤）でも同様にみられる。アルコール性持続性健忘性障害は，慢性のアルコール摂取によって生ずるビタミン欠乏によって引き起こされ，末梢神経障害，小脳失調，およびミオパチーを含んでいる。サイアミン欠乏の場合はコルサコフ症候群が惹起される。アルコールに合併するもう一つの一時的な記憶喪失はブラックアウトと呼ばれている。

一過性健忘は一般に，突然に発症して持続期間にはバラツキがあるが短期間（数時間）で，健常成人にもみられる。原因として最も多いのは頭部外傷，低酸素症，単純ヘルペス脳炎，治療薬，複雑部分発作，および一過性全健忘である。頭部外傷または脳血管障害の場合には，記憶の欠損は通常，外傷を受けた瞬間またはその少し前から，突然に発症して，短期および近時記憶に最も影響を及ぼす。記憶障害は，特にビタミン欠乏または腫瘍の例においては，徐々に現れることがある。患者は，自分が前の晩にしたことを，または朝食に食べたものさえも思い出せないと訴える。記憶障害が重症になっても，人物に対する見当識や遠隔記憶の喪失は通常は起きないが，場所または時間についての健忘が生じることがある。患者には無関心，動機づけの減退，焦燥，抑うつ，錯乱，および病識の欠如などがみられることがある。

一過性全健忘では，最近の出来事を想起するまたは新しい情報を覚える能力が突然失われることが特徴であり，中年またはより高齢の人に生じることが多い。このようなエピソードは平均で6〜24時間続き，患者は通常は病識が欠如しており，感覚は保持されており，錯乱，強い不安を示すが，複雑な作業を遂行することができる。急性，突発性，持続性健忘のほとんどすべての例において，その原因を特定することができる。原因としては虚血発作，低血糖，失神，およびけいれん発作などが最も多い。

表4-P.1 健忘性障害の原因

全身性・代謝性	コルサコフ症候群（サイアミン欠乏） 低血糖
神経性	けいれん，頭部外傷，腫瘍（特に視床および側頭葉），傍腫瘍性辺縁系脳炎，術後，単純ヘルペス脳炎，低酸素症，一過性全健忘，ECT，多発性硬化症
毒物性	アルコール，神経毒，鎮静-催眠治療薬，ある種の市販薬

心因性健忘が起きることが時にあるため，鑑別診断として考慮しなければならない。解離性健忘の患者は，通常は外傷体験によって強い情動が引き起こされて，重要な個人の情報または経験を想起することが著しく障害されるが，その障害は可逆性であることが多い。

認知症は深刻な認知障害，特に進行性の記憶障害，および抽象的な思考，知能，学習，言語，問題解決能力，パーソナリティ構造，見当識，知覚，集中，注意，判断，および社会的技能といった，より高次の遂行機能が障害される特徴がみられるが，意識水準の障害はみられない。このように障害は非常に広汎に及び，個人の生活の多くの側面に影響を与えることは明らかである。これは社会的および職業的機能の障害の原因となり，病前の患者の機能水準からの重大な障害が生ずることになる。

認知症は一般に高齢者が罹患する疾患であり，高齢になればなるほどに認知症の危険性が高くなる。HIV患者においては，認知症または軽症の認知障害はより若年で発症し，HIV患者のおよそ20％に現れる。一般的に，認知機能の低下は，患者および家族または近親者によって気づかれるが，これは重症となり患者の生活を障害するようになる。この認知機能の衰退には，注意，集中，抽象化，記憶および会話さらには言語能力などが障害されることがあるが，感覚機能は正常に保たれている。運動機能の障害は，ある程度，意欲の減退および行動的・情緒的変化——無関心，易刺激性，情緒不安定，判断の障害，または不適切な行動——によると考えられる。HIVに合併した軽度の認知・運動障害においては，認知および運動障害の所見の程度は比較的軽度であり，日常生活における障害もより少ない。

認知症は精神的，行動的，および情緒的諸機能の崩壊を生ずるが，身体疾患，外傷，または薬物など原因によって分類される。認知症の一般的な原因については**表4-P.2**を参照。認知症の患者がEDに連れてこられるのは，通常，行動障害，徘徊，不適切な性的または個人的行動，ストーブのつけっぱなし，あるいはドアを施錠しないまま出かけるといった危険な行動，または精神病症状，抑うつ，妄想，焦燥，気分不安定，および睡眠および食欲の障害などのためである。行動またはパーソナリティにおける突然の変化もまた，認知症をもった患者がEDを受診する誘因となることがある。

認知症は緩徐・進行性の疾患であるため，初期段階から深刻な荒廃状態に至るまで，患者はすべての機能領域にわたる広汎な症状を示す可能性がある。認知症の初期の行動の徴候は，撤退（=disengagement）および無関心などがあり，さらに焦燥に発展することがある。落ち着きのない，あるいは反抗的で攻撃的な行動は，妄想（患者の30％から50％にみられる）の結果であることがある。妄想のある患者は，機能の減退がより加速されている。症状は最近の出来事に対する軽度の忘れっぽさからやがては誕生日や小学校の名前といった若い頃に獲得した情報の喪失までの広い範囲にわたる。このような患者の見当識は障害を受けているが，認知症がいかに重症であっても，意識レベルの障害はみられない。言語機能も進行性に障害される。当初，会話は曖昧で不正確となるが，次第に物の名前を言うことが困難となる。家族および友人にとって最も辛いのは，その人のパーソナリティが進行性に変化することである。社会的引きこもり，内向，敵意，および妄想や易刺激性などが一般的にみられる。多くの患者において，幻覚——特に幻視——および妄想はEDを受診する契機となる。不安，抑うつ，および気分不安定もまた認知症の患者にはしばしばみられる。

表 4-P.2　認知症の原因

最も一般的な原因	アルツハイマー病，血管性：多発梗塞，び漫性白質病（ビンスワンガー），アルコール症*，パーキンソン病，薬物・治療薬中毒*
感染性	HIV 関連障害*，神経梅毒*，パポバウィルス（進行性多発白質脳症），プリオン（クロイツフェルト・ヤコブ病），結核真菌または原虫*，サルコイドーシス*，Whipple 病，クリプトコッカス性髄膜炎*
CNS	頭部外傷およびび漫性脳損傷：ボクサー認知症（パンチドランカー），慢性硬膜下血腫*，無酸素症後，脳炎後，正常圧水頭症*，原発性および転移性腫瘍，傍腫瘍辺縁系脳炎
代謝性・全身性	慢性肝性脳症*，慢性尿毒性脳症*，進行性尿毒性脳症（透析性認知症）*，甲状腺機能低下症*，副腎不全・クッシング病*，副甲状腺機能低下症または亢進症，下垂体──副腎障害，低酸素症または無酸素症*，心不整脈*，呼吸性脳症*
毒素性	薬物，治療薬，麻薬性毒*，重金属中毒*，器質性毒素
変質性	ハンチントン病，ピック病，び漫性レビー小体病，進行性核上性麻痺（スティール・リチャードソン症候群），多系統変性症（シャイ―ドレーガー症候群），遺伝性運動失調，筋萎縮性側索硬化症，前頭側頭認知症，皮質基底核変性，多発性硬化症，アルツハイマー病を伴う成人ダウン症，肝レンズ核変性
その他	血管炎*，急性間欠性ポルフィリン症*，けいれんを伴わない反復性の発作*
精神医学的	うつ病（仮性認知症）*，統合失調症*，転換性反応

*可逆性の可能性のある認知症の原因
CNS：中枢神経系，HIV：ヒト免疫不全ウィルス

　うつ病をもつ高齢の患者に記憶障害がみられることがある。このため内科医はその患者が認知症に罹患したと考えることがある。これは一般に仮性認知症またはうつ病に関連した認知機能障害として知られており，このような患者はうつ病の病歴，記憶障害はその経過に動揺が認められており，見当識，注意，および集中力は保持されている。このような患者には，平板化した，ないしは抑うつの感情，植物神経徴候がみられるであろう。発症の時期を決めることができることもしばしばあり，症状は，最近になってより顕著となっていることがある。家族はしばしば突然の変化に気づいており，患者もまた記憶の問題について苦痛を感じており，深刻な近時および遠隔記憶の障害を伴っていることがある。

3. 対　応
　記憶障害には多くの原因があるため，ED に入院中に完全な身体医学的・神経学的評価および何らかの対応を開始するためにおおよその診断を下すことは重要である。認知症の約 5 ％から 20 ％は可逆性の原因によるものであり，したがって早い診断と治療がカギとなる。このような患者は，当惑，錯乱，狼狽しており，詳細な病歴を提供できないことが時々あるので，他の情報源から情報を収集しなければならない。物事を思い出すように患者に圧力をかけたり，あるいは

記憶障害を指摘してはならない。安心させ，支持的に接しなければならない。

記憶障害は常に重く受け止める必要があり，直ちに加齢現象またはうつ病の症状の一部として過小評価または片づけてはならない。このような訴えは，少なくとも認知症の早期徴候の一部である可能性を想定して慎重に取り扱うべきである。高齢者においては，特別なケアとして，重大な身体疾患の合併の可能性を考慮に入れ，完璧な評価およびスクリーニングを考えなければならない。最近の調査によって，正常の加齢による認知機能の変化とアルツハイマー病（AD）の間の過渡的な状態として，軽度認知障害（MCI）が知られるようになった。軽度認知障害は，年齢から想定されるより重度の記憶障害を呈する患者で，未だ認知症の診断基準を満たしていない患者ということができる。スクリーニングが重要であるが，縦断的な観察によると，このような患者は同じ年齢の健康人よりも速い確率でprobable ADに進行するからである。軽度認知障害はADに進展するハイリスク状態であると考えられている（6-C．高齢者を参照）。

健忘性障害は，完全な病歴および身体的，完全で徹底的な神経学的および身体医学的診察，臨床検査，および神経画像検査が必要である。鑑別診断の一覧を**表4-P.3**に示す。健忘の基礎になっている原因および可能性のある危険因子（頭部外傷またはけいれん，感染症または腫瘍など）を特定することが重要である。記憶の消失が他の重要な認知障害を何ら伴わないことから，せん妄と認知症とを鑑別することは可能である。

認知症も同様の徹底的，包括的な身体医学的および神経学的（パーキンソン症候群，局所的な運動または感覚の欠損，歩行異常について尋ねる）評価および精査が必要である。臨床的に重要な考慮事項としては，患者が認知症であると結論づける前に，せん妄，うつ病，および認知症の可逆的な原因を除外することである。標準的な臨床検査の他に，VDRL，B12，葉酸，甲状腺検査，および尿検査についても考慮する。胸部X線，HIV検査，EEG，心理検査，副甲状腺検査，ライム病の血液診断，血管造影，アポリポタンパクE（ApoE）遺伝子検査，およびSPECTまたはPETは，EDにおいて必ずしも行う必要はないが，有用な検査の一つである。

患者に付随する情報源からの情報は重要である。処方された，服用している，遵守している治療薬の慎重な検討も同様に重要である。高齢の患者における有害な薬物——薬物相互作用の可能性は，大抵は多剤併用を受けているが，評価の中で考慮に入れることが大切である。現在の症状に

表4-P.3　健忘性障害の鑑別診断

認知症
せん妄
正常な加齢
解離性障害
虚偽性障害
外傷後ストレス障害
無酸素症
脳感染症（単純ヘルペス）
前頭葉および辺縁系新生物または脳血管障害
薬物性
電気けいれん療法
けいれん性障害
睡眠関連性健忘
ウェルニッケ・コルサコフ症候群
代謝性（尿毒症，低血糖，高血圧性脳症，ポルフィリン症）
脳震盪後健忘

影響しているかもしれない市販薬,および漢方または伝承薬についても聞くことを忘れてはならない。患者がいかに高齢であろうと,薬物とアルコールを考慮に入れるべきである。驚くこともあり得る！　重畳しているせん妄を診断および治療することは大切である。基礎となっている身体疾患——急性または慢性——にも同様に注意を要する。転落または虐待の徴候を探し,またその人の生活および様式に最近の何か変化があったかどうか訊かなければならない。高齢の患者は変化にとても敏感である。

　EDにいる間に頻回に見当識を確認し,できるだけ刺激を少なくするとともに,穏やか,和やか,そして安心感を与えるアプローチが最も良い結果をもたらすことになる。

　仮性認知症の患者については,速やかに診断し,抗うつ薬治療を開始することが究極的な目標である。短期治療は精神病および・または焦燥の場合にも備えておく。焦燥は患者の責任でも故意になされるものでもないということを,介護者および家族に説明しておく必要がある。低用量,高力価の定型抗精神病薬または非定型精神病薬は,慎重かつ賢明に用いるべきだが,焦燥の治療法として優れたものである。高齢者の焦燥の徴候の比較は,**表4-P.4**を参照。chlorpromazine

表4-P.4　高齢者のおける焦燥の重症度の徴候比較

重症度	徴候
軽症	愚痴を言う（＝Whining） 不平不満を言う 嘆く,泣く 指または足を軽くたたく そわそわする 手を握り締める 手足を曲げるまたは伸ばす
中等症	舌打ちをする こぶしを固めるまたは歯を食いしばる 頭を揺らすまたは打つ 作業保続（＝Task perseveration） 身体を振るわせる 膝または腿を打つ 足を踏み鳴らす 身体を揺する,または跳ねる ゆっくり歩く,またはうろうろする
重症	保続 罵る 泣き叫ぶ,または金切り声を出す 脅す 平手打ちをする,またはぴしゃりと打つ 物または人をたたく 物を投げる 物でたたく 物または人を蹴る

（コントミン，ウィンタミン）のような低力価の薬剤，多剤の併用療法は避けるべきである。認知欠損，抑うつ，行動障害，および睡眠障害は入院病棟において，または外来患者としてのどちらでも対応が可能である。睡眠障害は，家族や介護者に負担を強いるものだが，まず行動療法的および環境的アプローチを行い，精神薬理学的アプローチは最後に行うべきである。認知症の高齢者および高齢の患者に対しては一般的に，**低用量**から開始し**ゆっくり**進めることを忘れてはならない。

急性精神病および焦燥に対しては，

haloperidol（セレネース），0.25～1 mg，経口
risperidone（リスパダール），0.25～1 mg，経口
olanzapine（ジプレキサ），2.5～5 mg，経口

過鎮静，転落，または抑制欠如を避けるため，ベンゾジアゼピンについては非常に慎重にするべきである。

4. その後の対策

正常な加齢変化に関連する問題をもった高齢者については，基礎にある身体医学的障害によって入院が必要となる場合以外は，通常は老年医学を専門とする施設への紹介で十分である。患者および家族・友人または保護者と事前指示書（advance directives），例えば蘇生術を行わないという意思表示，リビング・ウィル，委任状，後見などについて，常に相談しておく必要がある。

健忘性障害の患者についてカギとなるのは，基礎にある原因の特定およびその適切な治療である。もし記憶の減退が重症で社会的サポートがないなら，安全な外来での処遇の調整がつくまで精神科入院が必要となることがある。

認知症の患者については，何らかの可逆性の原因の特定およびその治療が目標となる。重度の不安，自殺傾向，抑うつ，妄想，幻覚，および自らを毀損する行為の可能性（徘徊）は直ちに対処しなければならず，ほとんどの例で精神科，もし可能なら老年精神科の入院が妥当である。家族および介護者の心理教育は非常に重要であり，介護者に対して介護グループなどの社会資源の利用を勧めることは，認知症の介護者の介護負担を緩和する一助となる。HIVに関連した認知症または軽微な認知・運動障害の例では，治療は抗レトロウィルス薬，栄養治療および神経保護治療が必要である。外来患者治療機関または専門のクリニックへの紹介が必要なことがある。

BIBLIOGRAPHY

American Psychiatric Association. *Diagnostic and statistical manual of mental disorders.* 4th ed, TR. Washington, DC: American Psychiatric Association, 1999.

American Psychiatric Association. Practice guidelines for the treatment of patients with Alzheimer's disease and other dementias of late life.

American Psychiatric Association. Practice guidelines for the treatment of patients with HIV/AIDS. *Am J Psychiatry* 2000;157:1–62.

Arana GW, Rosenbaum JF, eds. *Handbook of psychiatric drug therapy.* 4th ed. Philadelphia: Lippincott Williams & Wilkins, 2000.

Berrios GE. Confabulations: a conceptual history. *J Hist Neurosci* 1998;7:225–241.

BIBLIOGRAPHY

Braunwald E, et al., eds. *Harrison's principles of internal medicine.* 15th ed. New York: McGraw-Hill, 2001.

Dorland's illustrated medical dictionary. 28th ed. Philadelphia: WB Saunders, 1994.

Farcnik K, Persyko MS. Assessment, measures and approaches to easing caregiver burden in Alzheimer's disease. *Drugs Aging* 2002;19(3): 203–215.

Fisher CM. Unexplained sudden amnesia. *Arch Neurol* 2002;59: 1310–1313.

Herrmann N. Recommendations for the management of behavioral and psychological symptoms of dementia. *Can J Neurol Sci* 2001; 28(suppl 1):S96–S107.

Honig LS, Mayeux R. Natural history of Alzheimer's disease. *Aging* 2001;13:171–182.

Jonker C, Geerlings MI, Schmand B. Are memory complaints predictive for dementia? A review of clinical and population-based studies. *Int J Geriatr Psychiatry* 2000;15:983–991.

Kahn DA, Alexopoulos GS, Silver JM, et al. Treatment of agitation in elderly persons with dementia: a summary of the expert consensus guidelines. *J Pract Psychol Behav Health* 1998;5:265–276.

Kaplan HI, Sadock BJ, eds. *Comprehensive textbook of psychiatry.* 8th ed. Baltimore: Williams & Wilkins, 1999.

Kaufman DM, ed. *Clinical neurology for psychiatrists.* 4th ed. Philadelphia: WB Saunders, 1995.

Kindermann SS, Dolder CR, Bailey A, et al. Pharmacological treatment of psychosis and agitation in elderly patients with dementia: four decades of experience. *Drugs Aging* 2002;19:257–276.

Lantz MS, Marin D. Pharmacologic treatment of agitation in dementia: a comprehensive review. *J Geriatr Psychiatry Neurol* 1996;9: 107–119.

Lonergan E, Luxenberg J, Colford J. Haloperidol for agitation in dementia. *Cochrane Database Syst Rev* 2002;2:CD002852.

Mega MS. Differential diagnosis of dementia: clinical examination and laboratory assessment. *Clin Cornerstone* 2002;4:53–65.

Montgomery P, Dennis J. Cognitive behavioural interventions for sleep problems in adults aged 60+. *Cochrane Database Syst Rev* 2002;2:CD003161.

Neugroschl J. Agitation: how to manage behavior disturbances in the older patient with dementia. *Geriatrics* 2002;57:33–37.

Patterson CJ, Gass DA. Screening for cognitive impairment and dementia in the elderly. *Can J Neurol Sci* 2001;28(suppl 1):S42–S51.

Petersen RC, Doody R, Kurz A, et al. Current concepts in mild cognitive impairment. *Arch Neurol* 2001;58:1985–1992.

Robinson MJ, Qaqish RB. Practical psychopharmacology in HIV-1 and acquired immunodeficiency syndrome. *Psychiatr Clin North Am* 2002;25:149–175.

Santacruz KS, Swagerty D. Early diagnosis of dementia. *Am Fam Physician* 2001;63(4):703–713.

Schatzberg AF, Nemeroff CB, eds. *Textbook of psychopharmacology.* Washington, DC: American Psychiatric Press, 1995.

Tintinalli JE, Kelen GD, Stapczynski JS. *Emergency medicine: a comprehensive study guide.* New York: McGraw-Hill, 2000.

Vitiello MV, Borson S. Sleep disturbances in patients with Alzheimer's disease: epidemiology, pathophysiology and treatment. *CNS Drugs* 2001;15:777–796.

Watson JD. Disorders of memory and intellect. *Med J Aust* 2001;175: 433–439.

(松木　麻妃　訳)

Q. 強迫観念・強迫行為

1. 定　義
　強迫観念とは繰り返して執拗に生じる思考，表象，または衝動で自我異和的（換言すると，自我ないし自己に適合せず受け入れがたいもの）であって，極めて不快なものである．強迫観念は，それを無視して打ち消そうと努力しても意志に抗して意識の中に侵入してくる．強迫行為とは，持続的で抵抗できない衝動によって生じる不合理で馬鹿げていると思いながらもせざるを得ない行為——反復して生じる常同的行為で無意識的な，または目的が明らかではない——である．

2. 症　状
　強迫には共通点がいくつかみられる．

- 絶えず侵入する観念や衝動
- 強度の不安または恐怖を伴う（恥ずかしい思い，自責の念，あるいは自己嫌悪）
- 不安解消に対抗手段を用いる
- 自我異和的である，患者自身にとっても不合理で馬鹿げている

　強迫性障害（OCD）の生涯有病率は2～3％とされ，精神科における診断としては4番目に多くありふれたものである．有病率が高いものの，強迫観念または強迫行為をもつ患者は自ら進んでEDに来ようとはしない．うつ症状や薬物依存を合併して初めて家族や友人に付き添われて受診に至る．またED以外，精神科領域の専門職ではない人に助けを求めることが多い．患者を困惑させる強迫観念または強迫行為を診断することは重要である．患者は強迫観念や強迫行為について自ら訴えることはない．さらにいえば，ほかの精神障害に合併して強迫観念や強迫行為がみられることがあるため，仮に強迫行為が第1の症状ではない場合であっても強迫症状について問診することは必要である．
　最もよくみられる強迫観念や強迫行為は以下の通りである．

- 強迫観念のなかで不潔恐怖が最も多く，洗浄強迫や不潔と思われる物の回避行動を引き起こす．
- 侵入的観念とは強迫行為に移されないもので，不謹慎な性的ないし攻撃的な行動などがあり，患者に強い精神的な苦痛と罪責念慮を引き起こす．このような強迫観念のために警察当局に告白または通報しなければならないという強迫行為となることがある．
- 周囲の物が対称的になければならないという強迫観念によってさまざまな強迫行為が引き起こされる．物をキチンと整頓しなければならないという強迫観念は日常生活機能を相当程度障害することになる．
- 施錠や暖房器具などの確認．ある特定の恐怖を伴う不合理な疑惑が生じ，このために繰り返

し確認しなければならなくなる。

　強迫症状を示す患者の半数以上は，心理的ストレスの大きい出来事がある前後に何の前兆もなく突然に発症する。5年以上にわたって強迫症状に苦しんだ挙句，精神科医を受診する患者も多い。成人の場合には，強迫性障害は一般に慢性の経過をとることが多いが，一過性の経過を呈することを示す症例が次第に増加している。強迫性障害の患者が示す洞察は，症例によってバラツキがみられる。

3. 対　応

　対策を立てる上で最も重要なことは，患者に強迫症状の有無を確認することである。患者は強迫症状に困惑し切ってうつ状態に陥り悲しそうに見えることが少なくない——50％以上の患者がうつ病を合併している。患者を診断するに際して，必要な質問は以下の通りである。

- あなたは，自分を苦しめ不安にさせる観念をもったことがありますか？
- その観念はあなたにまとわりつき，どんなに頑張っても取り除くことは難しいですか？
- あなたは，自分の周りにある物を極端に清潔にしなければ気が済まないとか，または自分の手を何度も繰り返し洗わなければ気が済まないと思ったことがありますか？
- あなたは，度がすぎるとわかっていながら繰り返し確認しなければ気が済まないことがありますか？
- あなたは，整理整頓したりキチンと並べ直したりするのに多大な時間を消費するために，他にしたいことをする時間がなくなってしまうことはありますか？
- あなたは，自分が必要以上に攻撃的に行動したり話したりしていると悩むことがありますか？
- あなたは実際には何ら価値がないことはわかっていながら，そのことをしないではいられないことがありますか？

　強迫性障害には他に1次性の精神疾患を併発している患者が極めて多いと考えられており，うつ病性障害および不安性障害が最も多い。このような精神疾患を併発している場合には，患者が不安やうつ病を増悪させると強迫観念や強迫行為を悪化させることがしばしばみられる。この点を十分に認識した上で強迫観念や強迫行為について問診することが臨床医にとって重要である。精神病，特に統合失調症に強迫症状が合併している場合には，重篤であり予後不良である傾向がみられる。強迫現象は統合失調症または統合失調感情障害の1％から60％にみられることが明らかにされている。これらの患者においては，疾患はより重篤で予後も不良な場合が多いと思われる。

　強迫的心配および確認強迫が全般性不安障害の一症状であることがあるので，これらの障害を除外して適切な診断を確立するためには完全な評価が不可欠である。

　患者に対して共感的で先入見をもたずに心遣いのある態度で接して，強迫症状について問診するならば，患者の恐怖や困惑を軽減させることができる。強迫行動がより広汎な障害の部分症状であり，同じ障害をもった患者が多くいることを患者が理解できれば，症状を正常化することが

でき患者を解放することができる。

患者について，完全かつ総合的な医学的検査と同時に精神医学的評価を行う。鑑別すべき精神医学的並びに内科的病態を**表 4-Q.1** に要約してある。トゥレット障害は運動性チックと発声チックが特徴であるが，発症年齢や症状が似ており，そして強迫性障害の診断基準を満たす症例が高いパーセントでみられる。このような患者が ED に来院することは稀であるが，症状が増悪するか，または他の急性精神病症状が出現した際には受診することがある。

表 4-Q.1　鑑別診断

精神疾患	内科疾患
全般性不安障害	側頭葉てんかん
恐慌症	チック障害
うつ病性障害	脳炎後後遺症
統合失調症	
強迫性パーソナリティ人格障害	
トゥレット症候群	
心気症	
身体醜形障害	
衝動——制御障害	

エール・ブラウン強迫症状評価尺度（Yale-Brown Obsessive Compulsive Scale：Y-BOCS）（Appendix D 参照）は，既述の他の精神科評価尺度と同様に，強迫性障害の診断の確立，症状重症度や症状特性を決定する場合に，有用と考えられる。この 10 項目からなる評価尺度は，ED における患者の現在症を横断面的に評価することによって，病棟の治療チームや外来の治療担当者に強迫観念や強迫行為をもつ患者の重症度について評点を提供することができる。

ED において不安が強い患者には以下の薬物が用いられる。

lorazepam（ワイパックス），0.5 ～ 2 mg, 経口，必要に応じて繰り返し投与
alprazolam（ソラナックス），0.25 ～ 1 mg, 経口，必要に応じて繰り返し投与

4. その後の対策

強迫性障害の患者は，自殺企図が差し迫っているか，他に入院治療が妥当と判断される場合以外には入院の適応にはならない。心理教育や精神科的なケアができる施設へ紹介することが必要である。

SSRI などの薬物療法を開始することは，精神科外来の治療チームの決定に委ねることが最もよいが，ED が精神科外来チームと緊密な連携があり，患者が外来通院を保証することができる場合には，低用量の SSRI による薬物療法を開始して少量の薬剤を処方してもよい。その場合には，服薬，副作用，中断した際に出現する症状，治療参加に関して心理教育が不可欠である。統合失調症や統合失調感情障害の入院患者の場合には，標準的な薬物療法に SSRI を追加することは極めて有効と思われる。

次に記載する薬剤を強迫性障害に用いることは FDA ですべて承認されている。Fluoxetine（Prozac），paroxetine（パキシル），fluvoxamine（ルボックス），sertaline（ジェイゾロフト），Clomipramine（アナフラニール）は強迫性障害への適応が最初に承認された薬剤であり，現在

表4-Q.2　予後決定因子

良好	不良
病前の社会的，および職業機能がよい	強迫行為に抵抗せずに屈服していること
誘発因子が存在する	小児期の発症
挿間性の症状発現	強迫行為が衒奇的である
	入院が必要となること
	大うつ病性障害の併存
	妄想的確信がある
	過価観念の存在
	パーソナリティ障害，特に統合失調型パーソナリティ障害

でも強迫性障害の標準的な第1選択とされている。

　強迫性障害に対する外来的な治療は，薬物療法のほかに認知行動療法（CBT），（曝露，反応妨害，フラッディング，認知再構築），集団療法，その他の洞察指向型または支持的精神療法は治療計画の一環として，通常行われる。家族に対する心理教育や家族療法または家族を支えるグループへの紹介も有効である。

　治療計画が適切かどうかを評定する際に予後に関する次の指標は有用である。予後に関する指標については**表4-Q.2**を参照されたい。

BIBLIOGRAPHY

Abramowitz JS, Foa EB. Does comorbid major depressive disorder influence outcome of exposure and response prevention for OCD? *Behav Ther* 2000;31:795–800.

Abramowitz JS, Franklin ME, Street GP, et al. Effects of comorbid depression on response to treatment for obsessive-compulsive disorder. *Behav Ther* 2000;31:517–528.

Attiullah N, Eisen JL, Rasmussen SA. Clinical features of obsessive-compulsive disorder. *Psychiatr Clin North Am* 2000;23:469–491.

Cath DC, Spinhoven P, Hoogduin CA, et al. Repetitive behaviors in Tourette's syndrome and OCD with and without tics: what are the differences? *Psychiatry Res* 2001;101:171–185.

Chambless DL, Ollendick TH. Empirically supported psychological interventions: controversies and evidence. *Annu Rev Psychol* 2001;52:685–716.

Den Boer JA. Psychopharmacology of comorbid obsessive-compulsive disorder and depression. *J Clin Psychiatry* 1997;58(suppl 8):17–19.

Fabisch K, Fabisch H, Langs G, et al. Incidence of obsessive-compulsive phenomena in the course of acute schizophrenia and schizoaffective disorder. *Eur Psychiatry* 2001;16:336–341.

Fava M, Rankin MA, Wright EC, et al. Anxiety disorders in major depression. *Comp Psychiatry* 2000;41:97–102.

Hoehn-Saric R, Ninan P, Black DW, et al. Multicenter double-blind comparison of sertraline and desipramine for concurrent obsessive-compulsive and major depressive disorders. *Arch Gen Psychiatry* 2000;57:76–82.

Hohagen F, Winkelmann G, Rasche-Rauchle H, et al. Combination of behaviour therapy with fluvoxamine in comparison with behaviour therapy and placebo. *Br J Psychiatry* 1998;173(suppl 35):71–78.

Hollander E, Kaplan A, Allen A, et al. Pharmacotherapy for obsessive-compulsive disorder. *Psychiatr Clin North Am* 2000;23:643–656.

BIBLIOGRAPHY

Koran LM. Quality of life in obsessive-compulsive disorder. *Psychiatr Clin North Am* 2000;23:509–517.

Mancini C, Ameringen MV, Farvolen P. Does SSRI augmentation with antidepressants that influence noradrenergic function resolve depression in obsessive-compulsive disorder? *J Affect Disord* 2002;68:59–65.

Milfranchini A, Marazziti, Pfanner C, et al. Comorbidity in obsessive-compulsive disorder: focus on depression. *Eur Psychiatry* 1995;10:379–382.

O'Sullivan RL, Mansueto CS, Lerner EA, et al. Characterization of trichotillomania: a phenomenological model with clinical relevance to obsessive-compulsive spectrum disorders. *Psychiatr Clin North Am* 2000;23:587–604.

Reznik I, Sirota P. Obsessive and compulsive symptoms in schizophrenia: a randomized controlled trial with fluvoxamine and neuroleptics. *J Clin Psychopharmacol* 2000;20:410–416.

Schatzberg AF. New indication for antidepressants. *J Clin Psychiatry* 2000;61(suppl 11):9–17.

Schut AJ, Castonguay LG, Borkovec TD. Compulsive checking behaviors in generalized anxiety disorder. *J Clin Psychol* 2001;57:705–715.

Tek C, Ulug B. Religiosity and religious obsessions in obsessive-compulsive disorder. *Psychiatry Res* 2001;104:99–108.

Tukel R, Polat A, Zdemir O, et al. Comorbid conditions in obsessive-compulsive disorder. *Comp Psychiatry* 2002;43:204–209.

Yale-Brown Obsessive Compulsive Scale (Y-BOCS) Symptom Checklist, adapted from Goodman WK et al. *Arch Gen Psychiatry* 1989;46:1006–1011.

（原　祐子，吉田　諭江　訳）

R. 過量摂取

1. 定　義

　過量摂取とは，治療薬の過剰な用量，薬物または治療薬の致死量または中毒量の摂取，ないし代謝または排出の変化によって中毒を引き起こす血中濃度が生じることとみなされる。過量摂取は故意のこともあるが，事故として起こることもある。

2. 症　状

　ED で最も一般的な緊急に対処しなければならない中毒の型は，急性に，故意に薬物を経口的に過量服薬した場合である。しかしながら，子どもの不慮の中毒，非経口的な薬物の乱用，慢性中毒，工業または農業における事故，および薬物療法の反応または相互作用でも同様にみられることがある。ED における中毒性症候群の最も一般的な臨床型は，臨床医が見当をつけるのに有用な身体所見をもとにして，4 つの大きなカテゴリーに分類することができる。すなわち，抗コ

リン性抗ヒスタミン性，交感神経興奮性，麻薬・鎮静剤・催眠剤・アルコール性，およびコリン性の各症候群である。リチウム中毒を付け加えることは重要である。それはこの治療薬を服用している精神科患者にとって問題となることがあるためである。セロトニン症候群については4-V. 治療によって出現する症候群で詳しく説明する。

これらの症候群の一般的な徴候および原因の一覧は**表 4-R.1** を参照。

これらの分類で概説するような明らかな症状がすべての患者にみられるわけではない。重複も多く，多剤を服用している患者が実際には多いため，正確な診断を下すことはさらに難しくなっている。患者はここに記述されるような明瞭，「標準的」な徴候および症状を示すのではなく，徴候はより少なく，種々の徴候が混合していたり，あるいはその一部しか症状として現れないことさえある。単に中毒・毒物または薬物血中濃度だけでなく，個々の患者を全体として──バイタルサインおよびその他の関連する臨床所見によって──治療しなければならないということを常に念頭に置くことが大切である。

①抗コリン性症候群

精神科およびその他の各科で使用されている治療薬には抗コリン作用が高いものが多いため，抗コリン性症候群は，特に高齢者で，一般的にみられることがある。抗コリン性薬物の一覧については**表 4-R.2** を参照。抗コリン性中毒においては，これはせん妄の原因の一つであるが，以下を覚えておくこと。

地獄のように熱い（高体温）
こうもりのように盲目（視覚障害）
骨のように乾いた（唾液と発汗の減少）
ビートのように赤い（顔面紅潮）
帽子屋のように気が違った（精神状態の変化）

抗コリン性中毒では，ニコチンおよびムスカリン受容体と同様，中枢および末梢のコリン作働系ニューロンに影響を及ぼす。そして，せん妄を生じる。これらには，焦燥，健忘，運動失調，混乱，見当識障害，幻覚，指の典型的な「摘み動作」，嗜眠，頻脈，気管支分泌物の減少，嚥下困難，高体温，低血圧または高血圧，唾液および発汗の減少，尿閉，けいれん発作，循環系の虚脱，昏睡，および呼吸不全が含まれる。

②交感神経系興奮性症候群

このような患者には，コカイン，アンフェタミン，または充血除去剤（phenylpropanolamine）の急性の過量摂取ないしは長期の使用がある。交感神経系興奮作用性薬剤の一覧は**表 4-R.3** を参照。患者には高血圧，頻脈，高体温，瞳孔散大，立毛，精神運動焦燥を伴う精神状態の変化，攻撃性，衝動的，暴力，不安，時に精神病症状，発汗，振せん，反射亢進，けいれん発作，および時にはショックおよびリズム障害がみられる。

表4-R.1 中毒症候群の一般的な徴候と原因

症候群	徴候	原因
抗コリン作用	精神状態の変化・不安・不整脈・運動失調・錯乱・唾液分泌減少・せん妄・瞳孔散大・見当識障害・皮膚の乾燥と紅潮・幻覚・低血圧・体温上昇	アマンタジン・抗うつ薬（Elavil, Sinequan, トフラニール, スルモンチール, ルジオミール, Ascendin）・抗ヒスタミン薬（ドラマミン, Benadryl, Antivert, Phenergan）・抗パーキンソン病薬（Cogentin, アキネトン, アーテン）
	嗜眠・ミオクローヌス・けいれん発作・頻脈・尿閉・死	抗精神病薬（Thorazine, トリラホン, メレリル, Moban, Loxitane）・アトロピン・鎮痙薬・市販薬（鎮痛薬, 催眠薬, 月経関連の薬）・筋弛緩薬（Flexeril, Norflex）
交感神経興奮作用	精神状態の変化・妄想・発汗過多・反射亢進・高血圧・高熱・眼振・不整脈・早く，不規則な呼吸・気胸・食欲不振・嘔気と嘔吐・下痢・胃腸障害・幻覚（"コカインの虫＊cocaine bugs"）・不安・落ち着きのなさ（クラックダンス＊"crack dance"）・自殺念慮・瞳孔散大・パラノイア・けいれん発作・頻脈（徐脈）	アンフェタミン・カフェイン・コカイン・メタンフェタミン・市販薬・充血除去剤・テオフィリン
鎮静作用	精神状態の変化・鎮静・痛覚麻痺・嘔気と嘔吐・徐脈・昏睡・反射低下・低血圧・低体温・縮瞳・呼吸抑制・けいれん発作・針刺し痕	アルコール・バルビツレート・ベンゾジアゼピン・クロニジン・Meprobamate・麻薬
コリン作用	精神状態の変化・尿失禁，便失禁・徐脈または頻脈・錯乱・けいれん・嘔吐・流涙・縮瞳・流涎・けいれん発作・虚弱・気管支攣縮	殺虫剤・キノコ・有機リン殺虫剤・Physostigmine・Pyridostigmine

cocaine bugs：コカイン中毒者では，皮膚の下に虫が蠢く幻覚が出現することがあり，そう呼ばれている（訳者註）
crack dance：クラックは純度の高いコカインのことで，容易に依存が形成される。このクラックを使用して運動不穏となったり気分が高揚してダンスを続けることをいう（訳者註）

表4-R.2 抗コリン作用性の薬物品

抗コリン作用性の薬品	一般名	商品名
抗ヒスタミン薬	Dimenhydrinate	ドラマミン
	Diphenhydramine	レスタミンなど
	Tryipelennamine	Pyribenzamine
	Chlorpheniramine	アレルギンなど
	Cyclizine	Merzine
	Meclizine	Antivert
	Promethazine	ピレチア, ヒベルナ
抗パーキンソン病薬	Benztropine	Cogentin
	Biperiden	アキネトン
	Ethopropazine	Parasidol
	Trihexyphenidyl	アーテン
	Procyclidine	Kemadrin
抗精神病薬	Chlorpromazine	コントミンなど
	Thioridazine	メレリル
	Perphenazine	PZC, トリラフォンなど
	Molindone	Moban
	Loxapine	Loxitane
鎮痙剤	Clidinium bromide	Librax, Quazan
	Dicyclomine	レスポリミン
	Methantheline	Banthine
	Propantheline	プロ・バンサイン
	Tridihexethyl	Pathilon
ベラドンナアルカロイドと合成誘導体	Atropine	Hyoscyamine
	Belladona alkaloid mixtures	
	Glycopyrrolate	Robinul
	Homatropine	Dia-Quel, Malcotran
	Methscopolamine	Pamine
	Scopolamine	Hyoscine
三環系, 四環系抗うつ薬	Amitriptyline	トリプタノール
	Desipramine	Norpramin, Pertofrane
	Doxepine	Sinequan, Adapin
	Imipramine	トフラニール
	Nortriptyline	ノリトレン
	Protriptyline	Vivactil
	Trimapramine	スルモンチール
	Maprotiline	ルジオミール
	Zimelidine	
	Amoxapine	アモキサン
眼病用の薬品	Atropine and scopolamine solutions	
	Cyclopentolate	サイクロジル
	Tropicamide	サンドール, ミドリン
市販製品（OTC）	Analgesics	Excedrin PM, Percogesic
	Cold remedies	Actifed, Allerest, Coricidin, Dristan, Flavihist, Romex, Sine-off
	Hypnotics	Compoz, Sleep-Eze, Sominex, Unisom
	Menstrual products	Pamprim, Premesyn PMS
骨格筋弛緩薬	Orphenadrine	Norflex
	Cyclobenzaprine	Flexeril

表 4-R.3　交感神経作動性の薬物

カテゴリー	名称
アンフェタミンおよび誘導体	アンフェタミン（Amphetamine） メトアンフェタミン（Methamphetamine） Benzphetamine Mephentermine Fenfluramine Diethylpropion Phenmetrazine メチルフェニデート（Methylphenidate）
幻覚性アンフェタミン	PMA (para-methoxyamphetamine) Bromo-DOB (bromo-dimethoxyamphetamine) MDA (methylenedioxyamphetamine) MDMA (methylenedioxymethamphetamine) MDEA (methylenedioxyethamphetamine) MMDA (methoxymethylenedioxyamphetamine) DMA (dimethoxyamphetamine)
市販製品（OTC）	Phenylpropanolamine Phenylephrine エフェドリン（Ephedrine） Pseudoephedrine Propylhexadrine カフェイン（Caffeine） Desoxyephedrine
植物	エフェドリン（Ma huang（ephedrine）） Khat マテ（カフェイン）（Yerba mate（caffeine）） コールナッツ（カフェイン）（Coal nuts（caffeine）） カカオ（カフェイン）（Cacao（caffeine）） タクスス（エフェドリン）（Taxus（ephedrine）） アカシア（Acacia spp.（tyramine）） コオバ（トリプタミン）（Cohoba（tryptamine）） コカ（コカイン）（Coca（cocaine））

③麻薬・鎮静剤・アルコール性症候群

　これはEDでみられる最も一般的な中毒症候群である。この症候群は意識の低下が特徴的であり，呼吸抑制，縮瞳，低血圧，徐脈，低体温，肺水腫，腸雑音の減少，精神状態の変化，鈍麻，および昏睡を伴う。

④コリン性症候群

　コリン性症候群を実際にEDでみることは稀である。しかし，診断することができると効果的な治療介入ができるので留意すべき重要な症候群である。この症候群は有機リン性殺虫剤または農薬への曝露によって引き起こされる。抗コリン性薬物の（ドライ＝乾いた）中毒とは対照的に，これらの患者は「ウェット＝湿っている」中毒であり，発汗過多，流涙，唾液過多，気管支漏，

嘔吐，下痢，失禁，けいれん，錯乱，虚弱，精神状態の変化，筋攣縮，縮瞳，徐脈または頻脈を伴う。

⑤リチウム中毒

躁病に対するリチウム療法は，血中濃度 1 ～ 1.5 mEq/L で有効であり，維持濃度は 0.6 ～ 1.2 mEq/L であることが知られている。これらの治療濃度は未だに議論されているが，1.5 mEq/L を超える濃度では中毒となる危険が非常に増大する。リチウム中毒は急性または緩徐に発症し，通常はリチウムを故意に過量摂取した患者，または長期に服用したことにより中毒域の血中濃度になったために中毒に進展することがある。リチウム中毒では低血圧，錯乱から嗜眠，昏睡におよぶ広範な精神状態の変化，下痢，頭が軽くなる感じおよび筋力低下，振せん，局所的な浮腫，皮膚炎，運動失調，筋攣縮，反射亢進，ミオクローヌス，およびけいれん発作さえ起こることがある。検査所見では白血球増加症および再生不良性貧血，心電図異常［不整脈，脚ブロック（BBB），QT間隔の延長，ST-T異常］，および腎機能異常がみられることがある。中毒は致死的であるかまたは永続する神経障害，心血管障害（心筋炎または心血管系の虚脱），および腎障害（ナトリウム利尿，腎性尿崩症）を残す可能性がある―濃度が高いほど，曝露が長いほど，中毒はより重大になる。中毒の危険を増大させる要因がいくつか知られている。故意または事故による過量摂取，腎疾患または低ナトリウム食による排出の減少，薬物相互反応，または個体の感受性の変化などである。リチウム中毒の一般的な症状については**表 4-R.4** を参照。リチウム濃度に影響を与える可能性のある治療薬については**表 4-R.5** を参照。使用可能なリチウム，バルプロ酸，およびカルバマゼピン製剤については**表 4-R.6** を参照。バルプロ酸およびカルバマゼピンの一般的な副作用および毒性については**表 4-R.7** を参照。

その他の一般的にみられる過量摂取はアセトアミノフェンおよび三環系抗うつ薬の過量摂取である。これらの過量摂取によって生じる死は，過量摂取に関連した死の1位および2位となっている。アセトアミノフェン過量摂取は，はじめは非常に軽度の嘔気，嘔吐，発汗，蒼白を示し，肝細胞毒性，乏尿，遷延化した嘔気および嘔吐，および右上腹部痛といった徴候へと進行する。その後，肝および腎不全と同様，黄疸，凝固能不全，低血糖，および脳症へと進展するであろう。

三環系抗うつ薬の過量摂取はその特徴として以下の原因となる。

表 4-R.4　リチウム中毒の症状の経過

- 多尿
- 嘔気
- 嘔吐
- 下痢
- 言語不明瞭
- ぼやけた視覚
- 耳鳴
- 振せん
- 眩暈
- 脱力
- 錯乱
- 眠気
- 乏尿から無尿
- 運動失調
- 反射亢進
- 筋攣縮
- 眼振
- けいれん発作
- 意識障害
- 昏睡

表 4-R.5 リチウムとの薬物相互作用

薬剤	作用
α-メチルドーパ（α-methyldopa）	Li+毒性↑
アセチルコリンエステラーゼ（ACE）阻害薬	Li+濃度↑
アセタゾラミド（Acetazolamide）	Li+濃度↓
アミノフィリン（Aminophylline）	Li+濃度↓
抗生物質	Li+濃度↑
カフェイン（Caffeine）	Li+濃度↓
Caチャンネル拮抗薬	Li+濃度↓または↑
クロナゼパン（Clonazepam）	Li+濃度↑
エナラプリル（Enalapril）	Li+濃度↑
フルオキセテン（Fluoxetine）	Li+毒性↑
マニトール（Mannitol）	Li+濃度↓
メトロニダゾール（Metronidazole）	Li+濃度↑
非ステロイド性抗炎症薬（NSAID）	Li+濃度↑
フェノチアジン（Phenothiazine）	Li+の細胞内取り込み↑
フェニトイン（Phenytoin）	Li+濃度↑（？）
炭酸水素ナトリウム	Li+濃度↓
NaCl	Li+濃度↓
スピロノラクトン（Spironolactone）	Li+濃度↑
テトラサイクリン（Tetracycline）	Li+濃度↑
テオフィリン（Theophylline）	Li+濃度↓
サイアザイド（Thiazide）	Li+濃度↑
トリアムテレン（Triamterene）	Li+濃度↑
Urea（尿素）	Li+濃度↓

表 4-R.6 使用可能なリチウム，バルプロ酸，カルバマゼピン製剤

商品名	一般名	用量・剤形	商品名：日本	用量・剤形
Eskalith	炭酸リチウム（Lithium）	300 mg・カプセル	リーマス	100，200 mg・錠剤
Eskalith-CR, Lithonate, Lithobid, Lithotabs		450 mg・錠剤，300 mg・カプセル，300 mg・錠剤		
デパケン（Depakene），Depakote	バルプロ酸（Valproic acid）	125，250，500 mg・錠剤	デパケン	100，200 mg・錠剤，20%，40%細粒，50 mg/ml
Depakote, Depakote Sprinkles		500 mg・錠剤・250 mg・カプセル，250 mg/5 ml・シロップ，125 mg・カプセル	デパケンR	100，200 mg
テグレトール（Tegretol）	カルバマゼピン（Carbamazepine）	200 mg・錠剤，100 mg・チュアブル錠，100 mg/5ml・懸濁液	テグレトール	100，200 mg・錠剤，50%細粒
Tegretol		100，200，400 mg・錠剤		

表4-R.7　バルプロ酸とカルバマゼピンの副作用（毒性）

バルプロ酸	よくある	嘔気，嘔吐，食欲不振，胸焼け，下痢，血小板減少症，血小板機能異常，トランスアミナーゼ↑，鎮静，振せん，運動失調，脱毛，体重増加
	少ない	出血傾向，高アンモニア血症，協調運動障害，羽ばたき振せん，昏迷，昏睡
	重大	肝炎，肝機能不全，膵炎，薬疹（多形性紅斑を含む）
カルバマゼピン	よくある	眩暈，運動失調，ぎこちなさ，鎮静，構音障害，複視，嘔気，胃腸障害，可逆性の軽度白血球減少症，可逆性LFT↑
	少ない	振せん，記憶障害，混乱状態（例：高齢者では他の薬物と相互作用が多い），刺激伝導障害，SIADH
	重大	発疹（剥離を含む），水晶体混濁，肝炎，血液疾患（再生不良性貧血，白血球減少症，血小板減少症）

注）LFT：肝機能検査
　　SIADH：抗利尿ホルモン不適合分泌症候群

- ナトリウムチャネル遮断（キニジン様作用）
- α1アドレナリン受容体遮断
- 抗コリン作用（前述）
- セロトニンおよびノルエピネフリン再取り込み遮断

また頻脈，異常高熱，散瞳，無汗症，皮膚紅潮，腸雑音の減少，尿閉，膀胱膨満，イレウス，焦燥，せん妄，ミオクローヌス，反射亢進，けいれん発作，鎮静および昏睡を生じる可能性がある。

3. 対　応

　故意の過量摂取が疑われる患者には，一般のEDにおいてモニタリングおよび適切な管理を行うために評価および対応をしなければならない。過量摂取に対する緊急の身体的対応は本書の範囲外である。したがって，より詳しい情報については，この種のことを扱った成書を参照することを勧める。いくつかの一般的な対応指針（ガイドライン）は表4-R.8を参照。
　そしていかなる過量摂取が疑われる場合でも，常に以下のことを覚えておくこと。

- ABC（気道確保・呼吸・循環）
- 対症的および支持的ケア（個々の患者の症状に即したものであり，可能性のある薬物・毒物過量摂取に対してではない）
- バイタルサインおよび心電図のモニタリング

表 4-R.8　一般的な治療ガイドライン

アセトアミノフェン	対症療法および支持的治療 催吐，胃洗浄，および・または活性炭 18 時間以内なら，acetylcysteine（ムコフィリン）を投与する。 　140 mg/kg で開始し，4 時間ごとに 70 mg/kg を 4〜18 回投与する。 予後予測のため薬物の血中濃度をモニターする 4 時間後に 160〜200 μg/mL 以上なら，肝傷害が起こるかもしれない 4 時間後に 300 μg/mL 以上なら，確実に肝傷害となる
抗コリン薬・ 　抗ヒスタミン薬	催吐（けいれん発作の切迫した危険があるなら避ける） 40F の経口胃洗浄チューブによる消化管洗浄，活性炭，sorbitol 炭酸水素ナトリウム 0.5〜2 mEq/L を急速静注 　血液 pH7.45 以上を保つように，必要に応じて繰り返す 酸素，50％ブドウ糖液，naloxone，thiamine を考慮する ベンゾジアゼピン，バルビツール薬，physostigmine salicylate を用いて心臓の合併症およびけいれん発作をマネジメントする 三環系抗うつ薬の血中濃度が高く臨床症状が悪化している患者には，吸着薬とともに体外循環による解毒を考慮する
交感神経作用薬	催吐，胃洗浄，または活性炭 脳浮腫があるなら血液透析 鎮静，外部からの刺激を減らす β-ブロッカー 低体温，呼吸および循環のマネジメント
麻薬・鎮静薬・ 　アルコール・催眠薬	麻薬：催吐剤は投与しない 胃洗浄，活性炭 補助呼吸 Naloxone，成人および小児の両方に対して，覚醒させ呼吸を改善させるために，ナロキソン 2 mg を静注，反応しないなら，2〜4 mg を静注（必要に応じて 10〜20 mg まで繰り返す）。もし有効な反応があるなら，持続点滴または 20〜60 分ごとに静注（初回投与量 2/3）もし副作用が出現するなら，1 時間ごとの補液および循環を補助しながら，を繰り返す。 ※訳者註　わが国における塩酸ナロキソンの投与量は，上述の 10 分の 1（0.2 mg）静注で開始し，効果不十分の場合さらに 1〜2 回，追加投与する。 アルコール：催吐，胃洗浄 呼吸および循環支持 低血糖を防ぐためにグルコースを静注 血中濃度が 300〜350 mg/dL 以上なら，血液透析，補液を考慮する 鎮静剤：摂取間もなくなら摂取なら吐根催吐剤 　もし鎮静されているなら，気管内挿管し，胃洗浄および活性炭，稀に透析，アルカリ化により排出を促進することができる。 ベンゾジアゼピン：活性炭 呼吸抑制があるなら：人工換気または flumazenil，0.2 mg，静注，0.3 mg〜0.5 mg の静注を 3〜10 mg まで。反応するまで 0.1〜0.2 mg/hr を持続点滴
コリン作用薬	衣類を脱がせ，皮膚洗浄，胃内を空にする アトロピン，成人には 2 mg，小児には 0.01 mg/kg，静注または筋注。アトロピン毒性の徴候がないなら必要に応じて 15〜60 分ごとに繰り返す Pralidoxime chloride（PAM），成人には 1〜2 g，小児には 20〜40 mg/kg を 15〜30 分以上で静注，必要があれば 1 時間以内に繰り返す 呼吸および循環支持 morphine または aminophylline は使用しない
リチウム	急性期：活性炭（リチウムは吸着されないが，一緒に摂取した他のものと結合する可能性がある），補液，尿のアルカリ化 鎮静および血液透析または腹膜透析を考慮する 慢性期：用量の減量および支持的ケア

- 経静脈ラインの確保
- 中毒薬物のスクリーニング（アセトアミノフェンおよびサリチル酸塩を忘れないこと）
- 臨床的に必要があれば，神経画像診断

　可能ならいつでも，患者が用いていた薬のビンを入手する，錠剤の数を数える，およびなくなっている不明の錠剤を明らかにするよう試みることが重要である。家族または誰かに対して，過量摂取の薬，薬のビン，またはその他の証拠について家中を探してもらうべきである。薬物治療の内容を明らかにするために患者のかかりつけ医または薬局と連絡をとることも重要な手掛かりとなることがある。病院に搬送される前に関与した援助者（救急救命士，消防士，警察，パラメディカル），家族，友人，同僚，古い病歴，および治療専門家からの2次的な情報を集めるべきである。患者および所持品の徹底的な調査は，さまざまなことを明らかにするために役に立つことがある。錠剤の発見や薬物使用に用いる器機は重要な糸口になる。注射針の跡，および患者の呼気，皮膚または衣服の普通でない匂い（接着剤の匂いはトルエンを示す。果実のような匂いはアルコール）を探すべきである。

　患者が身体的に安定していると評価されるなら，または評価された場合は，彼または彼女は，その出来事を取り巻く状況を完全に話してもらい，精神医学的評価を継続する必要があれば精神科EDへ移送されることがある。もし患者に自殺企図の恐れがあるなら，EDにいる間は厳重な観察下に置かなければならない。もし過量摂取した患者が身体医学科の病棟の1つに入院したなら，その後に精神科へのコンサルトが行われ，精神科リエゾン医療チームによる適切なフォローアップが続けられるべきである。

　リチウム中毒は身体医学的に緊急事態であり，支持的な身体管理が必要である。これには，体液および電解質異常の補正，生理食塩水および活性炭を，そしてもし効果がなければ血液透析が含まれる。特に過量摂取の，および一般的に自殺の評価においては，患者および可能であれば2次的な情報源からの徹底的に情報収集を行わなければならない。摂取した薬の量および種類，摂取した時間，アルコールまたは他の薬物の併用（およびその量）は，摂取後の反応（例：嘔吐，液体を飲んだことなど）と同様，注意深く調査しなければならない（4-U. 自殺念慮・自殺企図を参照）。行為の意図および致命性，企図未遂に関する患者の現在の考え，行為の性質（例：計画的か衝動的か），および自殺の既往歴と同様に自殺の家族歴は，自殺行為についての評価のカギとなる要素である。これらの問題もまた，入院施設におけるスーパーヴィジョンの強化の必要性および・または安全を誓約する患者の能力を判断する際に役立つものである。

4. その後の対策

　適切な身体医学的ケアおよび治療が必要である。もし過量摂取が故意であり，患者がひとたび内科-外科病棟に入院したなら，精神科C-Lが患者をフォローアップすることが必要かもしれない。内科-外科施設にいる間の患者の安全を確保するために，必要な予防策を講じることを確認するべきである。いったん，身体医学的に改善されたなら，処置および治療を継続するために患者は精神科閉鎖病棟に入院するべきである。

BIBLIOGRAPHY

Ash SR, Levy H, Akmal M, et al. Treatment of severe tricyclic antidepressant overdose with extracorporeal sorbent detoxification. *Adv Ren Replace Ther* 2002;9:31–41.

Dargan PI, Jones AL. Acetaminophen poisoning: an update for the intensivist. *Crit Care* 2002;6:108–110.

Delva NJ, Hawken ER. Preventing lithium intoxication: guide for physicians. *Can Fam Physician* 2001;47:1595–1600.

Glauser J. Tricyclic antidepressant poisoning. *Cleve Clin J Med* 2000;67:704–706.

Hopkins HS, Gelenberg AJ. Serum lithium levels and the outcome of maintenance therapy of bipolar disorder. *Bipolar Disord* 2000;2:174–179.

Kerr GW, McGuffie AC, Wilkie S. Tricyclic antidepressant overdose: a review. *Emerg Med J* 2001;18:236–241.

Kulig K. Initial management of ingestions of toxic substances. *N Engl J Med* 1992;326:1677.

Nagappan R, Parkin WG, Holdsworth SR. Acute lithium intoxication. *Anaesth Intens Care* 2002;30:90–92.

Stoudemire A, Moran MG, Fogel BS. Psychotropic drug use in the medically ill, Part II. *Psychosomatics* 1991;32:38.

Webb AL, Solomon DA, Ryan CE. Lithium levels and toxicity among hospitalized patients. *Psychiatr Serv* 2001;52:229–231.

(犬尾　文昭　訳)

S. 知覚障害

1. 定　義

　幻覚および錯覚のような知覚障害は，感覚刺激が誤って知覚された，または誤って表現されたものである。幻覚は，外界に刺激を生じる対象がないのに知覚する，知覚の誤りと考えられる。これとは反対に，錯覚や歪曲は，現実に外界にある対象を誤って知覚しているものと考えられる。

2. 症　状

　幻覚は患者には現実の現象として知覚されており，錯覚または歪曲とは異なるものである。現実の外界の対象が誤って表現されるか，または知覚されるならば，錯覚が生じることになる。幻覚は五感のいずれからも生じる。幻覚は精神病性の思考障害に特徴的なものである。幻覚はしばしば，妄想と関連し合っている。幻覚の根底にある原因を見極めることが重要である。幻覚はさまざまな異なった精神医学的，身体医学的，または物質関連障害にまたがる広範な障害で認められる。適切かつ完全な評価により，幻覚への対応および治療に対する確実なアプローチが可能となる。精神病症状の原因となる身体医学的原因および治療薬の一覧は，**表 4-S.1** を参照。

　持続期間が 1 カ月未満の，新たに発症した知覚障害（精神病）の患者は，短期精神病性障害で

表 4-S.1　精神障害を引き起こしうる内科疾患と治療薬

心血管系	慢性心疾患に合併した貧血 循環量の低下 低酸素症
感染症	急性リウマチ熱 マラリア 肺炎 ロッキー山紅斑病 敗血症 梅毒 腸チフス
治療薬物	抗生物質（isoniazid, rifampin） 抗てんかん薬 （phenytoin, ethosuximide, primidone, phenobarbital） 抗うつ薬 （amitriptyline, doxepine, protriptyline, imipramine, trimipramine） 抗不安薬 （diazepam, alprazolam, clonazepam, ethchlorvynol, chlordiazepoxide） 心血管作用薬 （digitalis, disopyramide, methyldopa, captopril procainamide, reserpine, propranolol） 市販薬 （抗ヒスタミン薬，鎮咳薬，充血除去薬，ダイエットおよび体重減量薬） その他 （corticosteroids, disulfiram, cimetidine, cyclosporine, 抗がん剤, cimetidine, bromides, 重金属, L-Dopa）
代謝性	アジソン病 クッシング病 糖尿病性ケトアシドーシス 電解質不均衡 肝機能障害 甲状腺機能亢進症 低カルシウム血症または高カルシウム血症 低脂血症 甲状腺機能低下症 下垂体機能不全 ビタミン欠乏症 ウィルソン病
神経系	動脈瘤 血管腫 脳膿瘍 脳感染症 慢性硬膜下血腫 高血圧性脳症 悪性新生物 正常圧水頭症 けいれん性障害（側頭葉および発作後状態）
薬物	アルコール アンフェタミン類 コカイン Lysergic acid diethylamide（LSD） マリファナ メスカリン メタンフェタミン フェンシクリジン（PCP） Psilocybin
その他	膠原病-血管疾患 うつ病 知覚消失 物質関連（乱用，依存，中毒，離脱）

あり，症状の持続が1カ月から6カ月以内であれば，それは統合失調症様障害である。6カ月以上の活発な精神病症状と機能障害（薬物関連または原因となる身体疾患がない）をもつ場合には統合失調症が原因と思われる。統合失調症は慢性疾患で病識の乏しい患者が多く，抗精神病薬治療を遵守しないことが多くなり，そのために病勢が増悪することになる。このような患者に治療遵守性を期待するには限界がある。すなわち，病気を否認すること，病気についてのスティグマ，文化的な通念，毎日の薬物療法スケジュール，および治療薬の不快な副作用が治療への遵守性を困難なものにしている。

幻聴（AH）は精神医学において最も一般的な知覚障害である。これは通常，音，騒音，言葉または文として知覚され，患者について批判したり，または注釈する。「お前は良くない」，「何故そのようなことをするのか？」，「そっちへ行くな」など。声は通常，批判がましく懲罰的なものとなり，患者と関係のない外界の出来事については決して論評することはない。統合失調症の患者はさまざまな感覚領域の幻覚をもち得るが，統合失調症では幻聴が出現することが最も多い。統合失調症においては，幻聴は持続的というよりもむしろ断続的であり，大抵の声は頭の外から聴こえてくる。統合失調症患者の大多数において，声には男女両方あり，明らかなメッセージを送ってくる。統合失調症の3分の1において，声は非難的なものであり，患者の約3分の1が声に返答していると考えられている。幻聴は，患者が活動している最中には消失していることが知られている。声の数の平均はおよそ3人であるが，半数以上の多くの患者がぶつぶつ独語をしている，またはお互いに話し合っているのが聴こえると報告する。最も一般的な幻聴は悪口であると患者は訴える。女性には，性的な内容の幻聴が聴こえることが多く，「性的乱交」を意味したり，または彼女たちを「売春婦」と呼んでいると報告する。一方，男性は「ホモ野郎」と非難する幻聴が聴こえると報告することが多い。病気が進行するに従って，声の数が増え，複雑なものになっていくと考えられている。仕事をしている，テレビを見ている，横になっている，散歩をしている，および他の誰かと話しているというようなある種の活動が，幻聴を和らげることがある。患者は，1人でいると幻聴が悪化すると報告する。

幻視（VH）は一般的に器質性疾患でみられる。通常，それらは物，動物，または正常な大きさの人間であったりする。小さな人間（小人幻視）がアルコール症，器質的な原因，または中毒，特に抗コリン（アトロピン）中毒などで報告されている。幻視は通常はカラーで，その人がもっている幻聴および妄想とある程度は一致したものである。幻視は開閉眼によって変化しない。薬物による幻視の患者は，幻視は閉眼時のほうが多いとする報告がある。影，きらめいた光，および動いている物がコカインと関連して一般的に経験される幻視である。このような形のない幻覚は，神経障害でもみられることがある。幻視を報告する老年の患者の場合は，白内障のような眼疾患を考慮するべきである。

幻嗅（OHs）は器質性疾患により一般的で，特に側頭葉てんかんにみられる。幻嗅は他の幻覚と関連することも多く，存在するときは通常，不快なにおいである。

幻触（THs）は，触覚または表在感覚からの誤った知覚であり，通常は振せん・せん妄またはコカインまたはアンフェタミン中毒のような器質性疾患においてみられる。幻触のみが報告されることは稀である。

幻味（GHs）は器質性疾患でよくみられる。幻味は快適な味よりも不快な味のほうが多く，通

常は他の幻覚と関連している。側頭葉てんかんでよくみられる。

　体感幻覚は，身体の内部に生じる誤った感覚であり，内臓に関与するものが最も多い。患者は脳が焼ける感覚または圧迫される感じ，血液が脈打つ感覚，などを報告する。

　共感覚は，においが聴こえる，騒音が見えるといった，他の異なった感覚様式が原因またはきっかけとなる幻覚の形式である。

　出眠時幻覚は，眠りから醒めるときに経験する幻覚様の現象であり，病的な状態ではない。

　入眠時幻覚は，入眠時に経験する幻覚様の現象で，必ずしも病的な現象ではない。

　1年間にEDを訪れる人のうち60万人以上が薬物に関連している。精神病症状を伴うこれらの急性症状を引き起こす最も一般的な原因薬物はアルコール，コカイン，PCP，ケタミン，MDMAである。アルコール幻覚症では，アルコール依存症者がアルコールから離脱する，または減量する際に幻覚が生じる。このような幻覚は離脱時期に認められ，一般的でないが，女性よりも男性でしばしばみられる。これらはありありとした幻覚が特徴的で，通常は不快な雑音または音楽で始まり，やがて典型的には患者の頭の外から聴こえ，そしてしばしば第三者として患者のことを非難してくる幻聴に変わる。幻覚に対する病識は保たれ，それは数日ほど続く。症例のおよそ10％では幻覚はより長く続き，慢性化に至るものもある。妄想およびパラノイアもみられることがあり，通常は患者の見当識は保たれ，意識レベルの変化はない。

　アルコールによる精神障害は中毒または離脱の期間中に起こり，幻覚と妄想が一般的である。幻覚は一般に聴覚性で，体系化されず，否定的な意味のものが多い。幻覚は1週間ほど続き，現実検討能力は失われるが，解消すれば患者はその症状が幻覚性のものであるという病識を取り戻す。

　コカイン使用者の50％近くがパラノイア的妄想および幻覚を伴うコカイン誘発性精神病性障害を発展させる。これらの症状も中毒あるいは離脱を背景としている。コカインの使用量，使用期間，個人の感受性によって左右されるが，コカインを静注および常習している者に一般的にみられる。聴覚性，視覚性，および時には皮膚の下に虫が這うような触覚性の幻覚が記載されている。

　幻覚薬を使用したことのある患者は，薬物を使用した後に長期間を経て，幻覚薬による症状を再体験する，フラッシュバックを体験することがあり，これは幻覚剤性幻覚症と呼ばれている。幻覚剤使用者の15～80％に幻覚剤持続性知覚障害があると考えられている。注意深く医学的原因（けいれんや片頭痛）を精査すると，フラッシュバック体験がストレス，またはアルコールまたはマリファナのような他の薬物を使用することによって起こることがしばしば認められる。記載されている症状は通常，視覚の歪み，幾何学的幻覚，声または音の幻聴，追跡妄想などである。これらの症状を呈しながら一方では，現実検討能力が保たれており，精神病症状の出現と幻覚薬の使用との間に直接的な時間的関係がある幻覚薬による精神病性障害とは異なっている。精神病症状は時間限定的である。

　感情障害（うつ病性，躁病性，または混合性エピソード）でみられる幻覚は，極めて一般的なものである。躁病では患者の半数近くにおいて幻聴が報告され，3分の1以下で幻視が報告されている。感情障害における幻覚は，気分に一致したもの，一致しないもののどちらもみられる。気分に一致した幻覚では，幻覚の内容は，感情状態に釣合った内容のものである。換言すれば，抑うつ状態では否定的でけなすような声を聴き，一方で躁状態では自分の能力を称賛する声を聴くだろう。気分に一致しない幻聴は幻覚の内容と感情状態の間に不一致がみられるものである。

悲哀の初期段階において，患者は死んだ人の声を聴く，または死んだ人が見えると報告することがある。

命令性幻聴は，患者に何かをするように命令する声が聴こえるという誤った知覚であり，その時患者は従わなければならないか，または抵抗することは非常に困難であると感じる。命令の種類はある研究によると，自殺（52％），他殺（5％），自分・他人を傷つけること（12％），非暴力的な行為（14％），および特定できないものなどである。多数の研究により，命令性幻聴がある場合，10～80％が従っていることが示唆されている。頻度に大きなバラツキがみられるが，いつ，そして何故，患者が命令性幻聴に基づいて行動するかその理由はよくわからない。しかし行動化されたときは深刻なことになりかねないことを示唆している。それ故，命令性幻聴の性質について注意深く尋ねることが不可欠となる。命令性幻聴をもつ患者は，従わなければならない行為が危険なものならば，それにはあまり従わないことがわかっている。反対に，幻聴と関連した妄想がある，または幻聴がよく知っている人の声であるなら，患者は命令性幻聴に基づいて行動する恐れがある。

患者がその命令にどのように対処しているかを尋ねるべきである。その声を無視することができるだろうか？　その方法は？　命令は合理的なものだろうか？　そして彼らはその命令（買い物に行くように，または服薬するようにといった命令性幻聴）を遂行するだろうか？　声に従わないと何か起こりますか？　声に従っていないなら，何が起きているのか？　声は強くなっているか？　口やかましくいってこないか？　より大きくなっているか？　声を止めようとする要求をしたことがあるか？　「良い」命令であれ「悪い」命令であれ，命令性幻聴は自傷他害（自分自身または他人に対しての）の高い危険因子であることを忘れてはならない。命令性幻聴を「良い，悪い」で区別することは有効でも有用でもない。命令性幻聴をもつ患者は，徹底的に評価診断されるべきであり，安全性を最優先させて考慮してその後の処遇を決定するべきである。

精神症状を評価し診断を下す際に，大いに混乱させ複雑にさせるものに，文化的影響がある。急性の精神病過程は，国によって一般的にみられるものとは異なる文化的要素をもっている。これらの症状は民族的および文化的にとても多様な大都市部により多くみられる。アモク，ネルヴィオス発作，コロ，脱力，ススㇳといった文化結合症候群は，EDにおいて重要なかかわり合いをもっている。これらの文化結合症候群の詳細な記載はこのハンドブックの領域外のものであり，より詳細な情報については，一般の教科書を参照するべきである。スタッフは自分たちの地域・社会に現れる民族的および人種的な諸グループの特徴について精通しているべきであり，そのような人々が現れたときにはこのような文化的な多様性や変異の幅について敏感になっていなければならない。

それほど一般的なものではないが，産後精神病または産褥期精神病をEDでみることがある。その出現率は非常に低い（全出産の0.1％）が，重大で悲惨な結末を招く可能性（自殺や嬰児殺し）は高いものである。このような患者は錯乱，失見当識，著明な幻覚，さらには妄想まで進行性に悪化を示す臨床像を呈することがある。典型的には，出産後の2週間から1カ月で発症する。患者は産後精神疾患の病歴がみられる症例が多い。

3. 対　応

　幻覚はその細心の注意を払って評価しなければならない。患者には以下のように質問する。
　あなたは周りに他に誰もいないのに声を聴いたことがありますか？　あなたは自分では説明できない奇妙な音を聴いたことがありますか？　「声を聴いた」ことがあるか尋ねたとき，私の言ったことの意味が理解できましたか？　あなたは自分では説明できないようなものを見たことがありますか？　あなたは人には見えない色，光，または形を見たことがありますか？　あなたは自分では説明できないような奇妙な感覚または触覚を皮膚に感じたことがありますか？　あなたは周りに何もないのに花，香水，または悪臭のような何かのにおいを嗅いだことがありますか？
　幻覚の内容と明瞭さはどのようなものだろうか？　幻覚はどれくらいはっきりとしているだろうか？　それはどのくらい長く続き，どのくらいの頻度で起こるだろうか？　幻覚は断続的か，または持続的か？　患者は幻覚にどのように対処しているか？　患者はそれを無視しているか？反応しているか？　幻覚の間の患者の気分はどのようなものか？　幻覚は気分に一致しているか，または一致していないか？　幻覚は妄想とどのように関連しているか，または関連していないか？　患者は幻覚に混乱しているか——その症状に対する反応はどのようなものか？　幻覚を改善する，または悪化させるのはどのようなものか？

①幻聴についての特異的な質問
　幻聴——騒音，音，単語，語句などを記載すること。声は何人か？　その音は大きいか，あるいは穏やかか？　男の声か，女の声か？　患者はその声を認識しているか？　幻聴は頭の中か，外か？　それが声ならば，高さはどれくらいか，また彼らは一人称で話しているか，または三人称か？　幻聴を理解し行動するときの患者の反応はどのようなものか？　幻聴は他の幻覚または妄想を伴っているか？　患者はその声と会話しているか？　患者はその声にどのように対処しているか？　患者はその声をやり過ごすための何らかの方法を持っているか？　その声は命令するか？　患者はそのような命令に反応し，それに基づいて行動しているか？　もしそうでないなら，患者がそれらを実行しない理由，および方法はどのようなものか？

②幻視についての特異的な質問
　幻視——閃光，光，物，動物または人を記載すること。それらはカラーか，または白黒か？人は正常の大きさか，正常より小さいか？　幻視は開閉眼によって変化するか？　それらは他の幻覚を伴っているか？　それらは妄想と関連しているか？
　幻覚を訴えている患者には決して対決してはならない。幻覚は辛い，苦痛に満ちた体験である。患者は症状にいくらかの病識があるか，または完全に圧倒され，非常に脅えている。幻覚については共感的なアプローチが大切である。安心感を与える，穏やかな環境を提供するよう心がけるべきである。もし患者が，自分が体験しているものがあなたにも聴こえる，見える，またはにおいがするかどうかを尋ねたら，それはないと正直に答えるべきだが，それは患者がそのような体験をしていないということを意味するものではないと付け加えるべきである。知覚障害は怖いものであり，患者を不安にさせ，焦燥的にすることさえある。命令性幻聴について，常に尋ねること。
　視覚，触覚，嗅覚，味覚あるいはその他の幻覚の型式は器質疾患でより一般的にみられる。こ

れらの症状があるなら，そのような現象の基礎に身体医学的原因があるか否かを精査しなければならない。物質中毒およびある種の離脱症候群は，幻覚の原因となり得る。パーキンソン病で用いられる L-Dopa のような治療薬，およびてんかんなどのせん妄のを起こす身体疾患は幻覚の原因となり得る。

　身体医学的および・または物質関連の原因を除外する一助として，バイタルサイン，標準的な臨床検査，および尿の毒物検査を行うこと。完璧な病歴を聴取する。あらゆる記録または所見を総括すること。家族，友人，またはその他の周辺の情報源に会い，さらに詳しい情報を得ること。薬物療法について総括し，現在あるいは，最近，または過去の物質使用について注意深く尋ねること。使用した薬物の量についても尋ねること。アルコール依存症患者の場合，離脱を除外しなければならない。なぜなら離脱にはアルコール幻覚症など幻覚を伴うことがあるためである。アルコールによる幻覚を統合失調症または振戦せん妄と鑑別する手助けとなるのは，アルコール離脱との時間的関係，短い持続，および感覚が保たれていることである。幻覚薬を使用して間もない症例では，症状は投与してから通常は1時間で始まり，12時間まで続くことがある。「バッド・トリップ」は，特に初回使用者において，幻覚，特に共感覚を伴うことがある。静かで穏やかな環境で安心感を与え，繰り返し方向づけを行うことが，このようなタイプの症状には有益である。

　精神障害の可能性がある患者の場合には，急性の精神症状を軽減させ，一般的な内科的および神経学的疾患を診断・評価するために完全な診察を行い，いかなる合併症をも見逃さず，抗精神病薬治療の基盤を確立することである。さらに，安全性への配慮，行動制御，症状の軽減または解消することが急性期病相の対応の目標である。統合失調症または失調感情障害といった慢性疾患の患者の場合は，目標は同じであるが，加えて適切なフォローアップおよび内科・精神科ケアなどの外来への紹介を確実に行う必要がある。さらに，アルコールまたは薬物がその原因であるなら，短期または長期の物質乱用・依存治療へ紹介することが大切である。

　文化，宗教，またはスピリチュアルな信念，または超自然的または神秘的な説明が試みられるような場合には，家族，地域社会，およびその宗教的信念について完全な評価をしなければならない。ストレスのそれぞれの文化における表現または症状の発現と，患者の文化において「正常な」信念および行動を理解することが評価，診断，および対応の一助となるであろう。患者の症状が彼らの文化および疾患の徴候と一致しているかどうか，またはその地域社会において正常かつ想定し得る限界を超えているかどうかを家族またはその他の人に聞くこと。宗教的またはスピリチュアルな信念について，およびそれらが症状の出現にどのように影響を与えるか，または及ぼしているかについて尋ねること。もし症状が文化的に正常なものの範囲を超えているなら，この所見を患者，家族と共に対処することが，また必要ならば地域の長老または宗教的・精神的指導者に助けを求めて患者の処遇と必要な治療を推奨することことも重要であろう。心理教育はこれらの症状をもつすべての症例において必要であろう。

　産後精神病は注意深く評価し，速やかに治療しなければならない。子どもの安全，家族の状況，および他の心理社会的要因の完全な評価がなされる間，低用量の抗精神病薬が有用であろう。この状態を安定させ，適切にマネジメントするためには入院が必要な場合がある。通常は，薬物治療に良い反応を示し，予後良好で，比較的すみやかに症状が消失する。

④簡易精神症状評価尺度

　簡易精神症状評価尺度（BPRS）は速やかに，確実に信頼できる評価方法として，精神病や精神医学的症状を評価する手段として1960年代に作られた。それは精神疾患のさまざまな領域を評価する18項目に分けられ，それぞれの項目は7点尺度（「存在しない」から「極端に重症」まで）に基づいて評点される。評点が高ければ高いほど，精神病理の程度は重篤で，3点以上が有意な障害に一致している。BPRSは準構造化された面接で，それぞれの項目に個別の基準はないから，面接者はこの評価尺度を習得して自分の一定の基準で一致した評価をしなければならない。ここにそれぞれの項目について短い説明を示す（Appendix Dを参照）。

- 身体的懸念：本来の器質的基盤の有無にかかわらず，身体疾患があるかまたは機能がおかしいという身体的愁訴または確信。ごく軽度の懸念から明らかな身体妄想に至るまでの範囲がある。言葉による報告に基づく。
- 不安：現在または未来について神経質になる，心配する，恐れる，気にかける，または過度に懸念する主観的な経験。言葉による報告に基づく。
- 情諸的引きこもり：まるで面接者と患者の間に目に見えない壁が存在するかのような関係性の欠如。視線が合わないこと，身体的に正しく向き合わない，かみ合わない，言語的および非言語的な交流の減少によって示される。観察に基づく。
- 思考の解体：正常な思考過程の混乱，さまざまな形式の思考障害がありうる。面接の間の認知-言語的な過程に基づく。
- 罪責感：現実の，または想像上の犯罪に対する後悔の念慮。自責感から妄想までの範囲がある。言葉による報告に基づく。
- 緊張：不安，恐れ，興奮の明らかな身体的表現。そわそわ，震え，揺れ，硬直，落ち着きのなさ，しばしば姿勢を変えること，歩きまわること，握りこぶしを作ることを含む。観察に基づく。TDの徴候は評価しない。
- 衒奇症および不自然な姿勢：普通ではなく，不自然だったり，奇妙だったりする行動や姿勢。奇妙な反復する動作，ぎこちない姿勢，しかめ面や揺れ，観察に基づく。TDはこの項目で評価されるが，3点以上にはならない。
- 誇大性：才能，力，能力，教養，知識，重要性，富，名声に対する過大な自己評価，または肥大した自己評価。軽度のうぬぼれから誇大妄想までの範囲がある。言葉による患者の現在の思考および意見に基づく。
- 抑うつ気分：悲しい，落胆した，ドンと低下した，希望のない，無力，または落胆といった感情の主観的な報告，表情，落涙，苦悶，および気分状態を伝えるその他の非言語的な伝達様式に注意を払うべきである。客観的な報告に基づく。
- 敵意：他者に対する憎しみ，闘争，軽蔑，尊大さ，嫌悪の感情。身体的に表現された敵意は点数が高い。主として言葉による報告に基づく。ここでは自分自身または評価者に対する敵意は評価しない。
- 猜疑心：他者が（現在あるいは過去において）自分に悪意または迫害的な意思をもっているという信念。軽度の用心深さまたは不信感から迫害妄想の範囲まで。言葉による報告と

行動へのその影響に基づく。

- 幻覚による行動：外部に実在する刺激によって生じる誤った知覚を示す報告または行動。これらは聴覚，視覚，嗅覚，触覚または味覚がある。言葉による報告および観察に基づく。
- 運動の減退：動作および会話の遅延または減少，刺激に対する反応の低下，および健康状態の減退を伴う活力および運動性の減少。観察に基づく。
- 非協調性：抵抗，敵意，親しみのなさ，憤慨，または面接に協力しようとする意思の欠如。患者の反応に基づく。
- 不自然な思考内容：根拠のない，非現実的，および奇妙な信念（妄想は4点以上に評点）。言葉による報告に基づく。
- 情動の平板化：顔の表情，意思交流のための身振り，感情の調子（=modulation），および声の表出（=expression）または調子（=tone）の欠如を伴う情緒的反応性の減少。不適切な感情の評価は3まで。観察に基づく。
- 興奮：加速された運動行動，刺激に対する反応性の増加，過覚醒，焦燥感，いらいら感，易刺激性を伴う高い情緒の調子（=tone）。観察に基づく。
- 失見当識：錯乱，または人物，場所，時間についての適切なかかわりの消失。

薬物使用と関連した，または悲哀またはストレス因子に対する反応の一部としての幻覚は，比較的すみやかに消失するだろう。このような症例では，ベンゾジアゼピンによる治療が最善である。

> lorazepam（ワイパックス），0.5～2 mg，経口または筋注

より重症の症例，または焦燥を伴った幻覚の場合は，神経遮断薬またはベンゾジアゼピンと抗精神病薬の併用が推奨される。神経遮断薬を服用したことがない，または神経遮断薬による副作用の進展の危険性が高い患者には抗コリン薬の使用を覚えておくこと。

> lorazepam（ワイパックス），0.5～2 mg，経口または筋注
> ＋
> haloperidol（セレネース），1～5 mg，経口または筋注
> または
> fluphenazine（フルメジン），1～5 mg，経口または筋注
> または
> ziprasidone（Geodon），10～20 mg，筋注。2～4時間ごと（最大，24時間で40 mg）

患者が経口治療薬の服用に同意している，または既に次のうちの1つを服用しているならば，risperidone（リスパダール）（経口 concentrate），olanzapine（ジプレキサ），quetiapine（セロクエル），ziprasidone（Geodon）または alipiprazol（エビリファイ）も考慮する。

アルコールおよび幻覚剤に関連した幻覚の場合，起立性低血圧のような抗コリン性の副作用および幻覚の悪化を避けるために，chrolpromazine（コントミン）のような低力価の抗精神病薬は

使用を控えるべきである。

4. その後の対策

　EDでの注意深い評価と対応の後，処遇の選択肢としては入院治療か退院して地域に帰すかのいずれかである。これは，知覚障害の重症度および原因疾患が何かによって決まる。新たに知覚障害を発症した患者の場合，より完全な評価と治療対応のために入院が適応となる。研究報告および臨床経験によると，抗精神病薬治療を少なくとも6週間受けた患者の60％近くが完全寛解または非常に軽度の残遺状態まで改善する（陽性および陰性症状とともに）ことを示唆している。残りの人々は中等度から重度の症状が持続し，何ら改善が認められないか，または状態がより悪化することは8％ほどみられる。薬物療法に対する患者の以前の反応について調査することは，その後の治療の反応性についてかなり信頼できる指標を提供している。患者への過度なストレスの影響を軽減する目的での心理教育および心理社会的介入は大切である。統合失調症または気分障害のような長く続く原発性精神障害の患者の場合，入院または退院の決定は安全性の問題，地域における支援の水準，および治療参加アドヒアランスなどの諸要因によって決まる。地域支援が良くかつ一定したアフターケア計画を受けられる患者は，EDにおける観察，治療薬投与，および退院を確実にするアフターケア計画が必要と思われる。時には支援のレベルを高めることが必要となることもある。初回エピソードの精神病，安全性に懸念がある，支援が不十分，アフターケア計画の治療参加性が少ないといった患者の場合，入院が妥当である。アルコール性幻覚症または他の物質に起因する精神病の場合，即時的なマネジメントの後，外来患者として解毒治療または社会復帰プログラムのような継続治療への転換を行い退院するのが妥当である。いかなる退院計画であれ，その一部として12段階プログラムへの紹介を考慮すること。退院が可能となる前に，医療的補助を伴う入院での解毒治療を要する患者もいる。幻覚剤幻覚症は通常，症状が治まるまでEDにおいて，安全，静か，そして刺激の少ない状況において対処する。患者と会話し，快適さおよび安全を提供することにより，その他の型式の介入なしに「バッド・トリップ」の体験は大きく軽減し得る。

　命令性幻聴を有する患者は誰でも注意深く評価および対応するべきである。命令性幻聴が持続している，または患者が以前にそれに基づいて行動したことがあるなら，入院が必要であろう。他殺または自殺念慮および知覚障害は，危険な組み合わせに発展する可能性がある。特に命令性幻聴があるときは危険である。そのような場合には入院を考慮することが必要なことがある。

BIBLIOGRAPHY

Assad G. *Hallucinations in clinical psychiatry: a guide for mental health professionals*. Brunner/Mazel, 1990.
Assad G, Shapiro B. Hallucinations: theoretical and clinical overview. *Am J Psych* 1986;143:1088–1097.
Beck J, Harris MJ. Visual hallucinations in non-delusional elderly. *Int J Geriatr Psychiatry* 1994;9:531–536.
Cummings JL, Miller BL. Visual hallucinations: clinical occurrence and use in differential diagnosis. *Western J Med* 1987;46:46–51.
Falloon I, Talbot R. Persistent auditory hallucinations: coping mechanisms and implications for management. *Psychol Med* 1981;11:329–339.
Forster PL, Buckley R, Phelps MA. Phenomenology and treatment of psychotic disorders in the psychiatric emergency service. *Psychiatr Clin North Am* 1999;23:735–754.

BIBLIOGRAPHY

Goodwin DW, Anderson P, Rosenthal R. Clinical significance in psychiatric disorders: a study of 116 hallucinatory patients. *Arch Gen Psychiatry* 1971;24:76.

Hellerstein D, Frosch W, Koenigsberg HW. The clinical significance of command hallucinations. *Am J Psych* 1987;44:219.

Junginger J. Command hallucinations and the prediction of dangerousness. *Psychiatr Serv* 1995;46:911–914.

Leudar I, Thomas P, Mcnally D, et al. What voices can do with words: pragmatics of verbal hallucinations. *Psychol Med* 1997;27:885–898.

Lewinsohn PM. An empirical test of several popular notions about hallucinations in schizophrenic patients. In: Keup W, ed. *Origin and mechanism of hallucinations*. New York: Plenum Press, 1970: 401–403.

McNiel DE, Eisner JP, Binder RL. The relationship between command hallucinations and violence. *Psychiatr Serv* 2000;51:1288–1292.

Miller LJ. Qualitative changes in hallucinations. *Am J Psychiatry* 1996;153:2.

Mitchell J, Vierkant AD. Delusions and hallucinations of cocaine abusers and paranoid schizophrenics: a comparative study. *J Psychol* 1991;25:301–310.

Mott RH, Small IF, Andersen JM. Comparative study of hallucinations. *Arch Gen Psychiatry* 1965;12:595.

Nayani TH, David AS. The auditory hallucination: a phenomenological survey. *Psychol Med* 1996;26:177–189.

Overall JE, Gorhman DR. The brief psychiatric rating scale. *Psychol Rep* 1962;10:799.

Reischel UA, Shih RD. Evaluation and management of psychotic patients in the emergency department. *Hosp Physician* 1999;35(10): 26–38.

Resnick PJ. The detection of malingered psychosis. *Psychiatr Clin North Am* 1999;22:159–172.

Richards CF, Gurr DE. Psychosis. *Emerg Med Clin North Am* 2000;18: 253–262.

Substance Abuse and Mental Health Services Administration (SAMHSA). *Drug Abuse Warning Network (DAWN) for 2000*, http://www.samhsa.gv/OAS/Dawn.htm

Surawicz FG. Alcoholic hallucinosis: a missed diagnosis: differential diagnosis and management. *Can J Psychiatry* 1980;25:57–63.

Ziedonis D, Williams J. When psychosis and substance use coincide in the emergency service. *Psychiatr Issues Emerg Care Setting* 2002:3–13.

（森　秀樹　訳）

T. 睡眠障害

1. 定　義

　不眠または過眠などの睡眠障害は，極めてありふれた症状であり，ここで議論されている他の多くの症状と同様に診断的な枠組みを越えて生じるものである．睡眠障害は，症状が重複するこ

とが時々みられるが，3群に大別することができる。すなわち，睡眠異常，睡眠時随伴症，身体医学的および精神医学的疾患に合併した睡眠障害である。睡眠障害を引き起こす精神医学的，身体医学的，および神経学的疾患は**表4-T.1**を参照。睡眠異常とは，入眠および睡眠維持の障害，または睡眠の過剰などの特徴がある原発性睡眠障害のことである。これらには以下のようなものがある。

表4-T.1　睡眠障害を引き起こす精神疾患，身体疾患，神経疾患一覧

精神疾患	不安障害
	気分障害
	精神病性障害
	物質関連障害（アルコール症）
身体疾患	慢性閉塞性肺疾患
	結合組織炎症候群
	夜間心虚血
	消化性潰瘍
	眠り病
	睡眠関連喘息
	睡眠関連胃食道逆流
神経疾患	大脳変性疾患
	認知症
	致死性家族性不眠症
	パーキンソン症候群
	睡眠関連てんかん
	睡眠関連性頭痛

　呼吸関連睡眠障害
　概日リズム睡眠障害
　過眠症
　他の精神障害に関連した過眠症
　不眠症
　他の精神障害に関連した不眠症
　ナルコレプシー

　睡眠時随伴症は，睡眠中に起こる一過性の障害であり，睡眠のある段階から他の段階へ移行する時や，覚醒または半覚醒時に出現する，稀で奇妙な現象を呈する睡眠障害である。これらには以下のようなものがある。

　悪夢
　レム睡眠行動障害
　睡眠驚愕障害（夜驚症）
　睡眠時遊行症

　不眠は，入眠または睡眠維持の困難，または睡眠不足と考えられる。一方，**過眠**は過剰な日中の眠気または過剰な睡眠と考えられる（ナルコレプシーおよび物質関連の原因が最も一般的な過眠のタイプである）。不眠および過眠の一般的な原因は**表4-T.2**を参照。

2. 症　状

　不眠および過眠は，EDで最も頻繁に遭遇する睡眠関連障害であり，大抵は原発性の身体疾患または精神疾患に合併した症状である。不眠（頻度は高い）や過眠（頻度は低い）といった睡眠障害は，ありふれた訴えということができる。米国人の3分の1以上が，人生のどこかの時点で何らかの睡眠障害を経験し，半数以上が何らかの睡眠障害，一般には日中の眠気を伴う夜間の睡眠

低下を経験する。女性，高齢者，および身体医学的，精神医学的，または物質関連疾患の患者は，睡眠障害になる頻度が高い。

睡眠障害の患者は，頻繁にではないが，EDに助けを求めに来ることがある。場合によっては，最近になって始まった不眠，慢性の不眠，または日中の眠気のため，および・またはこのような症状によって日々の生活に支障をきたしているために，助けを求めに来る。（重要な会議の前あるいは旅行で寝室が変わった，または愛する人の死といった一過性の悲哀状況による）不眠の患者は，滅多に医学的介入を求めない。もし睡眠障害がより持続的かつ心身ともに衰弱した場合には，睡眠の問題（入眠困難の症状が最もよくみられる）を抱えてEDにいこうと決断することがある。患者が自覚していない場合でも，不安が大きな役割を演じている場合が多い。このような場合にはED受診を要するほど深刻ではない。時に不眠が主訴となっているが，基礎により深刻な身体疾患または精神疾患が潜んでいることがある。機能障害あるいは日中の過剰な眠気が生じた場合，つまり適切に仕事および行動を遂行する能力に影響を生じた場合には，不眠が大きな問題となる。仕事によっては，安全面に大きな危険性が生じることさえある。

表4-T.2　不眠と過眠の原因

不眠	加齢
	不安障害
	中枢神経系病変
	うつ病
	内分泌・代謝性疾患
	感染性疾患
	薬物相互作用
	悪性腫瘍
	夜間ミオクローヌス
	疼痛
	睡眠時随伴症
	外傷後ストレス障害
	心理社会的ストレス
	むずむず脚症候群
	統合失調症
	睡眠時無呼吸
	睡眠―覚醒リズム障害
	物質関連疾患
過眠	うつ病
	脳炎
	甲状腺機能亢進症
	低換気症候群
	クライン・レヴィン症候群
	薬物相互作用
	月経関連障害
	代謝性障害
	ナルコレプシー
	不眠の原因となる他の疾患
	睡眠不足
	睡眠時無呼吸
	断眠
	睡眠―覚醒リズム障害
	物質関連疾患
	中毒
	離脱現象

　患者はしばしばストレス，緊張，またはその他の心理社会的問題のため，睡眠が困難であると訴えることがある。彼らは頻回の覚醒，不安な夢，筋緊張の増加，および覚醒時に疲労感が残っていると訴える。休暇中または家から離れた時にはよく眠れることがある。うつ病の場合，患者はしばしば，ぐっすりと睡眠できずに，頻回の覚醒，および早朝覚醒を訴える。一方，もし患者が躁病なら，昼寝の有無にかかわらず，睡眠短縮，大抵は数時間，が生じる。ある物質の影響下にある患者は，覚醒の増加，悪夢，およびその他の離脱に合併する現象と共に重度の不眠に進展することがある。PTSDの患者では，睡眠不足は悪夢または外傷体験の悪夢によることがある。睡眠時無呼吸症候群の患者たちは，短時間の呼吸中断があり，その後に覚醒および不眠が続くことになる。一方，夜間ミオクローヌスの患者では，睡眠に関連して周期的に下肢の筋収縮があり，その後に完全なまたは部分的な覚醒が引き起こされる。周期性四肢麻痺およびむずむず脚症候群

は異常な足の運動によって特徴づけられる睡眠障害である。これらはいずれも，一般の人によくみられるものであり，睡眠および精神面に劇的な影響を及ぼすものである。これらの症候に気づいて適切に診断することが大切である。

過眠または過剰な日中の眠気のある患者は，この症状が患者の判断能力に影響を与え，認知および運動能力が障害されることがあるため，注意深く評価しなければならない。過剰な眠気は，ほとんど毎日生じる長時間の睡眠または日中の睡眠のいずれかが生じて，重大な苦痛または障害が引き起こされることになる。睡眠異常の一つのタイプである**ナルコレプシー**は，(a) 過剰な日中の眠気，(b) 意識消失を伴わない，突然の筋緊張の低下または消失（カタプレキシー），(c) 入眠時または出眠時の幻覚，(d) 覚醒時の筋麻痺（=muscular paralysis）などの症状がみられる。

3. 対 応

前述のように，睡眠障害においては通常，ほとんどの人は助けを求めたりはしない。そして仮に助けを求めたとしても，詳細で包括的な病歴および診察が行われることは滅多にない。睡眠障害の基礎にある疾患は決して診断されることはなく，鎮静薬・催眠薬が治療法として選択される。睡眠障害は，基礎にある身体疾患または精神疾患の一つの徴候の可能性があり，適切な診断および治療に至るために，睡眠ポリグラフ検査を含む完全な評価が求められる。睡眠は，発熱または疼痛と同様，その基礎にあるより深刻な疾患の症状とみなすべきであり，それ故に徹底的に精査するべきである。

注意深い病歴には以下のものが含まれる。

タイプは？　不眠は，入眠困難，頻回の覚醒（中途覚醒），早朝覚醒，または持続的な日中の眠気に下位分類することができる。
期間は？　不眠は一過性の不眠（短期間，数回のエピソード）または短期の不眠（数週間），または長期または慢性の不眠（数カ月から数年）に分類することができる。
重症度は？
頻度は？
影響は？
身体医学的または精神医学的疾患の病歴は？
使用中の治療薬および他の物質は？

周辺情報は時に，日中の障害または実際の夜間不眠の程度を裏づけるために役立つことがある。患者は重要な意味をもつことのある症状を過少に報告あるいはまったく報告しないことがある。それらは，いびき，むずむず脚運動，夜間の排尿，または運転中またはその他の状況での居眠りなどである。

睡眠障害の種類をEDの現場で判断することは難しいかもしれないが，睡眠障害の性質に関する情報を集めることは，患者の訴えをよりよく理解して，より有効な治療選択の一助になることがある。睡眠障害を訴える患者には，睡眠質問票（**表4-T.3**を参照）のコピーを渡し回答してもらい，臨床医はそれぞれの睡眠障害の診断基準に従って，患者の答えを評価することになる。

表 4-T.3　睡眠質問票

入眠困難
　寝つきは悪いですか？
　早く目が覚めますか？
　夜中に目が覚めると，また眠ることが困難ですか？
　朝，疲れを感じることがしばしばありますか？
　眠れないことで，イライラする，緊張する，憂うつになるなど日中の気分に影響がありますか？
　寝る時間，起きる時間はバラバラですか？
　旅行によく行きますか？
　夜勤の仕事をしていますか？
　寝室の灯りが多すぎることはありませんか？
　うるさい環境で寝ていませんか？
　パートナーはあなたの睡眠を邪魔していますか？
　寝る2時間前に運動をしていますか？
　夜，カフェイン入りの飲み物を飲みますか？
　寝る前または夜中に起きた時，タバコを吸いますか？
　ストレスが強すぎて眠れないと感じたことがありますか？
　最近，生活の中でストレスの原因となることがありましたか？
　ここ1カ月の間，咳，呼吸困難，頻尿，ほてり，疼痛のため睡眠が困難となったことがありましたか？
　眠りを助けるために治療薬を飲んでいますか？
　眠るために何らかの市販薬を飲んでいますか？
　夜，何らかのアルコール飲料を飲みますか？

日中の眠気
　運転中，テレビを見ている時，読書している時など，望まないのに寝てしまいそうになることがありますか？
　日中の眠気があなたが社会的・職業的な責任を妨げていますか？
　24時間の間に9時間以上寝ていますか？
　夜，いびきをかきますか？
　睡眠中に，長い時間，呼吸が止まっていると言われたことがありますか？
　過剰な眠気のために，事故を起こすまたは事故を起こしそうになったことがありますか？
　日中，意図していないのに寝てしまったことがありますか？
　日中，イライラしますか？
　昼寝をしますか？
　起きた時に頭痛がありますか？
　笑う，興奮する，または怒った時に，筋力の低下を感じたことがありますか？
　物事に集中することまたは物事を思い出すことが難しいですか？
　入眠時または覚醒時に，何かを見た，聞いた，または感じたことがこれまでにありますか？
　寝汗をかきますか？
　睡眠中，落ち着かないですか？

睡眠中の問題
　睡眠前または睡眠中，あなたの足がしばしばけいれんするまたは心地悪いまたは落ち着かないと感じますか？
　いままでに睡眠中の徘徊のエピソードはありますか？
　しばしば悪夢をみますか？
　寝小便をしたことがありますか？
　いままでにベッドから落ちたことがありますか？
　夜間，歯ぎしりをしますか？
　目覚めた時に顎の痛みを感じたことはありますか？
　睡眠中にけいれん発作を起こしたことがあるかどうか知っていますか？
　睡眠中に転げまわったことがありますか？
　いままでに金切り声をあげる，暴力を振るう，または錯乱して目覚めたことはありますか？

もし，不眠が身体医学的または精神医学的疾患による2次的なものであれば，治療の目標は，基礎にある疾患を対象としたものになるであろうし，状況的な不眠の場合なら治療は誘発要因を取り除くことが優先されるであろう。

4. その後の対策

EDでは確定診断を下すことが難しいため，正確な診断および治療計画を立てるためには，睡眠ポリグラフ検査のために専門クリニックを紹介することが必要となる。さもなければ，プライマリケア専門医またはクリニックを紹介すべきである。患者に良好な睡眠衛生を教え，外来受診まで睡眠日記をつけるように指導する。そこには以下の内容を記載する。

仕事時間（=work times）
睡眠時間（=sleep times）
居眠り
夜間覚醒
実際に眠っていた時間（=hours slept）
睡眠補助薬の使用
アルコールまたは薬物の使用

睡眠衛生の改善は必須である。そして，睡眠の問題を抱えている患者に対して，他の治療法を試みる前に，睡眠習慣の改善を勧めるべきである。睡眠衛生の「するべきこと，するべきでないこと」の一覧は**表4-T.4**を参照。処方箋なしに購入可能な市販の睡眠薬への過剰な期待は，副作用または有害反応のリスクのために危険なものになることがあると忠告するべきである。高齢の患者にもこのような薬剤については警告するべきであるが，これは感受性がより高いためである。もしベンゾジアゼピンを処方するなら，リスクとして前向性健忘，不眠，日中の不安または眠気，および転倒または離脱発作の傾向を増加させ精神運動障害さえ起こることがあることを伝えるべきである。

患者の睡眠を乱すパートナーは，潜在的な問題であり時には治療が容易ではないことがある。パートナーに（あなたの主たる患者でないとしても）治療に参加してもらうことは，もし彼または彼女にも睡眠障害があるなら，結局は実際の患者を助けることになる。もし混乱の原因が夫婦間の不和であり，それが夜の寝室で起こっているなら，カップルセラピーへの紹介もまた有益であろう。

一過性または短期間の不眠ならば，睡眠薬の短期の治療が有効であろう。睡眠薬を使用する前に，睡眠衛生の改善，市販薬（慎重に使用するべきである）およびお茶を勧めるべきである。市販の夜間睡眠補助薬の一覧は**表4-T.5**を参照。より慢性型の不眠またはその他の型の睡眠障害の患者については，専門家への紹介および確定診断に至るまで治療薬の処方を避けることが大切である。

もし睡眠薬を処方するなら，以下のような非ベンゾジアゼピン系睡眠薬を考慮すること。

表4-T.4 よい睡眠を得るために「するべきこと，するべきでないこと」

以下の「するべきことおよびするべきでないこと」は睡眠衛生の心理教育の1つであり，不眠を訴える患者と話し合うべきものである。

- 多くの人は，寝る前の運動は，疲れを生じさせ，寝つきが良くなると考えている。寝る前の激しい運動は実際には，寝つきを悪くする。寝る前には，読書をする，テレビを見る，音楽を聴く，編み物をするなどといったリラックスする活動をするように患者に指導するべきである。
- 患者はしばしば，ホットココア，お茶，または寝酒が睡眠を助けてくれると考えている。チョコレート，カフェイン入りのソフトドリンク，コーヒー，カフェイン入りのお茶はすべてカフェインが含まれており，人を覚醒したままにする可能性がある。カフェインが体内から排出されるまでには数時間かかる。よって，寝る前の数時間はカフェインの入ったすべての飲み物を避けるよう患者に指導することが大切である。アルコールは，初めは人に眠気を感じさせるが，数時間後には覚醒させることが多く，再入眠を難しくする。
- 反対に，1杯の温かいミルクは，人々の睡眠を助け，有用である。市販の睡眠補助のお茶も助けとなる可能性がある。
- 好酸球増多性筋痛症候群の報告があるため，市販のトリプトファン薬を避けるよう患者に注意するべきである。
- 排泄のために頻回に覚醒することがないように，寝る前に多量の液体を飲まないように指導するべきである。
- 不規則な睡眠スケジュールは，患者の正常な睡眠・覚醒周期を混乱させる可能性がある。決まった就寝時間および起きる時間を一定に保つことが大切である。これは週末も同様である。
- 不眠はストレスが非常に多いことによって生じ得る。就寝前，非難されるまたは感情的に激しい問題を扱う時間があることを，患者に気付かせるべきである。寝室はパートナーと議論するまた喧嘩する場所にするべきではない。
- ベッドに横になり，入眠することができない場合，入眠をより困難にしている可能性がある。再び眠気を覚え，眠ることが可能となるまで，ベッドから出て，読書またはテレビを見るといったリラックスできることを行うよう勧めるべきである。
- 暖かいお風呂はシャワーに比べ，より気持ちを落ち着け，リラックスさせ，より活動性を弱める。夜の暖かいお風呂は，人がリラックスするのを助ける。
- ニコチンもまた刺激物質となる可能性があり，人が入眠する能力に影響を与える。就寝前1時間以内の喫煙は勧められない。
- 寝室の大きな騒音，明るい照明，極端な温度はすべて，睡眠に反対の影響を及ぼす。
- たくさんの食物は，睡眠の開始を妨げる可能性がある。
- 時計は，睡眠および睡眠に残された時間についての不安を高める可能性がある。患者はこれら外部のきっかけに集中しないように心がけるべきである。
- 患者に睡眠障害の効果的な治療および援助を受けることが可能であることを説明するべきである。

表4-T.5 日本における市販の睡眠補助薬（主なもの）

商品名	成分
レスタミン	塩酸ジフェンヒドラミン 25 mg（1錠中）
レスティ	抑肝散加芍薬黄連水製乾燥エキス 150 mg（1錠中）

> zolpidem（マイスリー），10 mg，経口
> zaleplon（Sonata），10 mg，経口

　初期の不眠の例では，日中の眠気の可能性を少なくするため，以下の短時間作用型のベンゾジアゼピンを考慮すること。

> estazolam（ユーロジン），1 mg，経口
> temazepam（Restoril），15 mg，経口
> triazolam（ハルシオン），0.125 mg，経口

　頻回の中途覚醒または早朝覚醒の患者には，より長時間作用型のベンゾジアゼピンが必要かもしれない。例えば，

> flurazepam（ダルメート），15 mg，経口
> quazepam（ドラール），7.5 mg，経口

　うつ病で睡眠障害のある患者は，抗うつ薬治療に反応するであろう。ただし，SSRIの中には睡眠パターンに逆効果となり得るものがあり，その場合には睡眠薬との併用療法が必要となるだろう。

BIBLIOGRAPHY

Benca RM. Consequences of insomnia and its therapies. *J Clin Psychiatry* 2001;62(suppl 10):33-38.
Katz G, Durst R, Zislin Y, et al. Psychiatric aspects of jet lag: a review and hypothesis. *Med Hypotheses* 2001;56:20-23.
Kaufman DM. *Clinical neurology for psychiatrists*. 4th ed. Philadelphia: WB Saunders, 1995.
McCall WV. A psychiatric perspective on insomnia. *J Clin Psychiatry* 2001;62(suppl 10):27-32.
Morin CM, Daley M, Ouellet MC. Insomnia in adults. *Curr Treat Options Neurol* 2001;3:9-18.
Ohayon MM, Roth T. Prevalence of restless leg syndrome and periodic limb movement disorder in the general population. *J Psychosom Res* 2002;53:547-554.
Richardson GS, Roth T. Future directions in the management of insomnia. *J Clin Psychiatry* 2001;62(suppl 10):39-45.
Richardson GS, Roth T, Kramer JA. Management of insomnia: the role of zaleplon. *Med Gen Med* 2002;14:9.
Schneider DL. Insomnia: safe and effective therapy for sleep problems in the older patient. *Geriatrics* 2002;57:24-26, 29, 32.
Thase ME. Treatment issues related to sleep and depression. *J Clin Psychiatry* 2000;61(suppl 11):46-50.

（犬尾　文昭　訳）

U. 自殺念慮・自殺企図

1. 定　義
自殺とは自分自身の命を奪う行為であり，故意に招いた自らの死のことである。

2. 症　状
　自殺念慮や自殺企図は，特定の精神疾患のみにみられるものではなく，多くの精神障害で生じる。感情障害，精神病性障害，パーソナリティ障害，中毒，離脱状態，さらには身体疾患の一部でもみられる。自殺念慮の有無を判断することは，初期の評価の重要な事項であり，診察を行う際には忘れてはならないことである。自殺念慮は，絶望の表現としてみられるのが常である。

　EDのトリアージでは，危険の発生前に必要な処置を行うことが不可欠であり，そのために自殺念慮を最初に評価すべきである（3. 安全に関する配慮を参照）。まず初めに，救急医は過量服薬の患者（4-R. 過量摂取を参照），裂傷，切創の患者，高度な内科的処置を必要とする負傷者を，必要に応じて精神科にコンサルトしながら，適切に対処しなくてはならない。その他の自殺企図者も，精神科における診療が必要である。

　自殺は，危険のないただの思考から完遂に至るまで連続しているという概念で捉える必要がある。自殺企図の手段としては手首や前腕を浅く切る場合もあれば，重症の刺傷，毒物の服用，過量服薬の場合もある。危険のない自殺念慮とは，例えば身体疾患と個人的な生活上のストレス下にある68歳の女性が「死んだほうがましだ」と訴えたようなことである。危険な自殺念慮の例としては，30歳の統合失調症の男性が深刻な抑うつ状態となり，「頭の中の声」から逃れるために，屋根から飛び降りようと計画することなどが挙げられる。不完全な自殺企図は，患者の両価的な感情，つまり生きたいという気持ちと死にたいという気持ちが悪戦苦闘していることを表している。自殺が完遂されなかった場合，EDのスタッフは介入することによって，患者の生きたいという気持ちに触れ，患者が援助や治療を受ける手助けをする非常に大きな機会を与えられることになる。

　頻回に自殺念慮をもつ患者にはいくつかの特徴があり，それを次のように分類した。ただし，自殺念慮のある患者すべてを網羅しているわけではない。

患者の特徴

青年・衝動型
- 一般に若い女性，時に若い男性のこともある
- 最近になってストレスが生じている
- 衝動的に自殺念慮を訴えたり自殺を試みる
- 精神科的な病歴や自殺企図の既往
- 自殺企図は通常，家庭内不和や法律に関する問題，学校での問題，恋愛関係のもつれのいず

れかが生じ，注意を引こうとして行われる
- 自殺企図の手段の大部分は過量服薬か自ら浅く切ることで，死ぬつもりはほとんど，またはまったくない。その目的は死ぬことではなくより多くの注意を引くことや助けを得ることであるが，重症になる場合や致死的なことも稀ではない
- ほとんどの場合，両親，保護者，学校や機関の職員によって連れてこられるが，自分自身で来院することも稀にある

物質乱用・衝動型
- 一般に男性
- 反社会的，ないしは社会病質者
- アルコールもしくは薬物乱用・依存のほかに精神科的な診断がついている人もいる
- 自殺念慮は急性中毒か離脱状態に生じることが多い
- 併存する抑うつ症状は状況依存的であることが多い
- 衝動行為，暴力，自傷の既往があることがしばしばである
- 自殺の脅しや自殺企図は，食事やトークン，入院などの目的のための手段として行われることがたびたびある
- たいていは予約なしで来院するか，救急救命治療士もしくは警察に，奇妙なふるまいや破滅的な状態でいるところを街で発見され搬送される

絶望・不安型
- 自殺念慮が顕著である
- 感情障害，不安障害や精神病性障害のような精神科的な原疾患がしばしば存在する
- 原疾患が感情障害の場合，抑うつ症状と絶望感が存在し，かつそれは圧倒的である。しかしながら，たいていは自殺企図の既往はなく，もしそうであるならば致死率は下がる
- 原疾患が不安障害もしくは精神病性障害の場合，不安，焦燥感，精神病は激しいものであり，自殺念慮や企図を引き起こすほど重度である
- 重度の不安は危険因子をして考慮するべきである。パニック，不安，興味または喜びの喪失，焦燥，反復思考は激烈な精神的混乱の徴候である
- しばしば，死んだほうが自分自身の，もしくは周囲のためだと述べる
- 自殺企図が失敗したことを後悔する
- たいてい家族か友人に連れられて来る。救急車や警察によって搬送されてくることもある

怒り・衝動型
- 一般に若い女性
- 明らかな性格障害
- 自殺念慮を長期間にわたり繰り返し，それまでに何度も自殺のそぶりをみせている
- 過去に衝動制御困難に対してさまざまな治療や薬物療法が試みられた
- 喪失や別離を実際に体験したか，もしくはそのような感覚に陥った時に自殺念慮を抱く

- 病像は強い感情の不安定さ，不安，さらには解離症状によって特徴づけられる
- 自殺企図は注意を引くという目的で行われ致死的ではないが，非常に重症になったり死亡したりすることもある
- 頻回に訪れるため，EDのスタッフによく知られていることが多く，しばしば病院のシステムとして対処法を決められている
- 自ら来院するが，かかりつけの医療機関や診療所から紹介されてくることもある

3. 対 応

特にEDにおいては系統的なアプローチによって自殺についての評価がなされなければならない。将来起こる自殺を前もって言い当てることは困難であるから，特定のパラメータの中で正確に臨床的な判断をすることが目標となる。研究によれば自殺完遂者の30～45％は自殺する意志をまったく表明していなかった。このため，いずれの臨床医も自殺についての予測因子や高度危険因子を知っていることが必須である。統合失調症，物質依存，感情障害，不安障害，人格障害のような自殺のリスクを増加させる疾患に個々の患者が罹患しているかどうかを見極めるために，徹底的な評価と診断的な判断を行うことが必要不可欠である。表4-U.1に自殺の高度危険因子と予測因子を挙げた。表4-U.2には自殺の危険を増加させうる身体的な状態を挙げた。

Patersonらは自殺の危険を評価するために自殺危険度の評価尺度（SAD PERSONS Scale）を開発した。得点が高くなるほど，リスクは高くなる（存在すると思われる因子に1点か2点をつける。0点はリスクがほとんどない，10点はとても高リスクである）。評価尺度には感度と特異度の問題はあるが，自殺についてのすべての適切な危険因子について尋ねたかを確認するのに，よい指標になる。

性別	**S**ex	男性	1
年齢	**A**ge	～19歳か45歳～	1
抑うつ	**D**epression	抑うつ症状がある	2
自殺企図の既往	**P**revious attempt	あり（過去の入院歴も含む）	1
アルコール（薬物）常用	**E**thanol（drug）use	あり（急性もしくは慢性）	1
合理的な思考の喪失	**R**ational thinking loss	身体的な病因もしくは精神病	2
別居，離婚，死別	**S**eparated, divorced, widowed	最近起きたかその記念日	1
練られた計画	**O**rganized plan	熟考された致死的な計画	2
社会的サポートがない	**N**o social support	友人や家族，サポートがない	1
自殺する意志を述べる	**S**tated future intent	決意していることも迷っていることもある	2

現在または過去の自殺念慮について尋ねることを気づまりに感じる職員がいるかもしれないが，それでもそうする必要がある。自殺念慮がある患者は，直接そのことを聞かれると，潜在的に安心しスタッフが自分の状態に関心をもってくれていると感じることが多い。毎回聞くべき質問として以下のものがある。

- 最近突然生じたストレス，または持続していたストレスの増悪について
- 喪失または別離について（これを聞くことは，臨床医が患者の心理的構造をさらに深く理解するために役立つ）
- 自殺念慮，衝動，イメージについて

　自傷についてだけでなく，自らの命を奪うこと，死ぬことについて直接患者に聞く。大部分の人は苦痛を経験したくないもので，死ぬことの意義は，大抵今苦しんでいることから逃れる手段と考えられている。自殺念慮が生じる頻度とそれが増加していないか，または本質的に変化していないかを尋ねる。注意深く不安，焦燥，恐怖感の評価をする。自殺を完遂する前には恐怖や不安が減少したという報告がある。絶望感について聞き出す。これは自殺の意志や行為の背後にある極めて重要な心理的要因である。患者は将来に対して悲観し，無価値な人間であるとか他者から孤立してしまっているなどと感じていないだろうか？

①評価パラメータ

　死別が複雑であった状況では時に，自殺念慮は死別した身内，配偶者，友人と一緒になりたいという望みから生じることもある。最近または過去の自殺の家族歴について聞くべきである。患者が，自殺した親族とどの程度生物学的にそして感情的に近い関係であったのか判断することが重要である。自殺念慮や自殺企図が家族のストレス対処のパターンになっていないだろうか？　その若年女性は母親がストレス下にあるとき自殺の脅しをしたり自殺企図をしたりしているのを見てきたのではないか？　現実に生じた自殺行為——その意志，致死性，個々の患者背景における意義には特別に注意を払わなければならない。自殺企図後の患者には必ず，その出来事について詳細に質問し，前日24時間の流れの概略を追うべきである。患者の思考，感情，行動のできるだけ多くの特徴を，特に患者の日常からの変化に注意しながら探る必要がある。自殺念慮や自殺企図を認めた症例はすべて，以下のパラメータを念頭に置いて評価するとよい。

- その行動はどんなものだったか？　衝動的だったのか，前もって計画されたものだったのか？　自殺企図の下準備はあったのか？　これらは臨床医が将来の致死性を最適に評価するために収集しなくてはいけない重要な情報である。将来の行動についてもあらかじめ計画するのかそれとも衝動的に起こすのか，また現在の心境，思考について，その行為を踏まえて考えるべきである。自殺を引き起こした出来事について，可能性があると思われるストレス，きっかけ，日常からの変化，さらにアフターケアの計画や投薬へのコンプライアンスも含めて，すべて詳細な弁明を聞くことによって，患者の現在の状態を理解しやすくなる。
- 患者の意図はどのようなものであったか？　患者の考えや気分について尋ねる。その考えはどのくらいの期間続いていたのか？　いつからそう考えるようになったのか？　どのくらいの頻度で生じるのか？　それらは強迫的な要素があるのか？　患者は成し遂げたいのは何か？　死にたいのか，誰かを懲らしめたいのか，逃げたいのか，それとも注意を引きたいのか？　自分が死にゆくこととは，どんな事なのか述べたことがあるか？（若者は死ぬことについて，その結末をほとんど理解せず，眠りの延長だと考えていることがある）　患者は死

表4-U.1　自殺の高リスク因子と予測因子

全般的因子
　男性
　40歳以上
　白人（スラムの若者のような特殊な群を除く），北米先住民，アラスカインディアン
　独身，死別，離婚
　移民
　独居またはソーシャルサポートが少ない
　社会的に組織化されていない都市，リゾート地
　高い社会的経済的地位，社会的経済的地位の変化
　無職，失業，退職

内科的因子
　重篤な内科的疾患
　認知症，混乱状態，せん妄
　器質性脳症候群

精神科的因子
　気分障害，統合失調症，アルコールまたは物質の乱用
　自殺企図の既往
　発症の直後，治療の初め，急性期治療の退院後6カ月以内
　抑うつ症状（持続性の不眠，落胆した外見，体重減少，ゆっくりとした話し方，興味の喪失，元気のなさ，社会的脱却，希望のなさ，悲観，無価値感，焦燥，落ち着かなさ）
　自殺念慮
　興奮または怒り
　強い不安またはパニック症状
　アルコール依存，中毒，離脱状態
　　飲酒による家庭内，社会での困難な状況
　頻繁な精神科救急の受診

病歴
　自殺企図の既往は将来の自殺に関する最もよい指標である
　気分障害，自殺，アルコール症の家族歴

その他
　家族のストレスまたは不安定さ
　春・秋
　武器の調達
　最近の喪失体験または別離
　準備行動（手段の獲得，物事の整理，警告する言明，個人的な所有物を配ること，自殺のメモ）
　援助を受け入れたがらない
　発見されることへの警戒
　暴力的な方法，致死的な薬物・毒物
　ローテーションによるレジデントの交替
　The Final Exit（終末期の自殺マニュアル本，訳者註）を読むこと

表4-U.2 自殺のリスクを増加させる医学的状態

中枢神経疾患	けいれん性障害，多発性硬化症，外傷性脳障害，脳血管障害，エイズ，ハンチントン病
内分泌疾患	クッシング症候群，クラインフェルター症候群，ポルフィリア
消化器疾患	消化性潰瘍，肝硬変
泌尿生殖器疾患	前立腺肥大症，腎臓病，透析
その他	可動性を失う病気，外見の損なわれた状態，慢性の治療抵抗性疼痛

別した愛する人や自殺した人と一緒になりたいと思っているのか？ 患者は死をどのように捉えているのか？ それは前向きな経験なのか？ 患者が計画を実行する力量があるのか——組織化する能力や最後までやり通すエネルギーがあるのかを評価したほうがよい。自殺する潜在的な力は，うつ病の回復早期や酩酊下で衝動を制御する力が減少しているために，より多くのエネルギーがあるときに，増加することが知られている。

- 患者の計画はどのようなものなのか？ そのためにどれだけの下準備がなされたのか？ その事象（方法，場所，時間）に一定のつながりがあるのか？ その計画はどれくらい実現が可能なのか，またはどんなことが救助の機会になるのか？ 発見される可能性が多いような計画を立てる人は，誰にも見つからないような計画を立てる人に比べて，まだ迷っている可能性がある。奇妙な，または精神病的な計画は結果の予測がつかないため，まさにハイリスクである。患者は自殺のリハーサル（首吊りのための縄を準備したり，銃を頭に突きつけたり，橋の近くを運転したり，屋上に上ったりすること）をしたことがあるか？

- 患者のその行動による致死率（死ぬ可能性）についての理解はどのようなものか？ 患者はアセトアミノフェンを一瓶すべて服用すると死に至る可能性がある（致死率が高い）ことを知っていたのか，または配偶者との口論の後，害がない（致死率が低い）ことを知りながら，ビタミンCの錠剤を4錠飲み込んだのか？ その行動の深刻さや死に至るまでの早さや重症さを評価することは重要なことである。また患者の衝動行為についての病歴の評価も重要である。ストレス対処の際，これまで外的な，または内的な調節機制が効果的に働いてきたのか，それともコーピングのメカニズムが障害されているのか？

- 計画していた方法はどんなものであったか？ 飛び降りや銃で撃つなどの危険な方法の場合，回復することが困難なため，用心深く評価しなければならない。

- 患者はどんな手段で，凶器や薬，ナイフなどを手に入れたのか？ 思い出してほしいのだが，たいていの家には，死に至る手段が存在する。ナイフや縄など。凶器を手に入れていることが一番のリスクファクターというわけではない。

- 患者の現在の反応を評価すべきである。自殺企図が成功せず安心しているのか，失敗したせいでうろたえたり落胆したりしているのか？

- 思いとどまらせる要素は何だったのか？ 何が患者を止めたのか？ 患者はどうして死のうとする考えに従って行動しなかったのかを聞く。宗教的な信念や死への恐れ，支えになって

いる家族・子どものような強力に死を思いとどまらせるものが存在する可能性がある。将来の自殺企図について気にかかることがある場合，例えば，手段を手に入れていないとか計画した日になっていないなどの場合も同様である。

　以前の自殺企図の時の事情を調査することで，患者の現在の心の状態をある程度垣間見ることができる。以前の自殺企図やその他の自己破壊的な行動について注意深く尋ねる。精神病の陰性症状は併発しているうつ状態を陰に隠してしまう可能性があることを覚えておくとよい。自殺念慮と精神病のつながりは，自殺についての予測をする際，最も強力な証拠である。この強力なつながりのため，基礎にある精神病の正確な評価は非常に重要となるのである。スタッフは患者に，強いストレスを受けている場合やうつ状態の間は自殺念慮がよく生じうる症状だと，知らせておくべきである。診断されていない，またはほとんど治療されていない精神病状態を見つけ出すことがあるということは，将来的なリスクを予測することにおいてとても大切である。それが適切な精神科治療やフォローアップを提供する機会となり，それゆえ予防的介入を行っていることになる。

②患者の特徴
- 気分障害や精神病性障害があり自殺念慮を有する落胆・不安型の患者では，症状が活発でないからといってリスクが低いとはいえない。不安の減少や感情障害の改善は極めて誤解を招きやすいということに留意しておくことが大切である。そのような患者は迷いを振り払ったのかもしれないし，自殺念慮に基づいて行動する準備が整ったのかもしれない。その場合，安らかで表面的には迷いがないようにみえることがある。患者が感情が消え去ったようにみえたり，非常に平坦もしくは抑圧された感情であったり，死ぬ計画を立てていたり。遺書を書く，身の回りのものを配る，アパートを片付けるなどしている時は，厳重な注意が払われるべきである。統合失調症の患者が一生涯で自殺を完遂する確率は9～13％，自殺企図する確率は20～40％であり，若い統合失調症患者の最たる死因は自殺である。
- 物質乱用・衝動型の患者では，急性中毒または離脱のいずれの場合にも，急性の自殺念慮を引き起こしリスクを増加させることがある。患者の判断力が減退または損なわれ，抑制力がなくなり，その影響下においてリスクを高める。患者が中毒状態にあるときは評価が難しいのでしらふの状態に戻るまで安全な状況に保ち再評価することが重要である。この群では慢性的な乱用や依存がリスクを長期化させ，自己破壊行動の要素や危険因子として理解される。いったん，正気に戻った後の再企図には注意したほうがよい。患者は罪悪感や自己蔑視，恥，混乱などを来たしやすくなっている。
- 若年・衝動型の患者は家族，学校，警察に連れてこられることがしばしばあり，たいてい診療に協力的でない。両親や保護者に，最初に患者だけを診察する（本人から協力を得るよう試みる）必要性を伝え，しかし適切に対処すると言い安心させる。若年者は自殺念慮があっても過小に評価したり，はっきりと言わない傾向がある。多くはさまざまな心理社会的ストレス——家，学校，友人，家族——を抱えており，精神科的症状を伴っている。若年者は一般に古典的なうつ病の症状（「うつ等価症」）をほとんど示さず，行動化，成績の悪化，無

断欠席などが診断や治療方針の決定に役立つ。同性愛者であることの告白や性同一性障害は若年者にとって深刻なストレスになり得る問題であり，自殺はそこから逃れる手段となるがある。また患者に自殺企図した，もしくは自殺した知人がいるかどうかを把握しておくべきである――模倣の自殺が生じることがある。彼らは自殺することを考えていると，あたかも次のステップに進むことができるように感じるのかもしれない。さらに，家庭で身体的，精神的，性的な虐待を受けていないかどうかも尋ねるようにする。虐待もまた潜在的な自殺念慮に影響を与え悪化させ得る。

- 怒り・衝動型と若年・衝動型の両方の患者では，自傷やリストカットについて尋ねることは大切なことである。これは，気分障害，不安障害，解離性障害，人格障害のスペクトラムの傾向を示し，治療の選択肢を与えることになる。心的外傷や虐待の経験は重要な手がかりになる。より一般的には，自傷やリストカットは，ほとんどもしくはまったく死ぬつもりがなく，自分を落ち着かせる行為である。しかしこのような患者は，のちのち自殺してしまう可能性がある。自傷やリストカットがみられる患者には，この行為が落ち着くことや不安を軽減するのに役立つのかを聞くようにする。

親族に話を聞くこともまた重要である。自殺した患者の60％がその意思を前の1年以内に配偶者に伝えていたが，その一方でわずか18％の患者しか精神科医などの専門家には伝えていなかったという報告がある。最近の変化や動揺の後に説明のできない穏やかさがみられるようなことはなかったかを，特に確認しておく。これは自殺のリスクをより正確に評価するために極めて重要である。EDではリスクの判断がとても大切であり，患者についてより多くの情報を集めるために，家族や友人と連絡をとることが必須である。患者の口答もしくは書面による同意を得るためにあらゆる努力がなされるべきだが，緊急を要する状況は，守秘義務適用の例外と一般的に考えられている。アメリカ精神医学会の守秘義務に関する声明（American Psychiatric Association Position Statement of Confidentiality）および医学倫理に関する原則（Principles of Medical Ethics）のいずれもが，精神科医は「差し迫った危機」から患者を守るために守秘義務を破ることは是認される，と明記している。現時点で自殺念慮を否定しても，他にリスクファクターがある場合，危険がないとの判断は信頼できるものではない。

自殺は多種の診断スペクトラム・内科的，精神科的診断の両方においてみられる。**表4-U.3**の鑑別診断を見てほしい。治療とマネジメントは背景にある診断によって決まる。診断を明確にして包括的な精神科的評価をすることで，対応と治療が直ちにわかってくる。初期対応はいずれも，致死の危険性を十分に精査して最終的に危機を脱して安全性を確保するために行われるものである。患者と関係性や協調を確立するために全力を尽くすべきである。妄想をもった患者や用心深い患者は接触性を確立させにくく，それゆえ，自殺に関して正確に予測することが困難である。

内科的な精密検査は初めに行うべきである。切創，裂傷，刺創は救命救急医に徹底的に評価，治療してもらい，フォローアップについても正確に意見を聞く。故意の注射や過量服薬の場合は，過量服薬精査プロトコールを実施するべきである。SMA-7，LETs，CBC，アセトアミノフェン，サリチル酸の血中濃度，尿トキシコロジー検査，薬物血中濃度（valproic acid（デパケン），carbamazepine（テグレトール），imipramine（トフラニール）など），心電図を含む検査のすべて

表4-U.3 自殺のDSM-IV-TRでの鑑別診断

DSM-IV-TRカテゴリー	診断
破壊的行動障害	行為障害 反抗挑戦性障害 特定不能の破壊的行動障害
せん妄，認知症，健忘性障害および他の認知障害	…によるせん妄 物質中毒または離脱せん妄 複数の病因によるせん妄 特定不能のせん妄 アルツハイマー型認知症 血管性認知症 …による認知症 …による健忘性障害 特定不能の認知障害
一般身体疾患による精神疾患	…による人格変化
物質関連障害	アルコール関連障害 アンフェタミン （またはアンフェタミン様）関連障害 コカイン関連障害 幻覚剤関連障害 アヘン類関連障害 フェンシクリジン （またはフェンシクリジン様）関連障害 鎮痛薬，催眠薬または抗不安薬関連障害 多物質関連障害
統合失調症および他の精神病性障害	統合失調症 統合失調症様障害 失調感情障害 妄想性障害 短期精神病性障害 …による精神病性障害 物質誘発性精神病性障害 特定不能の精神病性障害
気分障害	うつ病性障害 双極性障害 …による気分障害 物質誘発性気分障害 特定不能の気分障害
不安障害	パニック障害 外傷後ストレス障害 …による不安障害 物質誘発性不安障害 特定不能の不安障害
身体表現性障害	疼痛性障害 特定不能の身体表現性障害
衝動制御の障害	間欠性爆発性障害 特定不能の衝動制御の障害
パーソナリティ障害	反社会性パーソナリティ障害 境界性パーソナリティ障害 演技性パーソナリティ障害 特定不能のパーソナリティ障害

のバッテリー，さらに必要ならば毒物管理局（Poison Control）に電話するほうがよい。

③患者の特徴
- 若年の患者は初めに本人の診察を，その後で両親や保護者の話を聞くようにする。若者は警戒心が強い傾向があるため，情報を補強することは不可欠である。両親，保護者，学校，セラピストを呼び，友人やその他の重要な人と話をさせてもらえるよう頼む。より多くの情報をつなぎ合わせれば，それだけ早く安全に関する決定を下すことができる。
- 焦燥感が強い，攻撃的，精神病性の，「依存・不安型」もしくは「怒り・衝動型」の患者は，背景にある診断にかまわず，何らかの処置をしたほうがよい。薬剤の使用や身体拘束は何時でも選択肢として存在するので，最初は最も非拘束的制限的な選択を考慮するべきである。もし焦燥感が悪化したり，患者がすべての非拘束的な選択肢を拒絶したりする場合は，それから，隔離や拘束などのより重い拘束的な手段が必要となってくる。（3. 安全に関する配慮，5-B. 拘束と隔離を参照）
- 「物質乱用・衝動型」で急性中毒の状態もしくは離脱症状を伴った患者は必要なだけ長くとどめておき，しらふに戻った状態で再評価するべきである。自殺とその他の関連した精神科的症状は何回も一時的に出現する。もし解毒治療のための病棟や中毒回復室が使用可能であれば，中毒状態から脱するまで一晩患者を保護しておくことも実行可能な選択肢である。規則的にバイタルサインと必要な対応をしながら，離脱現象の継続的な評価がなされるべきである（4-N. 中毒，4-X. 離脱現象を参照）。

3. 対　応

　EDを訪れる人にはすべて治療的介入が必要である。自殺のリスクが高い患者に対する心理教育が有効であることが示されてきている。自殺は多くの診断にわたっているため，また慢性にも急性にもなりうるため，EDでの治療計画では即時の安全確保を考慮しなくてはいけない。臨床医の患者の協力姿勢に対する印象の他に，その患者の過去の体験，現在の人間関係，もしくは第三者の情報に基づいて行われる必要がある。患者の自殺の可能性が継続している場合には，治療の選択肢と同様，治療戦略の計画の重要な要素となる。これらの選択肢は外来での一貫したフォローアップから，それだけに限定されず，閉鎖病棟への入院にまで及ぶ。より制限の少ない外来治療，例えば部分的な入院やデイケアなどの治療計画が効果的である。移動可能な危機介入チームや包括型地域生活支援プログラムのような危機介入サービスもまたよい選択肢といえる。

　患者やもしいるなら家族をできるだけ治療計画に参加するようにすることが重要である。家族や重要な他者によく話を聞いたほうがよい。彼らはしばしばその状況についてよく把握しており，決定を下す過程で価値のある洞察を提供してくれることがある。再評価し患者の紹介者に対して選択するべき投薬を提案すると同時に，現在の治療計画を具体化し，さらに強化することが，極めて有用で重要な介入となりうる。患者の判断力が低下していたり，病識に欠けていたり，治療に関して決定を下すことができない場合は，心ならずも主治医が決定を下さなくてはならない。加えて，もし患者が病院の外では安全を約束できないような場合は，さらなる評価と入院治療を考慮しなくてはならず，任意ではない入院が必要とされる（7. 法的・法医学的諸問題を参照）。

もし入院治療を必要とする患者の安全が約束されなくて，積極的に自殺しようとし続けるなら，安全の確保は不可欠である。そのような患者は入院病棟において厳重な監視状態（1対1の観察）を必要とする。入院病棟のスタッフはいったん患者と打ち解けると，観察状態を中止したり緩和したりすることができる。

　EDでの最も難しい決断の一つが，自殺念慮の評価の後や自殺企図後の患者を退院させることである。患者の安全のレベルを適切に評価する場合には，複雑な精神医学的，法医学的，倫理的問題が常に存在していることを理解しなければならない。退院の決定は決して簡単ではないが，自殺念慮をもつケースのすべてが入院を必要とするわけではない。患者に行動に関しての契約書を作らせたり「安全を約束する」という誓いを立てさせたりして，それに従わせようという考えは，将来的な安全を保証することにはならない！　自殺の抑止，自殺企図は，変化しやすく動揺するものであることを覚えておいたほうがよい。退院の時は，適切で理にかなったアフターケアの計画を確実に提供し，この間は治療提供者，家族，友人と密接な接触を再開するよう患者に勧めるべきである。

①患者の特徴

　自殺の一般的なタイプに対して，これらのガイドラインは不変の法則ではなく，また確固たる臨床的判断や経験の代替となるものではない。

- 若年・衝動型：このタイプが最も難しい。子どもや若者は，その行為の深刻さを十分に把握することができないために，しばしば重大な問題を提起する。入院治療は常に選択肢の一つではあるが，急性期の精神科入院（もしできれば思春期病棟に入院）のリスクと，同様のストレスのある環境に退院することのリスクとを，考慮しなくてはいけない。未成年者については，これらの決断を下す際に，両親に協力してもらう必要がある。入院させる過程では，任意入院する場合に署名してもらったり，強制入院の申請書に署名してもらうにしても，両親もしくは保護者にも関わってもらわなければならない。もし両親や保護者が子どもの利益を保護するように行動しない場合や，自殺企図や自殺念慮の原因であったり促進因子となっている場合には，地域の児童保護機関に参加してもらわなくてはいけない。すべての職員は，児童保護サービスを呼ぶことに関する，その地域ないし州法に精通しているべきである。致死率の低い，もしくは注意を引くための自殺企図は，たいてい入院治療を必要とせず，外来治療機関への紹介で十分だろう。もし，背景に深刻な精神科症状が存在している場合，すべての検査や評価，治療を行うために，入院は当然必要だと思われる（図4-U.1参照）。
- 物質乱用・衝動型：治療計画は症状の重症度によって変わる。最も多くは，そして可能な時は，患者は特有の急性中毒状態または離脱状態からしらふに戻る間，もしくは「つぶれている」間，EDにとどまることになる。焦燥，精神病症状，不安などがある場合，症状に基づいて治療が行われ，患者は物質の効き目がなくなるまで眠ることが可能となる。いったん症状が軽快すると，患者は大抵進んで退院して通常の治療に戻ることを望む。あるいはそうでない場合，アフターケアの計画を提供する必要がある。これらの計画は，一時的な物質乱用の患者も，そして物質障害と精神医学的障害を同時にもっている患者も利用できるようなあ

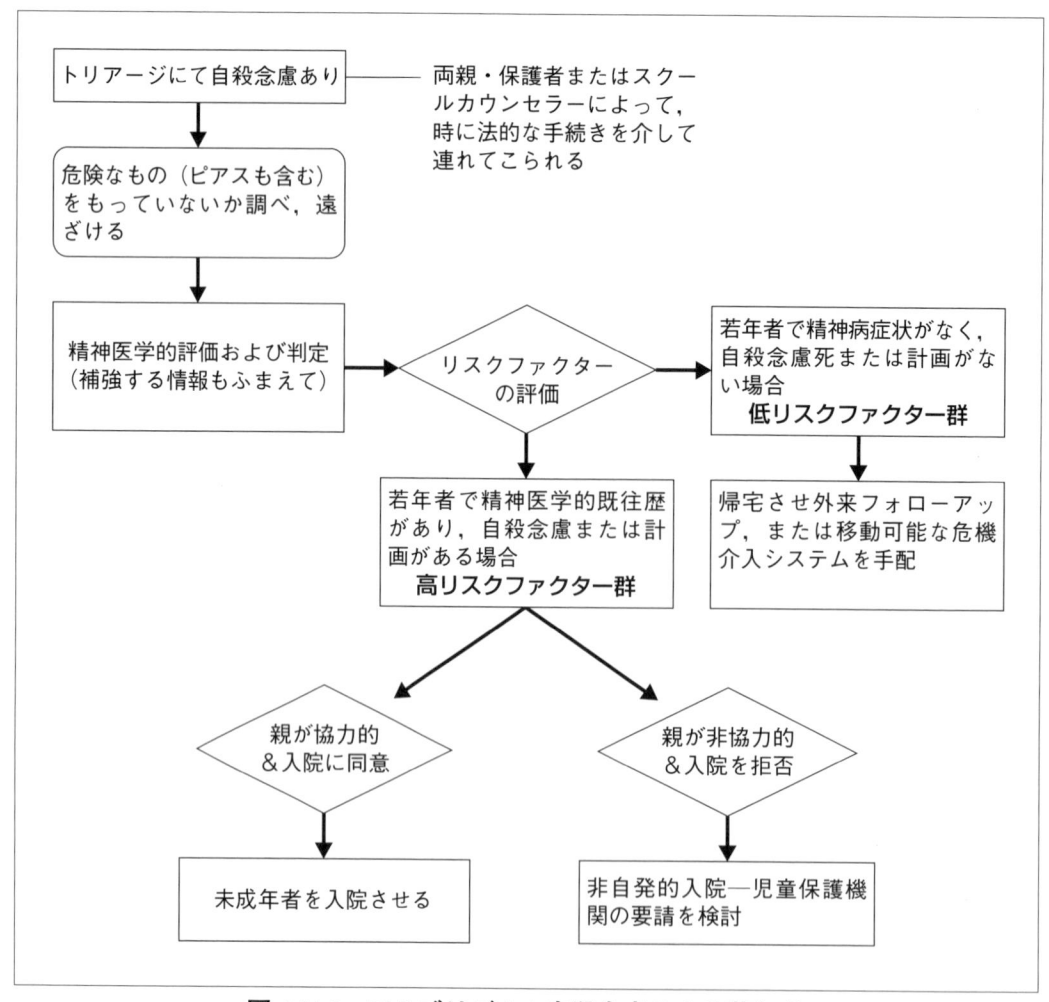

図4-U.1 アルゴリズム：自殺念慮のある若年者

りとあらゆるサービスに及んでいる。12段階プログラム，methadoneプログラム，入院，外来の依存患者治療プログラム，入院，外来のリハビリテーションプログラム，M.I.C.A（精神病の麻薬常用者）デイプログラム，そしてさらに長期間の滞在型の治療プログラムがある。

- 絶望・不安型：このタイプは，安全を提供し，さらなる評価や安定化のため，最も多く精神科への入院治療を必要とする。患者は困惑しており，症状がみられることが多いため，それ以上の自傷から身を守るための安全な環境と，適切な精神科的治療を必要としている。
- 怒り・衝動型：このタイプは複雑である。死ぬつもりはあまりないのだが，死に至ることやリスクを伴うことがある。急性または不変のストレス下や，喪失体験（レジデントがローテーションで変わってしまうこと，かかりつけのセラピストが変わること），社会的支援が少

なく自殺を引きとめることができない状況において，このタイプは時にあまり構造化されていない入院治療，または部分入院プログラムのような選択肢を必要とする。大抵患者は，これまでの来院によってスタッフによく知られた存在であり，過去の記録が役に立つ。補強するような情報や付随的な情報源は決断を下す過程を促進させる。入院治療を決定する時は，繰り返す頻回の入院のリスクと同様，退行と自殺行為の増強のリスクをよく考えなくてはいけない。もし延長して観察できる病棟が利用できたり，一晩とどめておくことができたりするなら，患者に危険な行動をしないと決意させるように働きかける間，より長期の滞在を試みてよいだろう。このタイプの介入は，時間を費やし多大な労働を必要とするが，もし患者とスタッフがうまく付き合い，親密になることができれば，とても効果的になり得る。目標は，EDで過ごす時間の中でたびたびにわたる支持的な介入によって，安全な避難所と一時の休息を提供することである。患者の準備ができ，安全であると感じ，外来治療に戻ることができるようになってから，家に帰すべきである。さらに，できるだけ最近の投薬に固執せず，通常の投薬量から再開してよい。速やかな外来フォローアップへの移行や，患者を構造化されたデイプログラムへ戻すことを心がける必要がある。

記録が重要である。決定するまでの過程や，集めた付帯的な補強的な情報，患者に対するインフォームド・コンセントや，患者の治療に関する決断を下す能力について注意深く記録する。そしてアフターケアについても念入りに記しておく。もし入院させるなら，患者が法的な位置づけを理解する能力があるのかどうかを確認し，患者に任意入院する旨の署名をしてもらう。

BIBLIOGRAPHY

Amdurski S, et al. Therapeutic trial of amantadine in haloperidol-induced neuroleptic malignant syndrome. *Curr Ther Res* 1983;33:225.

Bertorini T. Myoglobinuria, malignant hyperthermia, neuroleptic malignant syndrome, and serotonin syndrome. *Neurol Clin* 1997;15:649.

Black K, Shea C, Dursun S, et al. Selective serotonin reuptake inhibitor discontinuation syndrome: proposed diagnostic criteria. *J Psychiatry Neurosci* 2000;25:255–261.

Bodner RA, et al. Serotonin syndrome. *Neurology* 1995;45:219–223.

Brady WJ, Esterowitz D, Winogard SM. Life-threatening syndromes presenting with altered mentation and muscular rigidity. *Emerg Med Rep* 1999;20:51–59.

Carbone J. The neuroleptic malignant and serotonin syndromes. *Emerg Med Clin North Am* 2000;18:317–325.

Caroff SN, Mann SC, Campbell EC. Neuroleptic malignant syndrome. *Adverse Drug React Bull* 2001;209:799–802.

Coons D, Hillma F, Marshall R. Treatment of neuroleptic malignant syndrome with dantrolene: a case report. *Am J Psych* 1982;139:994.

Dhib-Jalbut S, Hesselbrock R, Brott T. Treatment of neuroleptic malignant syndrome with bromocriptine. *JAMA* 1983;250:484.

Francis A, Chandragiri S, Rizvi S, et al. Is lorazepam a treatment for neuroleptic malignant syndrome? *CNS Spectrums* 2000;5:54–57.

Gaitini L, et al. Plasmapheresis in neuroleptic malignant syndrome [Comment]. *Anesthesia* 1997;52:612.

Geduscheck J, et al. Repeated anesthesia for a patient with neuroleptic malignant syndrome. *Anesthesiology* 1988;68:134.

Haddad P. Antidepressant discontinuation reactions: discontinuation of antidepressant therapy: emerging complications and their relevance. *J Clin Psychiatry* 1998;59:541–548.

BIBLIOGRAPHY

Harris M, Nora L, Tanner C. Neuroleptic malignant syndrome response to carbidopa/levodopa: support for a dopaminergic pathogenesis. *Clin Neurpharmacol* 1987;10:186.

Hasan S, Buckley P. Novel antipsychotics and the neuroleptic malignant syndrome: a review and critique. *Am J Psychiatry* 1998;155: 1113–1116.

Lejoyeux M, Ades J. Antidepressant discontinuation: a review of the literature. *J Clin Psychiatry* 1997;58(suppl 7):11–15.

Maixner SM, Greden JF. Extended antidepressant maintenance and discontinuation syndromes. *Depress Anxiety* 1998;8(suppl 1):43–53.

Mann SC, et al. Lethal catatonia. *Am J Psychiatry* 1986;143:1374–1381.

Martin TG. Serotonin syndrome. *Ann Emerg Med* 1996;28:520–525.

Heila H, Isometsa ET, Henriksson MM, et al. Suicide victims with schizophrenia in different treatment phases and adequacy of antipsychotic medication. *J Clin Psychiatry* 1999;60:200–208.

Hockberger RS, Rothstein RJ. Assessment of suicide potential by nonpsychiatrists using "SAD PERSONS" score. *J Emerg Med* 1988;6:99.

Ikeda RM, Kresnow MJ, Mercy JA, et al. Medical conditions and nearly lethal suicide attempts. *Suicide Life Threat Behav* 2001; 32(suppl 1):60–67.

Jacobs DG, Jamison KR, Baldessarini RJ, et al. Suicide: clinical/risk management issues for psychiatrists-grand rounds. *CNS Spectrums* 2000;5:32–53.

Jacobs DG, et al. In: Jacobs DG, ed. *Harvard Medical School guide to suicide assessment and intervention.* San Francisco, CA: Jossey-Bass, 1998:3–39.

Keith-Spiegel P, Spiegel DE. Affective states of patients immediately preceding suicide. *J Psychiatry Res* 1967;5:89–93.

Klerman GL. Clinical epidemiology of suicide. *J Clin Psychiatry* 1987;48:33–38.

Lambert MT. Seven-year outcomes of patients evaluated for suicide. *Psychiatr Serv* 2002;53:92–94.

Meltzer HY. Suicidality in schizophrenia: a review of the evidence for risk factors and treatment options. *Curr Psychiatry Rep* 2002;4: 279–283.

Meltzer HY. Treatment of suicidality in schizophrenia. *Ann N Y Acad Sci* 2001;932:44–58.

Moscicki EK. Identification of suicide risk factors using epidemiological studies. *Psychiatr Clin North Am* 1997;20:499–517.

Paris J. Chronic suicidality among patients with borderline personality disorder. *Psychiatr Serv* 2002;53:738–742.

Paterson WM, Dohn HH, Bird J, et al. Evaluation of suicidal patients: the SAD PERSONS Scale. *Psychosomatics* 1983;24:343–349.

Pfeffer C. Childhood suicidal behavior: a development perspective. *Psychiatr Clin North Am* 1997;20:551–562.

Placidi GP, Oquendo MA, Maolne KM, et al. Anxiety in major depression: relationship to suicide attempts. *Am J Psychiatry* 2000;157: 1614–1618.

Potter LB, Powell KP, Kachur SP. Suicide prevention from a public health perspective. *Suicide Life-Threat Behav* 1995;25:82–91.

Rives W. Emergency department assessment of suicidal patients. *Psychiatr Clin North Am* 1999;22:779–787.

Robins E. *The final months.* New York: Oxford University Press, 1981.

Robins E, Murphy GE, Wilkinson RH, et al. The communication of suicidal intent: a study of 134 consecutive cases of successful (completed) suicide. *Am J Psychiatry* 1959;115:724–733.

Simon RI. *Clinical psychiatry and the law.* New York: American Psychiatric Press, 1992.

Stanley B, Gameroff MJ, Michalsen V, et al. Are suicide attempters who self-mutilate a unique population? *Am J Psychiatry* 2001;158: 427–432.

U.S. Public Health Service. *The Surgeon General's call to action to prevent suicide.* Washington, DC: USPHS, 1999.

BIBLIOGRAPHY

Warshaw MG, Dolan RT, Keller MD. Suicidal behavior in patients with current or past panic disorder: five years of prospective data from the Harvard/Brown Anxiety Research Program. *Am J Psychiatry* 2000;157:1876–1878.

（黒澤　亜希子　訳）

V. 治療によって出現する症候群

神経遮断薬性悪性症候群（NMS）
セロトニン症候群（SS）
致死性緊張病（LC）
選択的セロトニン再取り込み阻害薬（SSRI）中断症候群

　治療的介入の経過中に，副作用や有害薬物作用を引き起こすことがある。このような急性の症候群は治療によって出現する症候群として知られ，ED 受診の理由の一つになる。これらの症候群はしばしば，医療参加拒否を招くことがある。治療によって出現する症候群が出現することがあることをあらかじめ心理教育すること，および緊密に患者を観察することが臨床成績を保障する目安である。これらの障害の比較は，**表 4-V.1** を参照。

［神経遮断薬性悪性症候群（NMS）］

1. 定　義
　NMS は特異な薬物反応である。それは稀ではあるが生命を危険に脅かす抗精神病薬治療の合併症であり，治療中のいかなる時期にも生じうる。NMS は薬の用量とは関連せず，抗精神病薬を1回，服用した時でも生じることがある。

2. 症　状
　出現率はさまざまだが，神経遮断薬を服用している患者のおよそ1％に NMS がみられる。あらゆる年齢で報告されていて，男性は女性の2倍みられ，20～50歳の間で最もよくみられる。24～72時間で急速に発展し，haloperidol（セレネース）や fluphenazine（フルメジン）のような高力価の抗精神病薬で，または神経遮断薬の高用量を処方される，および・または高用量を急速に投与されたときに，一般的に生じやすい。clozapine（クロザリル），risperidone（リスパダール），olanzapine（ジプレキサ）のような新しい非定型薬を含むすべての神経遮断薬が NMS を

表4-V.1 治療によって出現する症候群の比較

	NMS	セロトニン症候群	致死性緊張病	SSRI中断症候群
既往歴	長期にわたる神経遮断薬の使用や最近の中断	最近のSSRIの変更や他の薬物療法の追加	精神疾患の履歴	SSRIの中断や薬用量の減少
発症様式	徐々に(数時間か数日)	急速	徐々に	急速
回復様式	ゆっくり(平均9日)	急速(24時間以内)	?(潜伏期あり)	穏やかで収集間にわたる
発生率	神経遮断薬を服用している全患者の1%	?	?	さまざま
性差(診断や推奨される治療的観点によりの関係した)	男>女	=	女>男	=
神経遮断薬の使用	+++	−	+/−	−
治療薬の最近の変更	yes(時に)	yes	no	yes
精神状態の最近の変化	+++	+++	+++	+
筋強剛	+++	++	++	−
高熱	+++	++	++	−
CPKの上昇	+	+	+	−
構音障害	+	+	−	−
失禁	−	+	+	−
流涎	−	+	+	−
ミオクローヌス	−	+++	−	−
反射亢進	−	+++	−	−
運動失調	−	+	−	−
発汗	+	+	+	−
代謝性アシドーシス	+	−	−	−
LFTの上昇	+	−	+	−
白血球増加	++	−	−	−
支持的な治療	yes	yes	yes	no
ダントロレン	yes	−	yes	−
バクロフェン	yes	−	−	−
ECT	yes	no	yes	−
致死率	10〜30%	?	60%	−

CPK:クレアチンフォスフォキナーゼ, LFT:肝機能検査, ECT:電気けいれん療法, NMS:神経遮断薬悪性症候群, SSRI:選択的セロトニン再取り込み阻害薬

生じ得ることを忘れてはならない。prochloperazine のような制吐薬，amoxapine（アモキサン）のような三環系抗うつ薬，promethazine（ピレテア）のような鎮静薬，metoclopramide（Mayolon）のような蠕動調整薬，および phenitoin（アレビアチン），carbamazepine（テグレトール），tetrabenazine，reserpine（アポプロン），lithium（リーマス），sulpiride（ドグマチール）（おそらくそのドパミン阻害作用のために）などのその他の薬物が NMS の原因となることが報告されている。NMS を生じ得る疾患は，**表 4-V.2** を参照。

　NMS は症状および重症度において多様な拡がりをもっている。症候群が部分的または軽度の不全型が生じることがあり，これは最近，非定型抗精神病薬による「非定型的」な NMS が生ずるという示唆に富んだ報告によっても支持される。80％以上の症例で，精神状態の変化および筋強剛が NMS の初発症状である。これらの初期徴候は NMS に特異的なものではなく，必ずしも NMS に進展するとは限らない。患者に初めにみられる症状は大抵，次の通りである。

- 筋強剛（症例の 95％が「鉛管」様強剛），胸郭の骨格筋の強剛は補助換気を要する拘束性の換気障害を惹起することがある。

- 神経学的障害
  反射異常
  焦燥
  失声
  運動緩慢
  舞踏病

表 4-V.2　NMS が生じる可能性のある疾患

精神疾患科
　統合失調症
　感情障害
　せん妄
　認知症
　その他の精神病
　精神遅滞

精神科疾患以外の診断，特に錐体外路障害をもつ患者
　パーキンソン病
　ウィルソン病
　ハンチントン病
　黒質線条体変性症
　神経遮断薬またはドパミン枯渇作用薬を服用している，またはドパミン作動薬を
　　急に中断した患者

せん妄
構音障害
嚥下障害
筋緊張異常
無言症
眼振
意識混濁
けいれん発作
振せん

- 自律神経徴候
発汗
異常高熱（42℃に至ることも！）
高血圧
心拍数の増加（100回/分以上）

　最も一般的な病状の経過は，筋強剛が出現し進行するとともに高熱が出る，意識が変容する，そしてバイタルサインが不安定になるというものである。筋強剛は抗コリン薬治療に反応せず，NMSの最初の徴候となる。NMSに発展する関連危険因子の一覧は**表4-V.3**を参照。

表4-V.3　NMSの進展を促進させる危険因子

脱水
経口摂取の減少
体温の上昇
既往の神経遮断薬悪性症候群のエピソード
高用量の神経遮断薬，特にデポ剤
急速な負荷
身体拘束の長期にわたる使用
他の治療薬の使用，例えばリチウム
神経遮断薬によって生じた錐体外路性副作用が十分にコントロールされていないもの
治療抵抗性錐体外路性副作用
アルコール症
脳器質性症候群および脳外傷
鉄欠乏
日系人
精神運動興奮または活動の強い期間

3. 対 応

　NMSを早期に診断して，その進行を最小限に食い止めるために研ぎ澄まされた洞察力（勘）をもつことが，臨床医にとって不可欠である。NMSは臨床医にとって由々しき事態である。注意深い評価，精査，および十分な支持的ケアはいずれも重要である。NMSの鑑別診断には，中枢神経感染症，外傷，腫瘍，てんかん重積状態，脳卒中，医原性致死性緊張病，全身性感染症，熱射病，脱水，毒素，内分泌疾患，自己免疫性障害，およびある種の薬物・治療薬が含まれている。推奨される評価項目には，完全な身体診察，電解質，腎・甲状腺・肝機能検査，血清アルドラーゼ値，血算（complete blood counts：CBC），CPK値の推移，尿検査および尿中ミオグロビン，腰椎穿刺，および頭部MRI/CT検査を挙げることができる。この他に考慮すべき検査としては，血液ガス，凝固系検査，血液および尿培養，毒物スクリーニング，リチウム濃度，脳波，鉄血清検査がある。NMSの患者は症候群の全経過を通して，医学的に厳重に監視しなければならない。安静が優先度の1番目であり，神経遮断薬の離脱が優先度の2番目である。補液および冷却のテクニックに習熟していることは不可欠である。

検査所見：

↑CPK（症例の40〜50％で50,000 U/L以上の極端な高値を示す）

↑肝トランスアミナーゼ

↑ミオグロビンと尿中ミオグロビン

↑アルドラーゼ

これらほど一般的ではないが，白血球上昇

　NMSの患者には急性腎不全，誤嚥性肺炎，呼吸停止，心血管系虚脱といった重大な合併症がみられることがある。致死率は12〜20％の範囲であり，神経遮断薬のデポ剤が使われている時により高くなるが，特効薬および身体管理により致死率を低下させることができる。罹病率と死亡率は一般には，腎不全または呼吸不全による2次的なものである。鑑別診断の一覧は**表4-V.4**を参照。

　治療は大抵，一般成人EDや内科・外科病棟で行われる。NMS治療のより詳細な推奨事項に

表4-V.4　神経遮断薬性悪性症候群の鑑別診断

悪性過高熱
遅発性緊張病
熱射病
中枢神経系感染
アレルギー性薬物反応
抗コリン性せん妄
中毒性脳症
セロトニン症候群

ついては，救急医学または精神医学の教科書を読むことをお勧めする．推奨されている治療介入法をまとめると，以下のようになる．

1. 対症的療法
   - 体液および電解質の補正
   - 心血管系の症状の管理
   - 熱の治療（冷却テクニック）
2. 神経遮断薬の中断
3. dantrolene（ダントリウム），筋弛緩剤（非常によく使われる）
   - dantrolene sodium（ダントリウム），1～5 mg/kg，静注　骨格筋の強直に対して
4. bromocriptine（パーロデル），重症度を最小化させるドパミンアゴニスト
   - bromocriptine（パーロデル），2.5～5 mg，経口・NGチューブ（8時間ごと），最大，1日60 mg

   症例報告では，dantrolene（ダントリウム）やbromocriptine（パーロデル）を追加することにより，臨床的な反応時間を有意に短縮することが示されている．治療経過はデポ剤が用いられていない限り，大抵は5～10日である．
5. 結果はさまざまだが，試みられるその他の身体的治療には以下のものがある．
   - amantadine（シンメトレル）（100 mgを8時間ごとに経口・経鼻チューブ）
   - 抗コリン薬（初期の筋強直に対して）
   - ベンゾジアゼピン：lorazepam（ワイパックス）またはその代替のベンゾジアゼピンの使用を考慮する．lorazepam（ワイパックス），1～2 mg，筋注・静注，1～2 mgを必要に応じて静注，症状が軽減するまで8時間ごとに
   - barbiturates（バルビタール）
   - verapamil（ワソラン）
   - pancuronium（ミオブロック）
   - 麻酔薬
   - carbidopa/levodopa（ドパストン）
   - L-Dopa（静注）
   - plasmapheresis（血漿交換）
   - 電気けいれん療法（ECT．症候群および基底にある精神病性疾患に良い結果をもたらすことがある）

［セロトニン症候群（SS）］

1. 定　義

SSは脳および脊髄のセロトニン（5-HT₁ₐ）受容体が過剰に刺激されて引き起こされる障害で，全体的にセロトニン神経伝達が亢進している．SSは典型的には2つ以上のセロトニン促進作用の薬物の併用によって引き起こされるが，1種類の薬物による症例の報告もある．セロトニン活性を上昇させるものとしては，

- セロトニン代謝の阻害 [cocaine（コカイン），amphetamine（アンフェタミン）代謝物，monoamine oxidase（モノアミンオキシダーゼ）（MAO）阻害薬による非特異的な阻害]
- セロトニン活性の増強 [エクスタシー（MDMA），amphetamine（アンフェタミン），cocaine（コカイン），codeine（コデイン），fenfluramine, dextromethorphan, levodopa（ドパストン），pentazocine（ペンタゾシン），reserpine（アポプロン）]
- セロトニン受容体の活性化 [LSD, buspirone, lithium（リーマス），mescaline（メスセリン），sumatriptan（イミグラン）]
- セロトニン取り込みの阻害 [amphetamine（アンフェタミン），carbamazepine（テグレトール），三環系抗うつ薬，cocaine（コカイン），meperidine（メペリジン），methadone, SSRI]
- 基質供給の増加（L-tryptophan）

前述したように，SSRI や MAO 阻害薬は単剤で，または carbamazepine（テグレトール），dexfenfluramine, lithium（リーマス），L-tryptophan, pentazocine（ペンタジン），phentermine, meperidine, または三環系抗うつ薬と併用した場合に，SS の原因となり得る。

2. 症状

SS は軽症から中等症，重症と徐々に変化してさまざまな段階を示す。大半の症例では，新薬を追加したり，既に服用中の薬の用量を変えたり，新たなセロトニン促進性の治療薬を開始した直後に症状が出現する。また，MAO 阻害薬を中断した後，ほどなくしてセロトニン作用薬を開始した時にも出現することがある。SS はまた，三環系抗うつ薬，SSRI，および・または MAO 阻害薬の併用でみられるばかりでなく，MAO 阻害薬の過量服薬のみでもみられる。

SS でみられる古典的な 3 徴は，以下のものである。

1. 精神状態の変化
2. 自律神経機能障害，および
3. 神経筋の異常

SS は以下の症状によって特徴づけられる。

- 落ち着きのなさ
- 悪心
- 嘔吐
- 次のような神経障害
    運動失調
    ミオクローヌス
    眼振
    筋緊張亢進
    反射亢進

筋強剛（特に下肢）
- 発汗と全身のふるえ（25％）
- 高体温（39℃以上）
- 静止時振せん
- 次のような精神状態の変化（40％）
  　錯乱
  　焦燥
  　上機嫌または軽躁様症状
  　幻覚症

3. 対応

　このような患者において，注意深い診断および適切な対応が最も重要である．最初の，そして最も重要なことは，原因薬物の中断とともに患者の身体を医学的に安定させることである．示している徴候および症状により，臨床的に必要な支持的処置が決定される．検査所見は一般的には非特異的であり，大抵はWBCとCPK値の上昇を伴っている．

　SSは通常，限定的（24から72時間）であり，SSを引き起こした薬物を中断すると何事もなかったように解決する．部分的症状（例えば，軽度の脳症や軽度の自律神経系の不安定性）が進行することなく数週間続くこともあるが，やがて鎮まる．最重症の症状では，心停止，昏睡，けいれん（SSの患者の14％が全身強直間代性けいれんを示す），またはDICを伴う多臓器不全に急速に進行することがあり，時には死亡する例もある．

　診断を下す最善の方法は，SSに一致する徴候および症状を合わせもった，中枢神経系のセロトニン活性を増加する薬物に曝露された病歴に基づいて，臨床的にSSを疑うことである．一方では中枢神経の障害および感染症，アンフェタミン，エクスタシー，またはコカイン中毒，甲状腺のクリーゼ，または鎮静薬・アヘンの離脱といったその他の可能性のある病因を除外することが必要である．SSは臨床的にNMSと鑑別するのは困難であり，先行する治療（SSRIか神経遮断薬か）が唯一の相違点であることがある（表4-V.5）．

　治療として推奨されるものに以下のものがある．

1. 注意深い観察および以下のような支持的処置
- 点滴静注
- 冷却の方法
- 解熱薬
- 鎮静薬（lorazepam（ワイパックス）またはその他のベンゾジアゼピン）
2. 神経系および心血管系合併症の治療
3. cycloheptadine（ペリアクチン）のようなセロトニン受容体阻害薬（0.25 mg/kg/日を分3で），およびpropranolol（インデラル）（5-HT$_{1A}$阻害作用を有する）が，症候群の持続時間を短縮する．

表4-V.5　セロトニン症候群の鑑別診断

中枢神経系疾患	高体温
	感染症（ウイルス性脳炎，感染後脳炎，HIV，破傷風，
	その他の細菌性，ウイルス性，または真菌性疾患）
	神経遮断薬悪性症候群
	腫瘍
	血管性または新生物の病変
全身性疾患	感染症
	熱射病
	SLE
薬物	アルコールまたは鎮静剤の離脱
	麻酔薬
	抗コリン薬
	ドパミン阻害薬
	幻覚発動薬
	サリチル酸塩
	刺激薬
	毒素（一酸化炭素，strychnine，phenols）

HIV：ヒト免疫不全ウイルス
SLE：全身性エリテマトーデス

[致死性緊張病（LC）]

1. 定　義

　LCは，運動の異常，精神運動性の停止および興奮，および奇妙な反復性の行動がみられる稀な症候群である。長期間，抗精神病薬治療を受けている患者に最もよくみられる。緊張病症状に高熱または自律神経系の障害が進展するときは，生命を脅かすことがある。

2. 症　状

　LCはいずれの年齢でも起こるが，女性に2倍ほど多く，発症の平均年齢は33歳で，致死率は60％ほどと高率である。病因として身体医学的，精神医学的（症例の88％ほどを説明する），および治療薬物に関連したものなど多種多様である。病態生理としてドパミンの阻害または枯渇が主要な役割を果たしている。LCは抗精神病薬を**服用していない**精神病患者にも起こることがある。統合失調症が最も一般的な併発精神疾患であるが，3分の1の症例は特定の精神科疾患に罹患していない。LCと関係している身体疾患には，ウイルス性脳炎および細菌性敗血症のような感染症，尿毒症，アジソンおよびクッシング病，および甲状腺機能亢進症を含む代謝性障害，およびけいれん性障害，頭部外傷，および腫瘍を含む神経学的な症候群がある。

　LCの臨床経過はしばしば前駆期が認められる。これは通常は平均2週間から2カ月続く。前

駆期には，以下の症状がみられる。

- 不安定な気分
- 無食欲
- 不眠
- 精神状態の変化
- 行動の変容
- 明らかな精神病症状

この病相はその後，以下に進行する。

- 間断のない運動性の焦燥と興奮
- 不穏
- 自己破壊的または攻撃的行動
- 自律神経の不安定性（熱発，頻脈）

完全な症候群は以下のものによって特徴づけられる。

- 筋強剛
- 奇妙な反復する常同行為
- 反響現象
- 経口摂取の拒否
- 強くて持続する焦燥，および暴力の可能性
- 緘黙，筋強剛，蝋屈状態のような運動徴候
- 自律神経の変化（高熱，早くて微弱な脈拍，発汗，低血圧）

最後の病相は平均8日間続く。

- 昏迷性の疲弊
- 悪液質
- せん妄
- 昏睡，心血管系虚脱，横紋筋融解症，そして死にさえ至る顕著な超高熱

精神状態の所見

- 意識の混濁
- 解体した思考過程
- 切迫した会話

- 幻覚
- 妄想
- 緘黙
- 拒絶
- 昏迷
- 衝動性
- 戦闘的な態度
- 稀に，正当な理由のない身体的暴行と奇妙な自殺企図

3. 身体所見

自律神経の不安定さから，大量の発汗，頻脈または徐脈，不安定な血圧，急速に進行し43℃に達する超高熱に至る。

検査所見は非特異的（CPK値の上昇）である。早い診断，および支持的処置を敏速に開始することが重要である。急性の発症，前駆相の欠如，鉛管様の強剛がNMSとLCの鑑別の臨床側面となる。

器質性の原因によるLCの治療は，根底にある基礎疾患に向けられるべきであり，以下のものがある。

1. ドパミン作動薬（bromocriptine（パーロデル）およびamantadine（シンメトレル））
2. 筋弛緩剤
3. ベンゾジアゼピン
4. 麻酔薬（=paralyzing agents）
5. ECT（原発性精神障害により生じたLCに有効だが，進行して重度の状態に至る前に開始した場合に限り有効である）

[選択的セロトニン再取り込み阻害薬（SSRI）中断症候群]

1. 定 義

SSRI中断症候群は，SSRIを中断するか，またはただ数回しか服用しなかっただけの患者に生じることがある。また，用量を減らすまたは漸減した患者に起こることもある。中断症候群はSSRIを少なくとも1カ月，服用した患者に生じることがある。

2. 症 状

SSRI中断症候群の発生率は文献によって差がある。市販後調査では，出現率は0.06〜5.1％の範囲であるが，他の研究では，SSRIを中断した場合には86％の高い出現率が報告されている。この症候群は性，年齢，用量，精神障害，および種々のSSRIにまたがって報告されている。最近の総説によると，paroxetine（パキシル）（21時間），fluvoxamine（デプロメール）（15時間），venlafaxine（Effexor）（5時間）といった半減期の短いSSRIは，sertraline（ジェイゾロフト）

（26時間）や fluoxetine（84時間）と比べて，緊急性中断症候群のより頻回の報告と関係している。

　症状はその特徴として薬物治療を中断後，1週間以内に出現するが，服用し忘れたすぐ後に生じることもある。それらは典型的には穏やかで一過性のものであるが，時には日常生活に重大な障害を与えるほど重症になることもある。その症状は限定的であり，通常は2週間以内で治まるが，稀に8週間くらいまで続くこともある。SSRI中断症候群で最も一般的に報告されている症状は，

- めまい
- 嘔気
- 意識障害
- 頭痛

である。
　しかし，広い範囲の症候群が報告されている。それらは6つの大きなカテゴリーに分類される。

1. 胃腸症状（嘔気，嘔吐，下痢）
2. 一般身体症状（頭痛，倦怠感，「感冒様」症状）
3. 情動症状（不安，焦燥，易刺激性）
4. 睡眠障害（不眠，鮮明な夢）
5. 平衡障害（めまい，頭が軽くなる感じ，歩行不安定）
6. 感覚異常（知覚異常，「電気ショック」様の感覚）

　これらの後半の症状はSSRI中断症候群に独特のものである。中枢神経様の症状は間欠的に起こり，ちょっとした頭の動きで誘発または増強される。これらの症状は用量の減量と同様，薬物を急に中断することによって出現するということを覚えておくことが重要である。情動および睡眠の障害はもとのうつ病性または不安障害とよく似ており，診断をより困難なものにしている。

3. 対　応

　医師にとって，SSRI中断症候群を正しく診断して，適切な対応を行うことが重要である。誤診することによって，不必要な治療ないしは医療サービスの利用を招きかねないのである。薬物療法を中断した患者は，不必要な精査を受けなければならず新たな身体疾患になったように感じることがあるし，またはそれらの症状がもとの精神疾患の再発のように見えて，不必要な治療を再開することになるかもしれない。さらに，SSRIを服用中にこのような症状を訴える患者は単に用量を間違えて服用しているだけのこともある。
　SSRI中断症候群のマネジメントは，治療を再開して症状を改善させることである。もし臨床的判断が正しければ，服薬を再開すれば急速に症状が軽減されることになる。代替として，症状の経過を観察することに終始するならば，1〜8週間で症状は消失することになる。Meclizine

(Antivent) がめまいに，cyclizine (Valoid) が嘔気に有効であるという報告もある。

おそらく SSRI 中断症候群に対処する上で最も重要なことは心理教育であろう。SSRI で治療を開始した患者には誰でも，この中断症状が起こり得ることを説明されるべきである。SSRI 中断症候群では生命の危険こそないといえるが，これらの症状は患者にとって実に不快なものであり，生活の機能と質を損なう可能性があり，その後の抗うつ薬治療を拒否することにつながることがあるので，その対応は重要である。

BIBLIOGRAPHY

Amdurski S, et al. Therapeutic trial of amantadine in haloperidol-induced neuroleptic malignant syndrome. *Curr Ther Res* 1983;33:225.

Bertorini T. Myoglobinuria, malignant hyperthermia, neuroleptic malignant syndrome, and serotonin syndrome. *Neurol Clin* 1997;15:649.

Black K, Shea C, Dursun S, et al. Selective serotonin reuptake inhibitor discontinuation syndrome: proposed diagnostic criteria. *J Psychiatry Neurosci* 2000;25:255–261.

Bodner RA, et al. Serotonin syndrome. *Neurology* 1995;45:219–223.

Brady WJ, Esterowitz D, Winogard SM. Life-threatening syndromes presenting with altered mentation and muscular rigidity. *Emerg Med Rep* 1999;20:51–59.

Carbone J. The neuroleptic malignant and serotonin syndromes. *Emerg Med Clin North Am* 2000;18:317–325.

Caroff SN, Mann SC, Campbell EC. Neuroleptic malignant syndrome. *Adverse Drug React Bull* 2001;209:799–802.

Coons D, Hillma F, Marshall R. Treatment of neuroleptic malignant syndrome with dantrolene: a case report. *Am J Psych* 1982;139:994.

Dhib-Jalbut S, Hesselbrock R, Brott T. Treatment of neuroleptic malignant syndrome with bromocriptine. *JAMA* 1983;250:484.

Francis A, Chandragiri S, Rizvi S, et al. Is lorazepam a treatment for neuroleptic malignant syndrome? *CNS Spectrums* 2000;5:54–57.

Gaitini L, et al. Plasmapheresis in neuroleptic malignant syndrome [Comment]. *Anesthesia* 1997;52:612.

Geduscheck J, et al. Repeated anesthesia for a patient with neuroleptic malignant syndrome. *Anesthesiology* 1988;68:134.

Haddad P. Antidepressant discontinuation reactions: discontinuation of antidepressant therapy: emerging complications and their relevance. *J Clin Psychiatry* 1998;59:541–548.

Harris M, Nora L, Tanner C. Neuroleptic malignant syndrome response to carbidopa/levodopa: support for a dopaminergic pathogenesis. *Clin Neurpharmacol* 1987;10:186.

Hasan S, Buckley P. Novel antipsychotics and the neuroleptic malignant syndrome: a review and critique. *Am J Psychiatry* 1998;155:1113–1116.

Lejoyeux M, Ades J. Antidepressant discontinuation: a review of the literature. *J Clin Psychiatry* 1997;58(suppl 7):11–15.

Maixner SM, Greden JF. Extended antidepressant maintenance and discontinuation syndromes. *Depress Anxiety* 1998;8(suppl 1):43–53.

Mann SC, et al. Lethal catatonia. *Am J Psychiatry* 1986;143:1374–1381.

Martin TG. Serotonin syndrome. *Ann Emerg Med* 1996;28:520–525.

Mason PJ, Morris VA, Balcezak TJ. Serotonin syndrome: presentation of 2 cases and review of the literature. *Medicine (Baltimore)* 2000;79:201–209.

Michelson D, Fava M, Amsterdam J, et al. Interruption of selective serotonin re-uptake inhibitor treatment. *Br J Psychiatry* 2000;176:363–368.

Mills KC. Serotonin syndrome: a clinical update. *Crit Care Clin* 1997;13:763–776.

Pelonero AL, Levenson JL, Pandurangi AK. Neuroleptic malignant syndrome: a review. *Psychiatr Serv* 1998;49:1163–1172.

Price JS, Waller PC, Wood SM, et al. A comparison of the post-marketing safety of four selective serotonin re-uptake inhibitors

BIBLIOGRAPHY

including investigation of symptoms occurring on withdrawal. *Br J Clin Pharmacol* 1996;42:757–763.

Rosenbaum JF, Fava M, Hoog SL, et al. Selective serotonin reuptake inhibitor discontinuation syndrome: a randomized clinical trial. *Biol Psychiatry* 1998;44:77–87.

Sangel R, Dimitrejevic R. Neuroleptic malignant syndrome: successful treatment with pancuronium. *JAMA* 1989;54:2795.

Schatzberg AF, Haddad P, Kaplan EM, et al. Serotonin reuptake inhibitor discontinuation syndrome: a hypothetical definition. *J Clin Psychiatry* 1997;58(suppl 7):5–10.

Sternbach H. The serotonin syndrome. *Am J Psychiatry* 1991;148: 705–713.

Taniguchi N, et al. Classification system of complications in neuroleptic malignant syndrome. *Methods Find Exp Clin Pharmacol* 1997;19:193.

Tstsumi Y, et al. The treatment of neuroleptic malignant syndrome using dantrolene sodium. *Psychiatry Clin Neurosci* 1998;52:433.

Zajecka J, Tracy K, Mitchell S. Discontinuation symptoms after treatment with serotonin reuptake inhibitors: a literature review. *J Clin Psychiatry* 1997;58:291–297.

（森　秀樹　訳）

W. 非協力な患者

1. 定　義

　非協力であること，または人と協調することを回避するかまたはまったく協調できないことは，精神医学的な病態や内科的な病態の一症状として出現することがある。EDにおける臨床像に一つの色彩を与えることがあるが，重症となると症状評価の過程で大きな障害となる。逆に無反応であるか意識がない患者も同じく非協力的であるが，医学的には極めて重篤で緊急事態を意味しており，直ちに医学的に診断して治療を行わなければならない。しかし，この問題に深く立ち入ることは本書の限界を超えていると考えられる。ここでは詳しい救急医学教科書の無反応または意識のない患者の項目を読まれることを勧めるにとどめておきたい。

2. 症　状

　EDにおいて非協力な患者の診療は，一般に非常に難しい。患者が非協力であるのには，多くの理由が考えられる。例えば以下の理由が挙げられる。すなわち，防衛的になっている，猜疑的であるか，または妄想的になっている，うつ病のために引っ込み思案になって発動性が低下して思考過程が遅くなっている，子どもや思春期の症例，精神遅滞のある患者，人格障害の患者などでは，怒りや敵意の表現であることもある。せん妄，認知症，健忘症候群，外傷性脳障害などのために非協力であったり，または人と協調することに消極的かまたはまったくできないことがあ

る．この場合には，一過性，または固定的な認知機能の障害がみられることがある．また，診察を強いられた患者や中毒の患者が，診察者に心理的な圧力を感じるか，またはだまされると感じるために，非協力になったり敵意を露わにすることもある．診察場面で積極的に協力する姿勢をみせないだけでなく，病衣に着替える，採血や診断のためのさまざまな検査を受ける，服薬を受け入れる際に，非協力な態度を示し拒絶の意思を表現することもある．原因がいかなるものであっても，このような患者に適切に対処していくことは，非常に骨が折れて，時間のかかる，消耗する仕事である．

精神医学的診察（MSE）によって，非協力な患者に明らかな障害がみられることがある．その精神医学的な原因として，虚偽性障害，解離性健忘または遁走，詐病，緊張病症候群などの可能性がある．このような患者は，自ら受診することはまずなく，連れてこられることが多い．そして不関的で無反応を示しMSEでは障害が明らかにされる．このような患者は，精神障害である可能性が高いと考えられるが，内科的な基礎疾患を除外するために内科的診察を行わなければならない．無反応な患者は，内科的に緊急事態と捉えるべきである．一過性の意識消失や昏睡が引き起こされた場合には，鑑別すべき疾患は多数挙げられる．**表 4-W.1** を参照．それぞれの病態については，詳細な教科書を復習することを勧めたい．

解離性健忘の患者は，重要な生活史的な個人情報や出来事を追想するなどの記憶機能が障害されている．この記憶障害は一般的には回復可能であるが，患者は重大な外傷体験をしていることがある．解離性遁走の患者は，住み慣れた家から突然かつ予期せぬ放浪に出かけて，自己の生活史を想い出すことができなくなる．自分の過去の同一性に混乱をきたすため，新しい自我同一性を獲得することが多い．虚偽性障害の患者は，病気を装い意図的にさまざまな症状を作り出すが，病気を装う以外には2次的疾病利得がみられない点で詐病と鑑別できる．詐病の場合には，ある特定の意図（経済的な，法的な，または個人的な）が隠されていることが明らかであり，その症状はいかにも演技的で誇張的である．転換性障害の場合には，身体疾患に似た症状がみられる．例えば，感覚系（知覚脱失，盲），または随意運動系（失立・失歩，運動麻痺）に障害を生ずる．このような症状は，通常，解剖学的にも生理学的にも説明することができない．

統合失調症，または双極性障害の患者が，次のような緊張病の病像を示し，そのために非協力，または無反応であることがある．

- 運動不能，カタレプシー（蝋屈症を含む）または昏迷
- 極端な拒絶症または緘黙
- 奇妙な姿勢の保持，常同運動，著しい衒奇症，または著しいしかめ顔

3. 対 応

無反応およびさまざまな精神症状を示す精神科患者の鑑別には，遺漏のない完全な精神医学的評価が必要である．完全な身体的，内科的，および神経学的診察が是非とも必要である．またポケットの中，および身の回りのものを調べることによって遺書，クスリ瓶や診察券，などが発見されて，原因が特定されることがある．

協力が得られない患者の場合，何とか努力して疎通性を構築して，患者がどのような病気であ

表4-W.1　意識消失または昏睡の原因

代謝性	低または高ナトリウム血症
	低または高血糖
	高マグネシウム血症
	糖尿病性ケトアシドーシス
	高浸透圧血症
	甲状腺機能低下症
	甲状腺中毒症
	副腎皮質機能不全症
	尿毒症
	チアミン欠乏症（ウェルニッケ脳症）
血管性	低血圧または高血圧
	血管炎
	脳血管障害（血栓性，または出血性）
	クモ膜下出血（動脈瘤，または動静脈奇形）
神経学的	腫瘍
	水頭症
	けいれん重積
外傷性	硬膜下血腫
	硬膜外血腫
	脳挫傷
	び漫性脳浮腫
感染性	髄膜炎
	脳炎
	頭蓋内膿瘍
	敗血症
中毒性	一酸化炭素
	エタノール
	メタノール
	薬物乱用および過量服薬
環境因	熱中症
	低体温
	高山性脳浮腫
	溺水（溺死の危機）
	減圧症
精神医学的（通常，一過性の意識消失，または刺激に対する反応性低下）	転換性障害
	解離性健忘
	解離性遁走
	詐病
	カタトニア

るかを確定することが最良の方法といえる。無理に診察を強要するとかえって逆効果となることがある。しかし，だからといってEDにおいて確立されている診断手順や治療計画書を逸脱してもよいということにはならない。例えば，患者が非協力で病衣への更衣をなかなかしてくれない場合には，まずなぜ着替えないのか理由をよく話し合って協力しながら，何とか説得するようにする。病衣を着用しなければならないことを十分に説明し，最終的には理解してもらうことが必要である。EDにおける診療方法について説明し，なぜ抵抗があり受け入れられないのか患者が反論する機会は与えられるべきである。しかしながら，安全な職場環境を保障するには常に原則を遵守することが最良の方法である。大勢の職員や警備員が立会うことによって，協力を得られることがあるが，さもなければ病衣に着替えることや，いかなる問題にせよ，強制的に従わせざるを得ないことがある。

　最初から面接が開始されることはなく，患者に静かに座って考える時間を与えることも役に立つことがある。何か要求（電話，食事や思いやりのある配慮）があれば，協力することよって徐々に協力が得られるようになる。診察を受ける必要があるのでEDを受診していることを，患者によく説明し理解をしてもらわなければならない。そのために診断評価（または面接）が終了するまで患者を，EDから立ち去らせてはならない。診察を終えすぐに退院できるような約束をすることは，ほんの短時間しか役に立たないし，もしも約束が守られなければ，根拠のない約束はかえって重大な意見の相違を生じ医師-患者関係を脅かすことになりかねない。服薬によってリラックスして安心できるようになれば，患者はさらに態度を軟化させてより協力的となることがある。面接に漕ぎつけるまでに何度も意見を交換し説得しなければならない頑固で強情な患者もいる。挙句の果てには，我々の経験では，信用に足るか否かは別として，傍に来て喋りまくる患者もいる。患者がいかに腹立たしく，要求が多く，扱いづらくても，常に冷静で，専門職であることを忘れず，思いやりのある態度で接することが，このような非協力的な患者の診療には最も重要である。イライラしている，または怒っていることが態度に表れていると，患者は自分をどうでもよいと考えているか，援助しようとしない証拠だと捉えてしまう。患者に腹を立てている時には，逆転移の感情が働いている可能性がある（精神分析学でいう複雑で無意識的な感情のことで，治療者が患者に対して抱くものとされる。もっとも患者に対して何の感情ももたない臨床家もいないのであるが）ことを忘れてはならず，自分が転移に対して反応しているのではないことを確認して，自分の人生に照らしてどのような意味が込められているかを明らかにすることが必要である。もし逆転移反応がネガティブなものであれば，適切で共感的で支持的な援助を患者に提供することはほぼ不可能なものとなるであろう。もしそれがポジティブな反応であれば，患者の訴えを無意識のうちに見逃すか過小評価する，または自我を肥大化させて彼我の境界を不明瞭にしてしまい，結局は間接的に患者の評価および治療結果にマイナスの影響をも与えることになる。このような陽性または陰性感情がある種の患者によって引き起こされることがあることをよく認識し，スーパーバイザーまたは上級医と，またはチーム内で話し合い，患者のケアにどのように影響するのか，あるいは影響することがないのかを確認することが大切である。

4. その後の対策

　精神疾患のために無反応および非協力である患者には，診断評価が必要でありそのために精神

科病棟に入院して，診断に必要な諸検査，評価，および治療を継続して行う．

(原　祐子，吉田　諭江　訳)

X. 離脱現象

1. 定　義
　離脱現象とは，精神作働性物質を多量かつ長期に使用していたために，重要な社会的，職業的，または他の領域の機能の障害をきたしており，その精神作働性物質の使用中断または減量によって生じる物質特異的症候群として定義される．DSM-IV-TR によると，離脱現象は以下の薬剤によって引き起こされる．アルコール，アンフェタミン，コカイン，ニコチン，アヘン類，および鎮静薬・睡眠薬（大麻では明瞭な離脱現象は知られていない）．

2. 症　状
　アルコールまたは他の薬物を，使用することによって種々の問題が生じているにもかかわらず持続的に使用する場合に，物質依存と診断される．繰り返し使用することにより耐性が形成され，その使用が減量または中止されたとき，物質特異的症候群が出現することになる．離脱現象は大抵，常にではないが，物質依存が形成されている．アルコール，鎮静薬，睡眠薬，抗不安薬といった多くの薬剤，または他の・不明の物質が，離脱せん妄の原因となることがある．これは，急性に発症する意識障害，認知障害，または知覚障害によって特徴づけられるが，1日の中でも症状は動揺を示すが，既に存在している認知症や確立している認知症などが進行していることに関係しているわけではない．この症候群は，物質離脱中，またはその直後に現れるものであり，患者によって示される重症の認知障害は時に定型的な離脱症状とは非常に異なっていることがある．ある研究によると，患者のほぼ7%において，アルコール離脱せん妄は入院後，ベンゾジアゼピンによる治療にもかかわらず出現する．アルコール離脱せん妄に発展する危険因子がいくつか知られている．これらの要因には，最近の感染性疾患，頻脈，入院時に120回/分以上の脈拍，アルコール離脱の徴候，けいれんの既往，およびせん妄の既往が含まれる．

　患者は離脱症状の悪化のために援助を求めることがある．この場合，1人でいるため，混乱したり，または反応が乏しい状態になって他人，または警察・救急隊によって連れてこられることがある．この場合，患者の可能性としては，薬剤特異的に誘発される離脱現象，基礎にある身体または精神疾患，および患者がある薬物や治療薬を注射した可能性，あるいはその組み合わせなどさまざまな原因が考えられる．患者が古典的な「教科書的」離脱現象を示すことは稀である．しばしば多数の物質が関与しており，多物質依存，即ち同時に生じた別の薬物とアルコールによ

る中毒または依存による症状を伴っている。

　アルコール離脱は，自律神経過活動（発汗，高血圧，頻脈，粗大な振せん），不眠，食欲不振，嘔気または嘔吐，一過性の視覚性，触覚性，または聴覚性の幻覚または錯覚，精神運動焦燥，異常感覚，反射亢進，倦怠感，疲労感，口腔乾燥，顔面紅潮，筋痛，不安，抑うつ気分，集中力低下，判断障害およびけいれん等の症状によって特徴づけられる。これらの症状は一般に，最終飲酒の6～24時間後に，血中アルコール濃度（BAL）が高濃度であっても始まることがある。症状は軽症から重症に進行する傾向があるが，これは予測が非常に困難であり，けいれんが最初の離脱徴候として出現する可能性もある。アルコール離脱せん妄は一般に「振戦せん妄」として知られているが，アルコール離脱の重症の合併症であり，アルコールから離脱する患者のおよそ5％に生じる。けいれんまたは「ラム発作（rum fits）」は，最終飲酒の24～72時間以内に始まり，一般には振戦せん妄に先行するが，通常は全般性強直-間代けいれんで，身体医学的の緊急事態と考えられている。振戦せん妄の患者は，混乱，思考の解体，意識レベルの動揺，著明な自律神経過活動（頻脈，高血圧，頻呼吸，体温上昇など），振せん，鮮明な幻覚（幻視または体感幻覚，蟻走感），妄想，または精神運動の変化（無関心から興奮まで）を示す。振戦せん妄は大抵，アルコール摂取を減量または中止してから1週間以内に，通常は最終飲酒後24～72時間で生じる。これは一般的に，内科的・外科的原因で入院した患者で，スタッフが患者のアルコール（または薬物）使用歴または患者が最後に飲酒した時期を聴取していない時期に生じることが多い。振戦せん妄の危険因子には以下のものがある。代謝障害，肝疾患，運動失調，多発ニューロパシーである。未治療による死亡率は20％ほどであり，治療しても死亡率は依然として良好ではなく5～10％であり，通常，体温上昇，体液循環量不足，感染症または心血管系虚脱によって死亡する。

　ウェルニッケ・コルサコフ症候群はアルコール症のおよそ5％にみられ，サイアミン欠乏によって引き起こされる。ウェルニッケ・コルサコフ症候群はEDにおいてはみられることがあり，神経徴候（外転神経麻痺，動眼神経麻痺，運動失調，構音障害），および精神状態の異常（MSEの変化）より構成されるが，これらの徴候に，健忘，作話，および精神病症状（予後不良の指標）も加わることがある。

　アンフェタミン離脱は，アンフェタミンまたはアンフェタミン様物質を過量に用いた後に，著しい自発性の低下，無気力，振せん，飢餓，筋痛，悪寒，抑うつ気分，不安，イライラまたは焦燥，および薬物の渇望などの特徴が現れる。患者はまた，著明な，または不快な夢を伴う不眠または過眠を経験することがある。これらの症状は一般的に，アンフェタミンの使用量を減量または中止後3～4日で出現する。抑うつは1カ月ほど遷延する可能性があり，自殺念慮が合併症状としてみられることがある。

　コカインには特異的な身体的離脱現象はないが，特有の行動面の障害のためにEDを受診することがある。中枢神経系刺激薬（コカイン，クラック，アンフェタミン類，メトアンフェタミン類）は一般的に，憂さ晴らしのために時々過量摂取されたり，あるいは慢性的な高用量の乱用が行われ，類似した離脱症状が起きるようになる。通常は，使用量，使用方法，および最終使用によってさまざまな強度の症状を呈し強い薬物渇望を生じる。さらに症例によっては，筋肉痛および筋けいれん，疲労感，易刺激性，飢餓感，落ち着かなさ，抑うつ気分，鮮明または不快な夢を伴う不眠または過眠，および妄想，自殺念慮，または幻覚が生じる。患者がEDに現れるとき，彼ら

は通常は非常に多彩な症状を示し,易刺激性および潜在的な自殺念慮・興奮の程度は高度である。しばしばこのような患者は他の薬物も乱用しており,これらは複数の薬物による特異的な離脱現象を起こしていることがある。このような患者は,非協力的で敵意を表し,ED において「寝ている間に治してもらう」,「ただで泊まる」ことを期待していることが多い。ホームレスまたは何らかの法的トラブルを抱えたこれらの患者は,緊急避難あるいは駆け込み寺のように ED に逃げ込み,症状を訴えあるいは自殺念慮や企図などをことさらに強調しようとすることがある。

アヘン類離脱は,多量かつ長期間(数週間以上)の麻薬使用を中断または減量することによって,またはアヘン類の使用期間後にアヘン類拮抗薬を投与したために生じることがある。離脱症状は重症度によって3種類に分類される。

- 重度:嘔吐,下痢,腸蠕動亢進,低血圧,けいれん(稀)
- 中等度:落ち着かなさ,不眠,高血圧,頻脈,頻呼吸,多汗,脈拍,基線より10回/分以上の上昇または基線が不明の場合には90回/分以上,収縮期血圧が基線より10 mmHg 以上の上昇または160/95 mmHg 以上で,それまでの高血圧歴がない
- 軽度:散瞳,発汗,起毛(=鳥肌),鼻漏,流涙,あくび,筋肉痛,筋けいれん,食欲不振,または発汗作用

離脱症状が出現することは,例外がなく麻薬依存が存在することを意味しており,heroin や meperidine といった短時間作用型のアヘン類でより重症となる。致命的なものではないが,不快で苦しい症状であり,患者は焦燥感を覚え,要求が多くなることがある。heroin または morphine の離脱現象は最終使用後,平均8～12時間で始まり,5～7日間続く可能性がある。Methadone は反対に,最終使用後,12時間で始まり,3日目以降にピークに達する。症状は徐々に治まるが,時には3週間以上続くこともある。Levo-α-acetylmethadone(LAAM)は1993年に FDA により維持治療薬として認可されたが,methadone と類似の離脱症状を示すことがある。

鎮静薬,睡眠薬,または抗不安薬の離脱はアルコール離脱と非常に似ている。患者は徐々にとても落ち着かなくなり,不安のレベルが上昇するとともに非常に焦燥的になることがある。これは以下の特徴がみられる。自律神経過活動,振せん,不眠,嘔気または嘔吐,一過性の幻視,体感幻覚,または幻聴,薬物の渇望,および不安である。重症合併症にはけいれん大発作,せん妄,および死さえもが含まれる。治療用量ないしはそれ以上で使用されていたこれらの薬剤を中止すると,離脱症状を生じる可能性がある——使用総用量(低用量 vs.高用量)により質的に異なった離脱症状を生じるであろう。短時間作用型の薬物(一般的なベンゾジアゼピンは表4-X.1 を参照)は最終使用後,12～24時間で離脱症状が始まり,24～72時間の間にピークに達する。長時間作用型の薬物を服用していた患者では,離脱症状は最終使用後,5～8日でピークとなる可能性がある。肝障害のある患者または高齢者では離脱症状はより緩徐に進行することがある。長期にわたって治療用量のベンゾジアゼピンを服用していた患者では離脱が,症状または症状リバウンドの一過性の増悪を伴って1～2週間出現する可能性があり,この場合は患者独自の症状が悪化してリバウンドする傾向がある。ベンゾジアゼピンを終了または中断したあと,長期にわたって

表4-X.1 一般的なベンゾジアゼピン系薬物

一般名	商品名	用量	発現(服薬後)	等価換算	商品名:日本	1日投与量(mg/日):日本	用量・剤形:日本
alprazolam	Xanax	0.25, 0.5, 1, 2 mg 錠剤	中間	0.5	ソラナックス,コンスタン	0.4〜1.2	0.4, 0.8 mg・錠剤
chlordiazepoxide	Librium	5, 10, 25 mg 錠剤・カプセル	中間	10	コントール	20〜60	5, 10 mg・錠剤, 1%, 10%散剤
clonazepam	Klonopin	0.5, 1, 2 mg 錠剤	中間	0.25	リボトリール,ランドセン	2〜6	0.5, 1, 2 mg・錠剤, 0.1%, 0.5%細粒
clorazepate	Tranxene	3.75, 7.5 mg 錠剤・カプセル	急速	7.5	メンドン	9〜30	7.5 mg・カプセル
diazepam	Valium	2, 5, 10mg 錠剤	急速	5	セルシン,ホリゾン	4〜20	2, 3, 5, 10・錠剤, 5 mg/ml, 10 mg/2 ml・注射 1 mg/mlシロップ, 4, 6, 10 mg・座薬, 1%散剤
estazolam	ProSom	1, 2 mg 錠剤	中間	0.33	ユーロジン	1〜2	1, 2 mg・錠剤
flurazepam	Dalmane	15, 30 mg 錠剤	急速, 中間	30	ダルメート	15〜30	15 mg・カプセル
lorazepam	Ativan	0.5, 1, 2 mg 錠剤 2 mg/ml, 4 mg/ml 非経口液	中間	1	ワイパックス	1〜3	0.5, 1.0 mg・錠剤
midazolam	Versed	1 mg/ml, 5 mg/ml 非経口液	中間	1.25〜1.7	ドルミカム	0.03〜0.18 mg/kg	10 mg/2 ml・注射
oxazepam	Serax	15 mg 錠剤	中間, 緩徐	15	ハイロング	30〜120	10, 15, 30 mg・カプセル,15 mg・錠剤
quazepam	Doral	7.5, 15 mg 錠剤	急速, 中間	15	ドラール	15〜30	15, 20 mg・錠剤
temazepam	Restoril	7.5, 15, 30 mg カプセル	中間	5	レストリル	7.5〜30	7.5, 15, 30 mg・カプセル
triazolam	Halcion	0.125, 0.25 mg 錠剤	中間	0.1	ハルシオン	0.125〜0.5	0.125, 0.25 mg・錠剤

訳者註：日本における薬物の商品名他は Appendix C の訳者註を参照

易刺激性，不安，不眠，および気分不安定といった離脱症状持続する患者もいる。

ニコチン離脱はEDにおける症状としてはそれほど一般的ではない。多くの患者が，質問すれば（または自発的に），受診の一部としてニコチン離脱のテクニックを尋ねるかもしれないが，それがEDにおける第1の関心事になることはまずない。時には患者が，ニコチンの多量使用を最近やめたことを話し，抑うつ気分，不眠，易刺激性，欲求不満，怒り，不安，集中困難，落ち着かなさ，および食欲増進と体重増加を報告する可能性がある。

マリファナには急性の離脱症状はないが，患者によっては最終使用の数日後に易刺激性および不眠を訴える可能性がある。これらの症状のためにEDを受診する患者は稀である。

3. 対応

物質離脱現象の症例においては，臨床的に必要な場合には身体医学的ケアを行わなければならない。バイタルサイン，静脈確保（必要なら），および身体医学的評価がまず不可欠である。使用物質のタイプ，量，および最終使用を判定しなければならない。血液一般検査，尿中毒物スクリーニング，可能なら血中濃度，および呼気テストを施行するべきである。内科的または外科的問題があれば，それを特定することが特に重要であるが，これらの人々には重症合併症がみられるが，医療機関を受診することが限られているためである。逸脱行動，焦燥，攻撃性または衝動性，または威嚇といった行動面の障害はいかなる症状も評価し，即時に安全対策を実行に移さなければならない。軽症例では，非催眠性麻酔薬，止痢薬，または制酸薬によって症状が緩和されることがある。

離脱症状を伴ってEDを受診する患者が1種類以上の薬物の乱用または依存となっている可能性が高いことを常に念頭に置いておくべきである。使用された薬物を確定したなら，以下の推奨治療に従うべきである。

アルコールおよび刺激薬：アルコール乱用を治療する
アルコールおよびベンゾジアゼピン：フェノバルビタールを用いて治療する
コカインおよびベンゾジアゼピン：ベンゾジアゼピン離脱を治療する
コカインおよび麻薬：麻薬依存を治療する
コカインおよびアンフェタミン：症状マネジメント

アヘン類使用においては，アヘン類乱用または依存の診断を支持する手がかりないし徴候がいくつかある。

- 身体所見に比して痛みの訴えが誇張されている
- 探索行動
- 類似した疼痛を主訴に，麻薬鎮痛薬を求めて何度となく多施設を受診している
- 患者が希望する鎮痛薬以外のあらゆる鎮痛薬に対するアレルギー
- 離脱徴候：発熱，高血圧，頻脈，発汗，嘔気
- 注射痕

- 尿中毒物スクリーニング陽性
- 要求が多く，規則を守らず，焦燥的な患者
- AMAからいなくなる恐れ

　物質乱用または依存の可能性のある患者を問診する場合，彼らが理解できるように話すことが大切であるが，自分が理解できないストリートスラングまたはドラッグ文化の用語を彼らが使った場合には質問するべきである。よくみられるストリート薬物名および用語の一部については**表4-X.2**を参照。

　原因となっている使用薬物によって治療は多様である。治療には一般的原則と，特異的な解毒手技がある。これら一般的な原則は**表4-X.3**を参照。

　アルコール離脱は，ベンゾジアゼピンによる治療が最良である。支持的ケアを要する間のバイタルサインの厳重な監視および症状に応じた進行性の治療により，発症から重大な離脱を阻止することが可能となる。以下を考慮せよ。

> **lorazepam**（ワイパックス），1～2 mg　経口・筋注，6時間ごと（ないし必要に応じて適宜），その後は漸減，予想される半減期のため望ましい。または必要なら筋注によって**chlordiazepoxide**（コントール），25～100 mg　経口，6時間ごと（ないし必要に応じて適宜）。半減期が長いためよりスムーズに解毒できる。筋注による吸収は不良

　けいれんおよび振戦せん妄は身体的緊急事態であり，成人病棟ED施設にて扱われなければならず，ベンゾジアゼピンの静注および入院によるマネジメントが必要である。知覚障害（幻聴，幻視，または体感幻覚など）を伴った振戦せん妄は，抗精神病薬に反応する。

> **haloperidol**（セレネース），0.5～2 mg　経口，4時間ごと（嘔吐している，または経口服薬できない患者には筋注も可能）。低力価定型抗精神病薬（**chlorpromazine**［コントミン］など）はけいれんの危険性を増大させるため避けるべきである

　アルコール離脱症状の治療に用いられる他の治療薬にはcarbamazepine（テグレトール）がある。効果があると報告されているが，ベンゾジアゼピンとのプラセボ対照二重盲験試験は行われていない。atenorol（テノーミン）やpropranorol（インデラル）などある種のβ遮断薬は，頻脈，高血圧，発汗，および振せんといった自律神経症状の治療に使用可能である。これらの治療薬は，幻覚，けいれんまたは他の離脱症状を防止することはできず，離脱期間中のせん妄および幻覚の危険を増大させる可能性すらある。

　ウェルニッケ・コルサコフ症候群の患者に対しては，直ちにthiamine（チアミン）の静注が必要である——ブドウ糖溶液はthiamine（チアミン）を消費するので，症状を悪化させる可能性があるため，thiamine（チアミン）の補充前にはブドウ糖溶液は避けるべきである。

　アンフェタミン離脱症状，コカイン離脱症状，または他の刺激薬離脱症状は症状を観察し，患者が示す身体医学的または精神医学的症状を治療するべきである。これは，刺激薬離脱には特異的

表 4-X.2　一般的な街頭語および薬物名

一般用語（explanation）	街頭語（street name）
1,4 BD	Pine needle oil, Serenity, Revitalize Plus, Enliven, GHRE, SomatoPro, NRGE, Thunder Nector, Weight Belt Cleaner, Cherry fx Bombs, Lemon fx Drops, Orange fx Rush
常習者	Junkie
Amobarbital（Amytal）	Blue heavens, blue devils, blue birds
Amobarbital＋Secobarbital（Tuinal）	Double troubule, rainbows
Amphetamies	Bennies, black beauties, crosse, hearts, LA turnaround, speed, uppers
同化（＝Anabolic）Steroids	Roids, juice
ベンゾジアゼピン類（Flunitrazepam 以外）	candy, downers, sleeling pills, tranks
Cocaine	Blow, crack, flake, gold dust, green gold, rock, snow, Cadillac of drugs, Dama Blanca, Pimp's drug, toot, Charlie
Cocaine ＋ Alcohol	Liquid lady
Cocaine measure	Dose, hit, line, spoon, snort
Codeine	Loads, doors and fours, pancake and syrup, captain cody, cody, school
Cyanide, strychnine, battery acid	Death hit
Dime	$10 bag of drugs
Drawing blood in/out of syringe	Booting
Fentanyl	China white, apache, china girl, dance fever, fiend, goodfella, jackpot, TNT, tango and cash
Flunitrazepam（Rohypnol）	Date-rape drug, rophies, roofies, roach, rope, Mexican valium, R2,（メキシコでは）Rivotril
GBL（γ-butyrolactone）	Revibvarant, Renew Trient, Firewater, Blue Nitro Vitality
GHB（γ-hydroxybutyrate）	Grievous bodily harm, Georgia home boy, liquid ecstasy, liquid X, liquid E, soap, easy lay, scoop, salty water, g-riffick, cherry meth, somatomax, organic Quaalude
Hashish	Boom, chronic, gangster, hash, hash oil, hemp
Heroin	Dope, skag, horse, H, white stuff, Lady Jane, shill, brown sugar, smack
Heroin ＋ cocaine	Speedball
吸入剤	laughing gas（笑気ガス）, poppers, snappers, whippets
熱分解による吸入薬	Chinese blowing
一過性に懸濁した不溶性粒子の注射薬	Cold shake
咽頭内注入薬	Pocket shot
皮内注射	Skin popping
鼻腔内使用	Snorting
動脈内注射	Pinkie
静注薬	Mainlinging
Ketamine	Special K, vitamine K, K, super K, Ketaset, jet, Super acid, green, purple, mauve, Special LA coke, cat valiums
LSD（lysergic acid diethylamide）	Acid, blotters, boomers, abes, microdot, yellow sunshines
大麻	Blunt, dope, ganga, herb, joint, Mary Jane, pot, reefer, skunk
MDA	Love drug
MDMA	Ecstasy, XTC, Adam, E, hug drug, M&M, lover's speed, STP, X
Mescaline	Buttons, cactus, mesc, peyote
Methamphetamine	Speed, meth, chalk, ice, crank, crystal, glass, fire, go fast
Methaqualone	Quaalude, spoor, parest, ludes, mandrex, quad, quay
Methylphenidate	Jif, MPH, B-ball, Skippy, the smart drug, vitamine e
Morphine	M, miss emma, monkey, white stuff
常習のため一定容量が必要となる	Strung out
Nickel	$5 bag of drug
時々、アヘンを使用すること	Chipping
高揚の発現	Rush
麻薬	Big O, black stuff, gum, hop OD, nod out, または fall out
Paregoric and tripelennamine	Blue velvet
PCP（phencyclicine）	Angel dust, crystal, crystal joint, dust, goon, hog, horse, PCP, rocket fuel, super grass, super weed, animal tranquilize, elephant tranquilizer, KJ（kristal joint）, mintweed, PeaCe Pil, surfer, tic, tac,wow
Pentazocine（Talwin）	Ts and blues
Pentobarbital（Nembutal）	Yellows, yellow jackets, nemmies, nebbies, nimbies
Phenobarbital（Luminal）	Phennies, purple hearts, goofballs
注射後の発熱	Cotton fever
Psilocybin	magic mushroom, purple passion, shrooms
注射痕	Tracks
Secobarbital（Seconal）	Reds, red devils, red birds, marshmallow reds, Mexican reds
薬物を買い、注射する場所	Shooting gallery
眠気	Nod または nodding（居眠り）
注射器	Works, tab, spike, fix, cocker
離脱	Jones

表4-X.3 解毒の原則

- アルコールおよび他の薬物依存は適切な治療のため解毒のみでない治療が必要である
- 安全性および効果が確立している薬物療法および解毒プロトコールのみを使用するべきである
- すべての処置の安全性について、特に安全性および効果が確立されていないものについて、患者に説明するべきである
- 解毒の間、臨床スタッフは治療薬への接近を厳密に監視するべきである
- 解毒処置および離脱症状のマネジメントは個々人に合わせて行うべきである
- 臨床医は、短時間作用型の薬物依存に対しては長時間作用型の治療薬への置換を検討するべきである
- 離脱の強度は予測困難であり、すべての症例は個別に対応し、厳重に監視するべきである
- 患者の離脱徴候および症状を治療するためにあらゆる努力を払うべきである。患者は、ピアグループ、家族療法、個別カウンセリングまたは個別療法、12段階グループ、およびその他の教育プログラムといったフォローアップのための支持的治療介入への参加を始めるべきである

な治療がないためである。通常、症状は限定的で、2〜4日で治まる。適応しやすい静かな環境で通常の支持的ケアを行うことにより対処が可能である。不安や抗不安薬に反応するが、精神病症状には低用量の高力価抗精神病薬または低用量の非定型抗精神病薬が必要となることがある。

鎮静薬、睡眠薬、および・または抗不安薬はすべて交差耐性があり、アルコールの場合と同様に対処しなければならない。治療選択には、薬物の漸減、フェノバルビタールによる置換、または長時間作用型のベンゾジアゼピンによる置換が含まれる。最後の治療選択肢として、短時間作用型のベンゾジアゼピンから、clonazepam（リボトリール）または chlordiazepoxide（コントール）に置換する。これにより、よりスムーズで困難の少ない解毒が可能となる。バルビツレートまたは他の混合性の鎮静薬・睡眠薬の症例では、フェノバルビタールの漸減も活用することができる。これにより、より安全な解毒が可能となるが、それはフェノバルビタールの血中濃度は用量によって変化が少なく、中毒の徴候（眼振、言語不明瞭、運動失調）が明瞭で観察可能であり、フェノバルビタールには恍惚感を生じないため、患者はそれを乱用薬物とみなさないからである。フェノバルビタール等価換算表を用いてフェノバルビタールの用量を計算することができる（表4-X.4を参照）。患者の鎮静薬・睡眠薬の1日用量をフェノバルビタール等価量に置換した後、それを分3または分4に分ける。急性離脱の場合、フェノバルビタールの初回投与を筋注にて行うことも可能である。フェノバルビタール中毒の徴候が起こらない限り、その後は30 mg/日ずつ減量していくことが可能であるが、その間は中毒または離脱の徴候を慎重に観察しなければならない。フェノバルビタールの当価用量を計算する別の方法は、ペントバルビタールチャレンジテストである。すなわち、患者にペントバルビタール200 mgを投与し、1時間後に中毒のレベルを観察する。もし中毒の徴候がみられないなら、さらに100 mgを2時間ごとに、最大500 mgまでの間で中毒の徴候および症状（鎮静、言語不明瞭、眼振）が出現するまで投与する。軽度の中毒を生じるまでに要した用量を加算し、フェノバルビタールに置換する（換算表を用いて）。新規抗けいれん薬はベンゾジアゼピン、鎮静剤からの離脱、およびアルコールからの離脱に対してさえ、緩徐に用いられている。

表4-X.4　Phenobarbital 等価換算表

薬物クラス	一般名	商品名	商品名（日本）	phenobarbital 30 mg との用量等価換算（mg）
Barbiturates	Amobarbital	Amtytal	イソミタール	100
	Butobarbital	Butisol		100
	Butalbital	Fiorinal, Sedapap		100
	Pentobarbital	Nembutal	ラボナ	100
	Secobarbital	Seconal	アイオナール・ナトリウム	100
他の鎮静薬—睡眠薬	Chloral hydrate	Noctec, Somnos	抱水クロラール	500
	Ethchlorvynol	Placidyl		500
	Glutethimide	Doriden		250
	Meprobamate	Milltown, Equanil		1,200
	Methyprylon	Noludar		200
ベンゾジアゼピン	Alprazolam	Xanax	ソラナックス，コンスタン	1
	Chlordiazepoxide	Librium	コントール，バランス	25
	Clonazepam	Klonopin	リボトリール，ランドセン	2
	Clorazepate	Tranxene	メンドン	7.5
	Diazepam	Valium	セルシン，ホリゾン	10
	Estazolam	ProSom	デパス	1
	Flurazepam	Dalmane	ダルメート	15
	Lorazepam	Ativan	ワイパックス	2
	Oxazepam	Serax	ハイロング	10
	Temazepam	Restoril	レストリル	15
	Triazolam	Halcion	ハルシオン	0.25

訳者註：日本における薬物の商品名はAppendix Cの訳者註を参照

　アヘン類離脱は，患者の報告のみによってではなく，起毛，高血圧，および流涙といった客観的な徴候によって判断するべきである．患者は薬物使用量を誇張することがあるが，それは解毒のためのmethadoneをより多く手に入れるためである．患者をmethadone維持プログラムに導入する場合には，用量および最後の使用量を確かめなければならない．アヘン類離脱の症状緩和に推奨されている薬物療法（表4-X.5を参照）と同様，支持的ケアおよび安心感を与えることが通常は必要である．

　clonidine（カタプレス）は嘔気，嘔吐および下痢を軽減する一助となる．バイタルサイン，特に起立性低血圧の徴候を慎重に監視しながら，試験的用量として0.1 mg（体重200ポンド以上の患者には0.2 mg）を投与する．離脱症状が急性の場合には舌下投与が可能である．その後，0.1～0.3 mg，経口を分3で投与する．経皮的カタプレスパッチ（Catapres-TTS）を使用することもできる．これは回復指向性プログラム（recovery-oriented program）でしばしば用いられるものであり，経口のclonidineに比べていくつかの利点がある．薬物の渇望を最小化しうる，治療薬の経口投与の中断を回避できる，投与漏れを回避できる，夜間の症状の増悪を防止できる．患者が好むということと同様である．

　Methadoneは初め，5～10 mg，分4または6時間ごとに投与することができる．最初の24時間に40mgを越えてはならない．投与後，数時間は患者を観察するべきである．患者が眠そうな

表 4-X.5　アヘン類離脱の症状緩和のために推奨される経口治療薬

腹部けいれん	Dicyclomine（Bentil），10 mg/6 時間
不安または不眠	Hydroxyzine（Vistaril），25〜50 mg/8 時間 Zolpidem（マイスリー），10 mg 就寝前 Zaleplon（Sonata），10 mg 就寝前
便秘	酸化マグネシウム乳剤，30 ml 1 日おき
頭痛	Acetaminophen（カロナール，ピリナジン），650 mg/4 時間
消化不良	制酸薬（Mylanta），30 ml 食間および就寝前
軟便	Bismuth-subcarbonate（Pepto-Bismol），30 ml 軟便のあと，8 回まで，2 日まで
骨，関節，筋肉痛	Ibuprofen（Motrin, Advil），600〜800 mg/6〜8 時間

ら，次の用量を 5 mg まで減量する。また患者がアヘン類離脱の客観的な徴候を示すなら，次の用量を 15 mg に増量するべきである。1 日用量が決定したなら，methadone を 1 日 5 mg ずつ減量するべきである。あるいは，軽症から中等症の離脱症状に対しては，methadone を 20 mg，経口，分 2，および 6 時間ごとに必要に応じて 5 mg，を同様の漸減投薬計画によって行うことも可能である。

　Buprenorphine は疼痛治療薬として FDA が認可しており，Buprenex として注射薬も利用可能である。これをヘロイン依存の治療に使用することを支持するエビデンスがいくつか知られ，methadone 中断に対してでも有効とされる。

　コカイン離脱は最長で 2 週間続く可能性があるが，そのため，多くの患者が，コカインの使用を継続することによって離脱が起こるのを「治療する」または防止するといってコカインの乱用を続けることになる。したがって，再発率は高く，患者はひどく精神不安定で興奮しやすい。安全で心和む環境により焦燥を減じることができる。このような患者に対しては，対決するようなアプローチは避けるべきである。できるだけ受け入れるよう努め，患者が穏やかなとき，食事中，および睡眠中にさえ，可能なら必要な情報を集め，精査を行わなければならない。

　このような患者はヘルスケアのための受診が制限されていることがあり，あるいは受診が不定期であり，ED をプライマリケアの拠点にしていることがある。徹底した評価を行うことにより，入院によるものであれ外来においてであれ，診断されていない，あるいは治療されていない内科的・外科的問題が明らかになる可能性があるが，それらには迅速に対処すべきである。

　ニコチン依存の治療の選択肢には，個人またはグループ療法，bupropion（Zyban），および催眠療法または鍼治療のようなより一般的でない方法に加え，ニコチンガム，パッチ，経鼻スプレー，ニコチン気化吸入薬，舌下ニコチン錠がある。

4. その後の対策

　しばしば，離脱の患者には入院が必要となる。アルコール，鎮静薬・睡眠薬，および抗不安薬はすべて，極めて重大な結果を招く可能性があり，安全な環境で治療されなければならない。身体医学的に監督できる病棟（可能なら），または一般身体科病棟への入院を考慮する。外来での

非身体医学的解毒または集中的外来解毒プログラムは，外来ベースでこれらの症状に対応することができる場合がある。もし精神医学的症状の併発が認められるか，あるいは自殺念慮が強い場合には，精神科病棟への入院を考慮するべきである。重複する疾患をもつ場合には，一貫した形で治療を行うことができる二重診断専門病棟が，利用可能ならば，推奨される。

　身体疾患および物質乱用または依存が重症である患者に対して適切な一貫的ケアができない場合には，彼らは拠りどころを失いホームレスになるか，頻回に病院を受診するか，または投獄されるかなどの可能性が高くなることになる。患者を退院させる場合には，援助を求める約束を正確に評価し，障害の減少または消失のための心理教育を行わなければならない。医学的フォローアップには必要に応じて専門クリニックへの紹介が含まれる。外来通院による解毒，リハビリテーション，長期滞在型リハビリテーション（ED現場において調整することは困難だが），および二重診断クリニックといったその他のプログラムの選択肢と同様，地域の12段階，またはその他の自助グループへの紹介はいずれも有用な退院計画といえる。

BIBLIOGRAPHY

Amato L, Davoli M, Ferri M, et al. Methadone at tapered doses for the management of opioid withdrawal. *Cochrane Database Syst Rev* 2002;2:CD003409.

Bialer PA. Designer drugs in the general hospital. *Psychiatr Clin North Am* 2002;25:231–243.

Covington EC. Anticonvulsants for neuropathic pain and detoxification. *Cleve Clin J Med* 1998;65(suppl 1):SI21–SI29.

Dyer JE, Roth B, Hyma BA. Gamma-hydroxybutyrate withdrawal syndrome. *Ann Emerg Med* 2001;37:147–153.

Foley KM. The treatment of cancer pain. *N Engl J Med* 1985;313:85.

Gelenberg AJ, Bassuk EL, Schoonover SC, eds. *The practitioner's guide to psychoactive drugs.* 4th ed. New York: Plenum, 1997.

Goldsmith RJ. Overview of psychiatric comorbidity. *Psychiatr Clin North Am* 1999;22:331–349.

Gonzalez G, Oliveto A, Kosten TR. Treatment of heroin (diamorphine) addiction: current approaches and future prospects. *Drugs* 2002;62:1331–1343.

Hurt RD. New medications for nicotine dependence treatment. *Nicotine Tob Res* 1999;1(suppl 2):S175–S177.

Johnson ME, Brems C, Burke S. Recognizing comorbidity among drug users in treatment. *Am J Drug Alcohol Abuse* 2002;28:243–261.

Olmedo R, Hoffman RS. Withdrawal syndromes. *Emerg Med Clin North Am* 2000;18:273–288.

Palmistierna T. A model for predicting alcohol withdrawal delirium. *Psychiatr Serv* 2001;52:820–823.

Siqueland L, Crits-Christoph P. Current developments in psychosocial treatments of alcohol and substance abuse. *Curr Psychiatry Rep* 1999;1:179–184.

Smith NT. A review of published literature into cannabis withdrawal symptoms in human users. *Addiction* 2002;97:621–632.

Wesson DR. *Detoxification from alcohol and other drugs: treatment improvement protocols no. 19.* Rockville, MD: U.S. Department of Health and Human Services, Substance Abuse and Mental Health Services Administration, Center for Substance Abuse Treatment, 2001.

Zealberg JJ, Brady KT. Substance abuse and emergency psychiatry. *Psych Clin North Am* 1999;23:803–817.

Zweben JE. Severely and persistently mentally ill substance abusers: clinical and policy issues. *J Psychoactive Drugs* 2000;32:383–389.

（松木　秀幸　訳）

5. トピックス

A. ED に関係する法的問題と具体策

1. COBRA 法と EMTALA 法

　患者に直接の責任をもつスタッフ，あるいは指導的立場から監督責任をもつすべてのスタッフは，患者のケア，および患者の ED への収容と ED からの移送の際に適用される法律を熟知していなければならない。連結包括財政調整法（Congressional Omnibus Budget Reconciliation Act，以下 COBRA 法）（訳註：COBRA 法は **Consolidated** Omnibus Budget Reconciliation Act の略語であるが，著者は上のように記載しているため，そのままとした。この法律は広い範囲の問題を取り扱っているが，主な目的は勤労者とその家族に失業後の一定期間医療保険の適用を継続することである）は連邦議会によって制定された法律であり，病院が救急医療の必要な患者の治療を拒否したり，まだ不安定な状態にある患者を不適切な転院をさせたり退院させたりすることを規制することを目的としている。この法律は反ダンピング法としても知られ，この法律に違反することも「ダンピング」と呼ばれる。

　COBRA 法で定義される緊急状態とは，激痛などの強い急性症状がみられ，ただちに医学的処置を開始しなければ患者，あるいは妊娠中であれば胎児の健康を危険に曝す状態，すなわち身体機能の重篤な障害，個別臓器やある身体部分の著しい機能障害などを引き起こす状態である。また，精神科緊急（psychiatric emergency）は「医学的緊急状態」の一部であり，「自傷ならびに他害の行動がみられる状態」と定義される。また，この状態に対応する専門的な能力と設備をもっている病院は，治療を必要とする患者の受け入れを拒否できないと規定されている。さらに，同じ専門領域の病院が別の病院の違反行為について評価し，もし違反していれば，民事上の罰金を課すことのできる監察局（Office of Inspector General）に報告することも義務づけられている。

　COBRA 法に続いて，患者へのダンピングを規制する特別な連邦法も制定された。これは，EMTALA 法，すなわち緊急医療処置および出産に関する法律（Emergency Medical Treatment and Active Labor Act）（42 USC 1867）である。この救急医療に参加する病院は，次のような要請に従わなければならない。すなわち，この法律を遵守するための方針と具体策を定めて実行すること，入退院した患者の医学的記録およびそのほかの記録を少なくとも 5 年間保存すること，緊

急状態の患者の治療のために待機している医師のリストを作成すること，緊急状態や出産のときに，支払い能力の有無にかかわらず，患者は必要な検査や治療，適切な移送を受ける権利があることを ED 内に掲示すること，などである．

　その中で，ED をもつ病院には次の 6 つの要件が課せられている．

①医学的スクリーニング
　身体状態の検査や治療を求めて患者が来院したときには，保険や支払い能力の有無にかかわらず，緊急状態が存在するか否かを決定するために，その ED で実施可能で適切なスクリーニング検査とそれに伴う医療サービスを資格をもつ医療者は提供しなければならない．この間，患者は病院の敷地内に止め置かれる．病院の敷地とは，病院が所有し管理している救急車（その救急車が病院の敷地内にいない場合を含む），病院の敷地内にいる（病院が所有していない）救急車，病院の主要な建物から 250 ヤード（訳註：約 230 メートル）以内のすべての地所，およびこの法律が定める病院の所有地（駐車場，歩道，車道など）のすべてが含まれる．

②緊急状態や出産を安定させるための治療
　来院した患者が緊急状態にあると判断されたときには，保険や支払い能力の有無にかかわらず，病院は緊急状態を安定させるための検査と治療を行うか，より適切な別の病院に患者を転院させなければならない．患者にさらに専門的な検査や治療，別の病院への転院などが必要であると勧め，これらの危険性と利点を説明する．患者がこれを拒否した場合も，病院は上記の要請を果たしたと考えることができる．しかし，病院は，検査や治療，転院などを拒否するという患者からのインフォームド・コンセントを文書で得るために，正当な手段をすべてとるべきである．

③安定しない状態での移送の禁止
　医学的緊急状態が安定していない患者を，移送してはならない．しかし，患者（または患者の法的な代理人）が，この法律で規定された病院の義務，移送の危険性と利点について説明を受けた後に，別の病院への転院を文書によって希望することがある．この場合，病院は，その時点で得られている情報に基づいて紹介状を作成することを約束し，紹介状には転院先の病院での治療から期待される利点が，移送によって増大するかもしれない患者や胎児への危険性より大きな意味をもつという内容の記載を加えなければならない．患者を送り出す病院が危険をできる限り少なくするための治療を行い，受け入れ側の病院に治療の能力があり，転入と適切な治療を行うことに同意している場合に，転院は「正当」であると考えられる．さらに，緊急状態に関係するすべての医療記録，すなわち徴候や症状の観察記録，暫定的な診断，それまでに行われた治療，検査結果，文書でのインフォームド・コンセントや同意書，および受け入れ側の病院の医師の名前などが送付されなければならない．そのほかに，送り出す病院は，移送が資格をもつ医療者によって適切な装備を用いて行われることも保証しなければならない．

④差別の禁止
　専門的な能力と設備をもつ病院は，それらを必要とする患者の正当な転院を受け入れなくてはならない．

⑤速やかな検査と治療
　病院は，患者の支払い方法または保険について調べるために，検査や治療を遅らせてはならな

い。
⑥「内部告発者」の保護
　病院は，まだ安定していない緊急状態の患者の移送を拒否した医師，および上記の規定に対する違反を告発した従業員に対して罰則を課してはならない。

　緊急状態が「安定した」患者は，法律に規定されているように，「正当な」または保護された移送を必要としない。反対に，移送中に，特別な装備，人員，受け入れ側の病院との連絡や手配が必要ならば，法律的に「安定した」状態ではないということになる。転院や退院によって状態が悪化する可能性がないときに，患者は「安定した」状態にあるといえる。危険性はあるが患者が要求したとき，または医師が医学的に必要と判断した場合に，この法律は「正当な」または保護された移送を認めている。精神症状は，この法律に規定されているように，緊急状態の一般的基準にあてはまれば，緊急状態に含まれる。
　「正当な」転院についての要件として次の項目を含んでいる。

- 転院を依頼する医師は，あらかじめ受け入れ側の医師に連絡しなければならない。
- 転院を依頼する医師は，受け入れ側の医師に，患者の医学的所見を正確に伝えなければならない。
- 患者または保護者が転院に同意していなくてはならない。
- 患者または保護者が転院を拒否したときに，転院を依頼する医師は転院による利点が危険性よりまさることを伝えなければならない。
- 転院を依頼する医師は，移送の途中でこれ以上の障害が起こらないことを伝えなければならない。
- 受け入れ側の医師が，転院に同意していなければならない。
- 転院を依頼する病院は，移送の準備を整え，すべての医療記録および診断のための検査結果を送付しなければならない。

　もし病院が法律に記載された要件を満たさなかったとしたら，連邦機関は高額の罰金を課し，さらにその病院をMedicareやMedicaidの適用施設から除外する処置がとられる可能性がある。

2. ベル委員会
　1989年にニューヨーク州ベル委員会の勧告が州の衛生規約（Health Code）として立法化された（衛生規約 第10章405.4節）。アメリカ医学会（American Medical Association：AMA）のレジデント部会はこの規約とほぼ同一の内容の決議を採択し，ニューヨーク州以外の州もこれに従うことが確実とみられる。この中で医師の労働時間に関する次のような記載がある。
　外科研修医の病院での夜間「待機（on call）」時間は，以下の条件が満たされるならば，この規約の条項（b）に含まれる24時間制限にも，条項（a）に含まれる80時間制限にもあてはまらない。

1. 夜間勤務中に研修医は休息することができる。患者ケアが休息によって中断されることが少なく，しかもその研修医が担当している患者に対する責任が継続していることを，病院が明示している。
2. 夜間勤務は3夜に1回を超えない。
3. 夜間「待機」勤務を含む連続勤務の後には，16時間以上の休息が与えられる。
4. 「待機」期間中非常に多忙で，過労状態が認められた時には，ただちにこの研修医の連続勤務を免除するという方針と具体策が定められ，実行されている。

研修医の勤務時間を決める時には，各勤務の間に8時間を超える休息を置くこと，また少なくとも週に1回24時間の休息を与えることなどが求められている。

Bell委員会の勧告の中でEDに直接関係する部分は勤務時間についてであり，次のように記載されている。「…緊急医療にたずさわる研修医と医師の連続勤務時間は12時間以下とする…」または「…緊急医療にたずさわる医師の連続勤務時間が15時間に達する場合には…延長された時間に診療する患者数を減らし，さらに過労を防ぐために，勤務中に適切な休息時間を作り，週単位で休息日を設定する…」。

3. 面会についての方針

EDの環境は，スペース，快適さ，人の数などどれをとっても決して良好とはいえないが，面会者はさらにさまざまな問題を引き起こすことがある。多くのEDは面会者の数と面会時間を制限している。精神科のEDは，医師の判断による短時間の面会以外，面会禁止としていることが多い。患者は，EDが非常に混乱していない限り，通常1回に1人の面会を許される。面会者は宿泊することはできない。若年の患者では事情が異なるが，高度の観察下にある患者は，前もってスタッフが認めた場合を除き，面会を許可されるべきではない。面会者によって禁制品やそのほかの個人的な物品が持ち込まれないように注意しなければならない。面会者には，持ち込みが許されている物品と許されていない物品（例えば，ガラスのビン，缶，プラスチックナイフ，タバコ，マッチ）について十分な情報を提供する。

安全と保護のために，臨床的に可能でスタッフが認めたごく短時間の面会を除き，小児のEDへの入室は禁じられるべきである。もし小さな子どもの親がEDにいて，子どもの世話をする人がいなければ，病院やEDのソーシャルワーカーが必要な手配をする。実際には，患者が信頼する人にできるだけ早く連絡して子どもの世話を依頼することが多いが，児童保護施設などを含む別の手立てを考えることもある。

BIBLIOGRAPHY

American College of Emergency Physicians. Policy statements on appropriate interhospital patient transfer, 1997.

The Emergency Medical Treatment and Active Labor Act, as established under the Consolidated Omnibus Budget Reconciliation Act (COBRA) of 1985 (42 USC 1395 dd), Section 9121, as amended by the Omnibus Budget Reconciliation Acts (OBRA) of 1987, 1989, and 1990. Rules and regulations published Federal Register June 22, 1994;59:32086-32127.

Frew S. EMTALA Online. Health Law Resource Center. www.med-law.com, 2002.

BIBLIOGRAPHY

New York State Health Code (Title 10, paragraph 405.4)
Quinn DK, Geppert CMA, Maggiore WA. The Emergency Medical Treatment and Labor Act of 1985 and the practice of psychiatry. *Psychiatr Serv* 2002;53:1301–1307.

（堀川　直史　訳）

B. 拘束と隔離

　拘束と隔離は，緊急で差し迫った危険な行動に対する最後の手段である．拘束と隔離は，精神症状のために患者が自傷や他害を防ぐためのものであり，次のような場合に使用してはならない．

- 焦燥が強く，要求の多い患者，または暴力的な患者への懲罰や報復の手段として
- スタッフの利便のため
- 治療の代用手段として

　拘束とは「患者の行動の自由を制限するために，患者の同意を得て，あるいは同意なしで，物理的な力を患者に加えることである．この物理的な力は，人間の力によって，または機械的な道具を用いて，あるいは両者を組み合わせた形で与えられる」ことである．これは，患者の衛生や食物摂取のような日常活動を支援するために行われる患者との接触とは異なる．また，「向精神薬を，通常の治療のためではなく，患者の行動の自由を制限するために使用すること」とも異なる．ちなみに，これは化学的拘束（chemical restraint）と呼ばれる．また，隔離とは「部屋に施錠して人を強制的に拘禁すること」である．
　拘束や隔離を行うときには，患者の権利と尊厳の保護が極めて重要である．そのために，次のような注意が必要である．

- 患者のプライバシーをできるだけ守ることを保証する．
- 患者に合わせた拘束の方法を選択することを保証する．
- 拘束が専門家によって行われることを保証する．
- 拘束を決定するときに，患者または患者にとって重要な人の参加を認める．
- 拘束が，患者自身やそのほかの人を保護するために必要最小限の手段によって行われることを保証する．
- 継続的な評価とモニタリングを行う．

- 拘束と隔離の間も、ていねいな身体的ケアを行い最大限の快適さを提供するようにつとめる。

　拘束と隔離を行うことが決定されたら、これらの処置について経験をもつスタッフがチームリーダーになる。特に物理的な力を要するときには、処置を安全で効果的に行うために、十分な訓練を受けたスタッフがその場にいなければならない。スタッフは常に自信と冷静さを保ち、この処置があたかも標準的で普通に行われるかのように自然に振る舞うべきである。
　次のリストは、アメリカ精神医学会のガイドラインに記載された拘束と隔離の適応である。

〔アメリカ精神医学会による拘束と隔離の適応〕
- 効果的で適切な方法が他にない場合で、差し迫った自傷他害の恐れを防ぐため。
- 治療プログラムの著しい混乱や身体的環境の重大な破壊を防ぐため。
- 行動療法の一部という意味で治療のため。
- 患者への刺激を軽減するため。
- 患者の要望に応じた使用。

　強制的に身体的な制御が必要なときには、迅速に、かつ人道的に配慮して行うこと、さらにこれが患者に最大の利益をもたらすための処置であることを患者に説明することが重要である。この処置は、患者ばかりではなくスタッフにも強い身体的および心理的衝撃を与える。多くの施設は、拘束または隔離の後にスタッフに報告することを義務づけている。これは、これらの処置および代替可能な方法を明確化し、処置が適切に行われたか否かを検討し、治療計画を再評価したり修正したりするためにも役立つ。
　拘束と隔離は、医療の質の指標としてしばしば用いられている。施設内部委員会からも、さらにヘルスケア施設認定合同委員会（Joint Commission on Accreditation of Healthcare Organizations：JCAHO）を含む多くの外部機関からも厳重に監視されている。

1. 拘束

　拘束は、化学的な拘束でも物理的な拘束でも、自傷他害の恐れが非常に強いと判断され、行動のコントロールが極めて困難なケースが適応となるのである。教育病院におけるEDでの調査では、25.2％のEDが1日に少なくとも1人の患者を拘束していたとしている。一方、他の調査によると、1日に平均4.5人の患者、あるいはすべての患者の3.7％について隔離または拘束が必要であったとされている。このように結果が不一致なのは次のような事項の差異によって生じると考えられる。

- EDの特徴
- 大きさ
- スタッフ
- 患者数

- 専門的スタッフ，すなわちEDの医師，看護婦，サポートスタッフ，そして暴力的な患者のマネジメントに最も頻繁に関わる警備職員などの教育

　EDで拘束を必要とする患者の大多数が内科または外科の疾患をもち，半数近くが内科または外科への入院を必要とすることが，いくつかの研究によって明らかにされている．最も多い診断は，認知症，せん妄，発作性疾患，精神遅滞，物質中毒，物質誘発性精神障害である．また，EDで拘束または隔離されることになった患者の半数以上が救急医療システム（emergency medical service：EMS）によって搬入されたという知見は，EDの医師にとって重要である．このような患者については，ほとんど情報がなく，家族が同伴することもなく，身体状態や精神状態が不明確なことが多い．

　拘束を正しく行うためには，専門的なトレーニングを受け，患者についての判断，処置の実施，ケア，評価などに熟練したスタッフが必要である．拘束は，不適切な方法によって行われると，スタッフや患者を傷つける危険な処置になる．また，スタッフがいるだけで，患者が安心し，落ち着いて，拘束が不要になることもある．次のリストは緊急医療実施委員会（Emergency Medicine Practice Committee）によって定められた拘束を行う際のケアの基準である．

- **アメリカ救急医学会（American College of Emergency Physicians）は，身体状態または精神症状のために自傷他害の恐れがあることを慎重に判断した上で，十分に注意して適切に拘束を行うことを支持している．**
- **拘束は個々の患者に合わせたものでなければならず，患者の尊厳をできる限り尊重しなければならない．**
- **拘束は，人道的に配慮し，専門的に管理しなければならない．**
- **患者の安全を確保するためのプロトコール，例えば観察，処置，定期的な評価などの具体策を作成しなければならない．**
- **記録には，拘束の理由，手段，定期的な評価などの記載が不可欠である．法律や規則，認定基準などと一致するか否かも確認すべきである．**
- **患者や他人の保護のために必要な最小限の手段を用いるべきである．**

　拘束を行うと決めたら，迷わず，冷静かつ迅速に実施するのがよい．直前に向精神薬を使用すること，大勢のスタッフを集めることも重要である．スタッフが大勢いればいるほど，拘束の処置は容易になる．大勢のスタッフが集まるだけで，患者が落ち着き，拘束を行わなくてすむことすらある．スタッフは，少なくとも5人は必要であり，そのうち4人はそれぞれ患者の四肢の1つを担当する．スタッフが少ないときには，訓練を受けた病院の警備職員や警察官に協力を依頼することも考えてもよい．あらかじめチームのリーダーを決める．患者または患者関係者に，どのような理由で拘束が必要なのか，また具体的にどのような処置を行うかについて，穏やかで相手に安心感を与える態度で，十分に説明を尽くさなければならない．拘束の必要性に関してはその後も継続的に説明することも重要である．

　拘束は，ベッドまたはストレッチャーで行われ，両下肢を開き，上肢は左右にしっかりと固定

する．拘束具の一端はベッド柵に結び，患者の皮膚と拘束具の間に指1本分のすきまができるように注意する．なお，拘束具は，ソフトレザーのものが最もよいことが知られている．手首の拘束の時には，患者が拘束具を噛むことがないように，循環障害が起きることがないように注意する．必要な場合に，輸液や輸血ができるようにということも考えておく．頭部は，呼吸に問題が起こらないように，少し持ち上げる．四肢は，傷つけることがないように注意して固定する．拘束中も向精神薬を使用する．患者が向精神薬を拒否して，しかも落ち着かない状態であれば，患者が落ち着くまで，向精神薬を強制的に使用することもある．拘束中の観察について，その頻度と内容（例えば，皮膚の傷，バイタルサイン，動きの範囲，排泄の状態，手首の拍動など）は，病院のガイドラインとして規定されていることが必要である．医師は繰り返し，できれば30分に1回ないしそれ以上の頻度で患者を診察し，拘束を必要とする状態か否かを判断する．患者が落ち着いたら，もし行われていなければ，武器や禁制品を隠しもっていないかを調べる必要がある．

病院は拘束についてのガイドラインを作成しなければならない．その中には，指示を出す医療者を病院の委員会などが認定するという規定が必要である．また，このような指示は有効時間を限定したものでなければならず，必要により再度指示を出す．指示は，文書によるものも口頭のものも有効時間を限定するが，その時間は例えば次のようになる．

- 18歳以上の人では4時間
- 9歳から17歳は2時間
- 9歳未満のときは1時間

拘束や隔離を「継続」あるいは，「必要な場合，拘束や隔離を行う」という指示は不適切である．指示の有効時間が終了したら，認定された医療者が自分自身で再評価を行い，これらの処置を継続する必要があるかどうかを判断する．臨床的に適切であれば，はじめに決めた時間内に拘束や隔離を中止することもできる．

記録は非常に重要である．記録には，拘束を行う理由，制約の程度がより低い方法の効果が不十分であった理由またはそれを行わなかった理由，患者や家族との関係，（もし使用されていれば）向精神薬，治療経過，拘束中の患者の反応などが含まれることが必要である．拘束はすべて完全に記録されること，必要な書類は正しく記載されることが不可欠である．このように厳格な注意が必要な理由は，拘束が極限的状況において用いられること，および多くのEDで，医療の質の管理や機能評価プロジェクトなどの際に，外部評価とならんで，拘束の内部評価が判定基準になっているためである．

拘束または隔離中の患者に対する看護師の観察は，特別な形で記録されることが多い．これには通常以下の項目が含まれる．

- バイタルサインの観察
- 栄養および水分供給に関する処置
- 循環と四肢の動きの範囲のチェック

- 患者が行動コントロールを取り戻し，拘束や隔離を終了することができるようになるための援助，およびそれが可能になったか否かの判断
- 拘束具が不適切な位置にずれていないことの確認

　患者が自分をコントロールできるようになったら，直ちに拘束を解除しなければならない。この状態は，患者の行動コントロールを注意深く観察するなかで明らかになる。患者が家族や保護者に情報を伝えることに同意したあるいは同意している場合には，彼らに患者がそれまで拘束されていたことを伝えることが多い。拘束と隔離は，臨床的に可能となったら直ちに解除しなければならない。

2. 隔離

　隔離は強制的な拘禁であり，施錠されていることも施錠されていないこともあるが，患者はその部屋から出ることはできない。隔離室は，EDにあるとしたら，隔離中の患者の安全を確保するために必要なすべての装備を備えていなければならない。隔離室は改造や破壊が不可能で，患者を傷つける危険のある物は一切置いてはならない。特定の状態（例えば，妊娠中や精神遅滞）では隔離が制限される。医学的状態が極めて不安定で頻繁な身体的接触と観察が必要な場合には，隔離は難しい。隔離は外からの刺激を減らし，患者が行動コントロールを取り戻すための「小休止（break）」をとることにより，焦燥状態の患者の治療に役立つからである。「タイムアウト（time-out）」は隔離と異なる。これは行動療法的介入と考えられ，患者が静かな場所や施錠されていない部屋に例えば少なくとも30分とどまることによって，自己コントロールの力を得ることができるように援助することを目的としている。

　隔離を行うと決めたら，患者にそれを伝えるともに，隔離の実行に必要な人数のスタッフを集めなければならない。最初はドアを施錠しないことがある。しかし，焦燥状態が続く時には，患者の安全のために施錠が必要となる。患者に一定期間ドアを施錠することを伝え，この対処の間に患者が自分の行動の結果を考えてコントロールできるようになることを期待する。向精神薬を用いることによって，それ以上の行動制限を避けることができる。隔離の前に身体検査を行い，危険物を預かる。隔離中は，15分に1回あるいはそれ以上の頻度で観察を続ける。テレビによる観察はさらに望ましい。隔離を終了するための行動コントロールの指標に基づいて，繰り返し状態の評価を行う。焦燥と暴力が持続するときには，それ以上の危害を予防するために四肢拘束も行われる。拘束の場合と同様に，スタッフは明確な記録を残し，隔離の必要性，その間の処置，使用された向精神薬などについて，その正当性を明らかにしておかなければならない。

BIBLIOGRAPHY

American College of Emergency Physicians. Emergency physicians' patient care responsibilities outside of the emergency department [policy statement]: approved September 1999. *Ann Emerg Med* 2000;35:209.

American Psychiatric Association. *Resource guide on seclusion and restraint.* May 1999.

Bell CC, Palmer JM. Survey of the demographic characteristics of patients requiring restraints in a psychiatric emergency service. *J Natl Med Assoc* 1983;75(10):981–987.

BIBLIOGRAPHY

Comprehensive accreditation manual for hospitals: The official handbook. Oakbrook Terrace, Illinois: Joint Commission on Accreditation of Healthcare Operations, 2001.

Lavoi FW. Consent, involuntary treatment, and the use of force in an urban emergency department. *Ann Emerg Med* 1992;21:1.

Lavoi FW, Carter GL, Danzl DF, et al. Emergency department violence in United States teaching hospitals. *Ann Emerg Med* 1988;17:1227–1233.

New York State Department of Health Regulations (405.7) 1995.

White CD, Paris PM. Field management of combative patients. *Ann Emerg Med* 1988;17:751(abst).

（堀川　直史　訳）

C. 社会問題

1. 児童虐待

　児童虐待とネグレクト（neglect：無視，放棄，放置）は，性別，民族，人種，経済的階層にかかわらず，すべての小児に起こる恐れがある．児童虐待とネグレクトは，さまざまな感情的，精神医学的症状を合併している．

　児童虐待を確認した場合に，通報することは，すべての州のすべての医師に求められる責務である．高齢者虐待については，報告を義務化している州としていない州とがある．医学に関する法的な側面について，医師は，自らの地域，州，連邦の法律に精通していることが必要である．児童虐待の予防と治療に関する法律（Child Abuse Prevention and Treatment Act：以下 CAPTA）（1996年秋に改訂）は，児童に対するネグレクト，身体的虐待，性的虐待などを規定している．

　CAPTAによれば，児童虐待およびネグレクトは次のように定義される．すなわち，親または保護者（収容施設で働く人や家庭外介助を行う人を含む）によって行われるすべての行為で，小児に死亡や重い身体的または精神的損傷などを引き起こす恐れのある行為，さらに小児（18歳未満）に対する性的虐待や搾取となるすべての行為を行うこと，あるいは，当然行うべき行為を行わないこととされている．同様にCAPTAは，性的虐待を，わいせつ行為またはその行為の撮影などに小児を使用したり，あるいは勧誘，誘惑，言いくるめたり，強制すること，さらに他人がそのような行為をするのを助けることと定義している．これには，小児に対するレイプ，養育者や肉親によるレイプ，性的な悪戯，小児売春に応じること，近親相姦などが含まれ処罰の対象となる．

　民法および刑法のなかに，児童虐待とネグレクトの規定を加える責任を州はもっている．医師は，自分の州の法律を熟知していなければならない．これらの法律は，虐待が判明したり疑われたりしたときには必ず通報しなければならないと定めている．そのほかに，子どもへの不当な行

為の通報を義務づけられる人たちが法律で規定されている。これはさまざまな専門家のグループであるが，誰でも虐待やネグレクトの事例を通報することができる。

通報義務をもつ人は，小児と接触する機会の多い次のような職種の人たちである。

- 医療や健康保健に関わる専門職
- 学校の職員
- デイケアに関わる職員
- ソーシャルワーカー
- 法律の実行機関
- メンタルヘルスに関わる専門職

2000年には，米国全体で約500万人の小児の福祉について約300万件の通報が児童保護機関に寄せられた。調査の結果，約3分の1（32％）の小児が不当な取り扱いを受けているか虐待の恐れがあると判断された。約87万9,000人の小児は明らかに児童虐待を受けた被害者であったが，その内訳は63％がネグレクト（医療を受けさせないことを含む），19％が身体的虐待，10％が性的虐待，8％が不当な精神的取り扱いであった。

児童虐待によって小児が死に至るという最も悲惨な結末を招くことがある。2000年には約1,200人の小児が虐待やネグレクトによって死亡した。これは10万人の小児の中で1.71人の割合となる。なお，このうちネグレクトによる死亡は30〜40％であった。低年齢の子どものほうが脆弱であり，1歳以下の幼児が死亡者の44％を占め，6歳以下の小児が85％を占めていた。

〔症　状〕
①身体的所見
　この場合には，次のような身体的所見がしばしばみられる。
- 小児の体のさまざまな部位の説明のつかない傷や打撲傷
- 古い骨折，または説明のつかない骨折
- 頭部外傷，または髪の毛が部分的に抜けている
- 輪郭がはっきりした傷
- 説明のつかない火傷，これにはタバコによる火傷，熱湯に手足を入れたことによる（手袋型または靴下型の）火傷などが含まれる

②情緒的・行動学的所見
　情緒面あるいは行動面に次のような所見がしばしばみられる。
- 家に帰るのを怖がったり，大人に対して非常に警戒的だったりする
- 小児らしくない極端な行動
- 親や養育者を恐れる
- 非行または反社会的行動
- 逃げ回る
- 明らかにびくびくした行動または成長の遅れ

③性的虐待の所見
- 性病感染
- 生殖器領域の痛みまたは過敏症
- 会陰部の打撲傷または出血
- 座ったり歩いたりすることが困難
- 妊娠

　医学的に説明のつかない小児の発育不全，保護の欠如や医療を受けていないことなども，ネグレクトを示唆することがある．この場合には，子どもに話を聞くべきである．傷害，家庭における保護の欠如，養育者による性的行動や暴行を正確に報告することができる子どもは多い．

〔対　応〕
　虐待が疑われるときには，子どもと家族を別々に診察しなければならない．また，個々の養育者と子どもの2人を診察することは，両者の関係，恐怖，不安，そして愛着行動などを判断するのに役立つことが多い．しかし，1回の診察だけでは家族力動について結論を引き出すことは難しい．生殖器の診察を含む注意深い身体的診察が必要である．この時には，傷や打撲傷，虐待の徴候となるそのほかの所見を探すことになる．X線写真は，現在の骨折，さまざまな回復段階にある過去の骨折を明らかにする．性的虐待は，外的な徴候がすぐにはわからないことも多い．そのために，注意深く詳しい話を聞くことが基本になる．解剖学的に正確に作られた人形を使うことは，虐待について小児が説明する際に手助けになることがある．医師は，当然であるが小児をどのような方向にも誘導してはならない．おびえて感化され易くなっている小児は，容易に意見を変え，診察者が望んでいるように話すことがある．発達障害または精神遅滞（6-A．児童および青年，6-D．精神遅滞および発達障害児を参照）の小児は，虐待を受ける頻度が高いが，それを表現することがなかなか難しい．
　児童虐待あるいはネグレクトが疑われる時には，医師やそのほかのスタッフは地域の児童保護機関に通報しなければならない．児童保護機関は，その事例の評価を行い，どのような措置が適切かを決定する．虐待やネグレクトの疑いが濃厚で，親または養育者と一緒に帰宅させることができないときには，子どもを入院させるか家庭以外の場所で保護することになる．虐待の危険因子として，以下が知られている．

- 虐待を受けた既往のある親
- 援助組織のないこと
- 強いストレス因子，借金，病気などをもつ親，失業中の親，物質依存をもつ親
- 両親間の葛藤，養育権をめぐる両親間の争い
- 片親の家庭

　ほとんどすべての病院は，児童虐待またはネグレクトが疑われるときの，評価，記録，報告などの方針と具体策を定めている．これらを熟知することが重要である．児童，高齢者，および障

害者虐待の被害者，さらに家庭内暴力の被害者は，注意深く評価し，同定しなければならない．虐待の被害を受けた小児や家庭や近隣で暴力を目撃した小児はさまざまな影響を受けることも知られている．これによって，小児期の攻撃，うつ病，不安，怒りなどを生むことになりかねないのである．虐待を発見しようとしないなら，子どもは危険に曝されたままとなる．虐待は，疑ってはじめて，発見することができる．これを念頭に置き，虐待を疑い，それについて質問することに習熟しなければならない．

2. 高齢者虐待

高齢者虐待は見逃されることが多い．1年に50万人が被害を受けていると推定され，非常に重要な社会問題である．この問題に取り組むために，連邦政府はアメリカ高齢者法（Older Americans Act）の1987年修正条項の中で高齢者虐待を規定している．これは，問題を明確化するためのガイドラインであるが，強制力をもっていない．そのため，高齢者虐待，ネグレクト，搾取については，州ごとに規定が異なり，大きな差異がある．しかし，高齢者虐待の基本的形態として，次の3つを挙げることができる．(a) 家庭内高齢者虐待，(b) 施設内高齢者虐待，そして (c) 自身による自己無視 (self-neglect) または自己虐待 (self-abuse) である．

高齢者虐待には，ネグレクト，身体的，性的または情緒的虐待，経済的または物質的搾取，放棄，さらに自己無視を含んでいる．高齢者虐待の加害者の3分の2以上は家族で生じ，介護者が虐待することが多い．配偶者が大きな割合を占め，さらに経済，住宅，そのほかの援助を被害者から受けているアダルトチルドレンも，高齢者虐待の加害者となる．そのほかの理由または因子として，介護者のストレスや被害を受ける高齢者の特徴（例えば，認知症，破壊的な行動，被害者の性格上の問題，介護度が非常に重いこと）があり，これらは高齢者虐待の可能性を強めることになる．高齢者虐待は，児童虐待や家庭内暴力を含む家庭における暴力の錯綜した連鎖の一部であることが稀ではない．これには，貧困，劣悪な住宅事情，精神疾患，物質依存，介護者の燃え尽き症候群などが関与することがある．

EDにおいて，高齢者虐待を判断し，対応し報告することは，児童虐待の場合と同様に医師の責任であり通報を法律によって義務づけている州もあることを忘れてはならない．この問題に関する地域や病院の規則に精通していることが必要である．通報するか否かを臨床家に任せている州もある．EDにおける高齢者虐待の被害者には，EMSによって搬入されたか，家族によって運ばれてきたかに関わりなく，さまざまな身体的徴候と症状がみられる．しかし，報復を恐れ，または虐待を恥と感じて虐待について話そうとはしない高齢被害者が圧倒的に多い．**表5-C.1**にリストアップされた何らかの徴候や症状があれば，虐待を疑わなければならない．この時には，認知症とせん妄，それまでの精神疾患や身体疾患の悪化についても調査する．詳しい医学的および神経学的診察が必要であり，血液尿検査，必要によって脳画像検査も行う．

他者をまじえず患者と単独で面接することが重要であり，それによってさまざまな周辺情報が得られる．支持的で，安全を保証する態度で——決して患者と対立するのでなく——話を進め，発見された所見と外傷に関する患者の考えについて質問する．患者は曖昧で矛盾した話をすることが多く，矛盾にぶつかると話を変えてしまう．虐待を疑っていることを患者に説明し，法律で通報が義務づけられているときには，患者と話を進める手助けとなるように社会福祉スタッフに

表 5-C.1　高齢者虐待

	虐待	所見
ネグレクト(無視、放置)	衣類，食物，住居，水，身体の清潔，薬，快適さ，安全などの高齢者の生活に不可欠な必需品を提供することを拒否したり与えない。合意または暗黙の了解のもとに	低栄養，脱水，皮膚や髪の不清潔，病気ないしは怪我を治療しないで放置，危険で，または不衛生な生活環境（例，不適切な電気配線，暖房なし，または水道の不備・ごみ，ノミ，シラミがついている，ベッドが汚れている，便・尿臭，不適切な衣服），Bed sores および身体の清潔を保たない，虐待されているという報告
情緒的虐待	言葉による暴力，侮辱，脅迫，嫌がらせ 高齢者を子ども扱いする，高齢者を家族，友人，日常の活動から引き離す 高齢者に無言で接する	社会的に孤立させる・情緒的に怒っていたり興奮している，極端に引きこもっている，意思疎通をしないし反応もしない，通常は認知症による行動異常（吸いつき，噛み付き，貧乏ゆすり），言葉や情緒的に虐待されているとの報告，精神的混乱，過剰に示される恐怖，不眠，理解できない体重減少，うつ病
身体的虐待	殴る，打つ，押さえつける，蹴る，刺す，火傷させる 薬物や拘束器具の不適切使用，権力を誇示したり身体的懲罰	皮下出血，目に青たん，皮膚の裂傷，ロープ痕，骨折，頭蓋骨の骨折，開放性損傷，切傷，刺傷，さまざまな治癒過程にある治療されていない傷，Sprain，亜脱臼，内出血・破損された眼鏡，身体拘束や懲罰の痕，過量投与ないしは投与していない証拠の検査値，殴られたり，叩かれたり，蹴られたとの報告，行動が突然変化すること，介護者抜きで面接することを拒否すること，不自然に歯が抜けていること，不自然な斑状の脱毛
性的虐待	希望していない肉体的接触，レイプ，男色，裸にさせること，性的描写の撮影などの性的攻撃，暴行	乳房や性器周囲の打撲傷，説明のできない性病，生殖器の感染症，説明できない膣ないし肛門出血，下着の汚れ，破損，血痕など，性的暴行ないしはレイプの報告
経済的虐待	高齢者の年金，不動産，動産などを不法ないし不適切な使用，許可なく高齢者の預金引き出し 高齢者の署名の捏造，資産や資金を使用ないしは盗用 強制的に，あるいは騙して書類に署名させる（例えば，契約させる） 保証人，後見人，代理人制度の不適切な使用	自己の財産，経済状況に対する事実と異なる知識・突然に生活必需品の支払いができなくなる，うつ病，家族の本人の財産への関心，銀行口座や預金での大量の引き落とし，銀行口座の名義変更，年金や ATM からの許可なき引き落とし，財産管理に関する突然の変化，説明できない年金，資金の消失，財産譲渡や財産名義変更への新たなる署名，財産権をもつ親戚の出現・説明できない振込み，経済的搾取をされているという報告
放棄	高齢者を介護すべき人がその責任を放棄	高齢者を病院，保健施設，介護施設に遺棄，高齢者をショッピングセンターや公的施設に遺棄・遺棄されているという報告
自己無視	適切な食事，水，衣服，宿，衛生，服薬や安全注意などを拒否する健康や安全を脅かす行動	脱水，低栄養，医学的関心の低さや不適切な衛生状態，危険で安全性にかける生活環境（不備な電気配線，配管設備，暖房設備，水道設備），不衛生で清潔でない生活環境（不適切な動物飼育施設，トイレの機能，悪臭），不適切な衣類，必要な医療援助を受けられないこと（眼鏡，補聴器，義歯），不適切な住環境，ホームレス

も参加を要請する。通報が義務づけられていないならば，報告のさまざまな選択肢や通報にかわる別の方法，例えば被害者サービス，治安判事が関わるシステム，高齢者虐待を取り扱う地域機関などについて話し合う。患者に決定能力があれば，患者の決定が最も重要であり，スタッフはそれを尊重しなければならない。家族は，スタッフが患者に関心をもっていると思うことで，さらに疑心暗鬼になり，ますます敵対的になることがある。この状況は暴力の危険を秘めているため，エスカレートする前に迅速に対処しなければならない。敵対的な家族のいるED内で危険な事態が起こらないように注意する。警備職員を招集することが必要となることがある。

成人保護サービス（Adult Protective Services）は，ほとんどすべての司法機関に高齢者虐待や無視の通報を受け調査する組織として設置されている。児童虐待と同様に，高齢者虐待や無視がみつかると，犠牲者を保護するための方策が実施される。そのほかに，州高齢者虐待ホットライン（State Elder Abuse Hotlines）があり，虐待の秘密通報について24時間通話無料の電話で対応している。地方警察や保安官事務所も，特に暴行または性的虐待があるときに，高齢者虐待を調査することがある。通報が法律で義務づけられている場合には，高齢者虐待が疑われた時に地域の警察に通報することになる。1975年にアメリカ高齢者法が制定されて以来，すべての州は介護施設に対する苦情を調査し解決するための長期ケアオンブズマンプログラムをもっている。施設での高齢者虐待が疑われる時には，地域の社会福祉課，州または地域の高齢者支援機関（State Unit on Aging or Area Agency on Aging）に，長期ケアオンブズマンプログラムがこの事態について援助できるか否かを問い合わせることができる。さらに，すべての州検察官事務所（State Attorney General's Office）は連邦法によって定められたMedicaid違反行為取り締まり機関（Medicaid Fraud Control Unit）をもっている。この役割は，Medicaidの給付における違反行為とともに，在宅ケアを含む介護プログラムに関係して，患者の虐待または無視を調査し，訴追することである。高齢者虐待に関わるほとんどすべての地域機関は情報提供と通報のための電話回線（I & R）をもち，60歳以上の人たちのための幅広いサービスを展開している。これは，虐待や無視を防ぐためのサービスを探し出そうとする時に特に有用である。

調査が行われている期間や別の住宅を探している期間，あるいは身体的，精神的症状や損傷の治療のために，内科または精神科病棟への入院が必要となることもある。

3. 障害者虐待

聴覚，視覚あるいは身体障害をもつ人や，精神遅滞の人は，障害の程度によって異なるが，自分たちの受けた虐待や暴行について正確に伝えることが難しいことがあるが，多かれ少なかれ辛い目にあっているものである。彼らの行動，性格，または攻撃性などの変化は，そのような問題が潜んでいることを知らせるシグナルになることがある。彼らは，外傷の身体的所見がないときにあいまいな言い方で損傷を訴えたり，複数の外傷を負ったりすることがある。介護者がこの所見を隠そうとしたり，もともとの病気の一部か自傷によるものであると説明したりすることがある。打撲傷，擦り傷，裂傷，および頭痛，腹部または説明のつかない痛みを伴ううつ病，疲労，不安などは，家庭や施設における虐待の徴候であるかもしれない。もともとの身体状態の悪化や，経過観察の予約をしばしば守らなくなることも，同様に虐待のサインである可能性がある。

4. 身体的および性的虐待

　身体的および性的虐待の被害者には，女性も男性も，成人も小児も含まれる。これらの被害者の医学的，心理的，法律的なニーズは，ED患者の診察の中でも非常に特殊なものである。緊急ケアへのアクセスは迅速に，しかもできる限り尊厳を尊重し，支持的な姿勢を保ちながら行われなければならない。さらに，証拠を集めるときにも，極めて慎重な配慮が求められる。病院は，性的虐待の被害者への対応について，地域や州の法律を考慮しつつ，方針と具体策を定めるべきである。詳細なプログラムをもつ病院もあり，それはEDでも適応となり用いられる。特別に訓練され，このような被害者への対応方針や証拠収集を十分に理解した人が，性的虐待の被害者の対応の際には必要・不可欠である。カウンセリング，妊娠の検査，性感染症やHIVの検査と治療などすべてが必要である。方針と手順書についての細心の注意とともに，正確でわかりやすい書類の整備も重要である。

　所見は多様であり，打撲傷，引っかき傷，噛み跡，目の損傷，欠けた歯や抜けた毛髪，骨折などの典型的な外観から，レイプや性的暴行の証拠となるような所見を伴う複数の損傷がみられることがある。これらは女性にも男性にも起こり得る。特に男性ではこのような所見が重要である。なぜなら，男性は当惑し，これを恥と感じて，身体的および性的に暴行を受けたと口外しないことがあるためである。うつ病，不安，恐怖，自殺念慮，行動の変化，ひきこもり，あきらめなどの非特異的な所見のみられる患者も，身体的および性的暴行の被害者である可能性が比較的高い。外傷の説明が医学的な判断と一致しないことがあり，また複数の外傷があり回復のレベルが異なっている場合には，虐待が慢性的に持続していることを示唆すると考えられる。

5. 家庭内暴力

　EDにおける暴力被害者の訴えは不明確なことが多い。成人の家庭内暴力（domestic violence）（訳註：以下DV）の被害者の85％は女性である。暴力は主に現在または過去のパートナーによって行われる。このような親しい人から女性への暴力の頻度は，男性の5～8倍に達する。これらの約半数は夫または内縁の夫によって行われ，20％では武器が用いられている。DVの頻度は1年に96万件から390万件に達する。これは驚くべき数字だが，報告されないDVがさらに多いことは確実である。

　DVは複雑な現象であり，その理解や症状は我々を当惑させるものがある。DVは社会人口動態学的にみてすべての人，すなわちすべての人種，民族，教育水準，社会的経済的階層の男性にも女性にも起こるといえる。DVと虐待は，家庭に子どものいる女性の半数近くに生じている。妻を虐待する男性の50％は，自分の子どもをも虐待する。パートナーによる殺人事件の被害者の75％近くは女性である。虐待された女性は，殺人被害のハイリスク群ということができる。DVとともに，高齢者虐待，性的暴行，強姦，ストーキングなどもしばしば起こされている。

　虐待された女性や男性は，多発外傷などのためにEDを受診する。しかし，彼ら自身が変化するまで，外傷などの真の理由が明かされることはほとんどない。DVは，EDにおける通常の事例とはまったく異なるものであり，EDの医師はその可能性を疑うことを忘れてはならない。虐待された女性が重い外傷を負うことは稀ではない。DVによるこのような外傷のためにEDを受診する女性は多い。それとともに，自殺を試みた女性，精神症状を訴える女性，出産前のケアを

求めて ED を受診する女性などの 4 人に 1 人は DV の被害者である．研究によって頻度は異なるが，レスビアンおよびゲイの人たちの 17 〜 46 ％ が，パートナーからの虐待を受けている．時には死に至ることもある身体的な外傷や，DV による心理的な後遺症は重大な問題である．特に外傷後ストレス障害とうつ病は，虐待を受けた女性に非常に高い頻度で生じている．

DV は，暴力，恫喝や脅迫，心理的虐待による支配，恐怖などによって構成されている．これらの直接的，間接的手段によって，虐待者は被害者を威圧し支配する．虐待者の人生をみると，暴力は隠されていたとしても，テロリズムによる脅迫者的な傾向が常に存在している．女性がパートナーから受けることの多い暴力のいくつかは外面の傷跡を残さない．情緒的または心理的虐待が，恐怖による支配の手段として，身体的暴力に先行したり，存在したりすることもある．

身体的虐待（physical abuse）は，つかまえる，げんこつで殴る，体を締めつける，手荒く突く，平手で殴る，噛みつく，髪を抜くなどの行為である．より目立たない形だが，苦痛やダメージが軽いとはいえないものに，例えば健康を保つために必要なこと（病気の治療，睡眠，摂食など）を妨害することや，アルコールや薬物を強制的に飲ませることなどがある．**情緒的虐待**（emotional abuse）は，非難，辛らつな言葉，蔑称で呼ぶこと，こきおろし，感情の操作などを繰り返すことであり，被害者の自己価値感情は徐々に低下していく．**宗教的虐待**（spiritual abuse）は，宗教的確信をもつことや保持することを禁じたり，教会や宗教的な集会への参加を許可しなかったりすることである．比較的目立たない形の虐待に，**心理的虐待**（psychological abuse）がある．これは，恫喝，脅迫，威嚇，恐喝，ハラスメント，そして友達，家族，学校や仕事などから引き離すことなどによって，相手に恐怖を徐々にしみこませようとすることである．**性的虐待**（sexual abuse）は，相手の同意なしに性的な接触を強要したり，それを試みたりすることである（例えば，強姦，暴行の後の強制的な性交，性器への暴行，売春の強要，ポルノグラフィの強要）．不義だと非難したり，性的交渉をもたせなかったりすることで，相手のセクシュアリティを侵害させることも性的虐待に含まれる．

ED の医師として，また患者を支援するには，まずこの問題の深刻さを十分に認識しなければならない．その上で，DV を発見し，DV の悪循環を断ち切るために，ソーシャルサービスの援助を受けながら，心理教育，支持，使用可能な社会資源などを提供し，実行可能な解決策を求めることになる．特異的な臨床症状，人口動態学的特徴，予測因子などは知られていないので，ED を受診した女性にこの問題をたずねることが重要になる．特に，次のような医学的所見がみられたら，DV の可能性が高いため，それについて率直に質問すべきである．

- さまざまな場所に多種類の外傷（擦過傷，挫傷，裂傷，斑状出血など）
- 受傷から受診までの期間が長く，患者の説明が傷の状態に一致しない
- 妊娠中の受傷
- 防御姿勢を思わせる傷，あるいは水着型の傷，すなわち胸部，乳房，腹部，骨盤部など通常は他人の目に触れない部分の傷
- 繰り返し ED を受診すること，あるいは性的暴行や強姦による ED の受診
- アルコールや薬物を使用中の，または演技的な印象を受ける自殺企図

EDにおける対人接触性の観察も重要である．患者と配偶者の間に，言語的または身体表現の面でも敵意が認められる時は注意が必要である．防衛的で，回避的で，ぼんやりとした患者と，患者の状態を心配し，スタッフにも好意的な態度を示し，質問にはすべて自分が答えてしまう配偶者という組み合わせも同様である．怒って介護を妨害する攻撃的な配偶者は，DVが疑われるばかりではなく，その場の安全を保つためにも注意しなければならない．このような人はいらだちやすく，暴力的になることがある．特にアルコールや薬物で酩酊している時や，彼らが敵対的な雰囲気を感じた時には，EDの中でスタッフや患者に暴力を振るうこともある．

医学的，精神科的診察は，通常の方法で行われるべきである．血液尿検査，骨折や脳外傷を除外するためにX線検査や脳画像検査も行われる．被害者の多くは，非特異的な愁訴で受診する．例えば，頭痛，そのほかの痛み，胃腸症状，あるいは抑うつ，不安，不眠などである．状態により入院が必要なこともある．虐待被害者シェルターへの紹介は，もし患者がこのような解決について心の準備ができている時には，選択肢の一つになる．

虐待やDVは犯罪であることを忘れてはならない．

加害者の男性は，もし質問されれば，自分が虐待者であり，パートナーに暴力を振るったことを認めることが多いといわれている．このような項目をEDのスクリーニングに含め，陽性のときには介入を行うこともできるが，それは同時にジレンマを引き起こすことにもなる．

DVの通報義務に関する病院の規定や地域の法律をよく知らなければならない．州によっては，虐待者の強制的拘禁が定められている．配偶者が拒否したとしても虐待者を告発すると定めている州もある．患者の意思に反する強制的な通報は複雑な問題であり，これによって患者の受傷や死亡の危険が高まることさえある．虐待関係から離れるように強制することはできない．多くの患者はそのための心の準備ができていない．EDで実行できることは，感情的な支持と元気づけ，DVおよびその対策の選択肢に関する心理教育のみであろう．**表5-C.2**に，虐待する配偶者から離れようとしない女性がしばしば述べる理由を記載した．DVについてEDで話し合うことができなかったとしても，DVが疑われた時に，被害者を援助する組織についてのハンドアウトを渡すことが役立つこともある．

6. ホームレス問題

ホームレスは公衆衛生上の大きな問題であり，国が取り上げて解決しなければならない深刻な社会的，道徳的ジレンマである．ホームレス問題はEDにも大きな影響を与えている．彼らは頻繁に受診し，サービスを乱用し，社会資源を浪費している．また，彼らは複数の臨床的サービスの協力による介護を受けようとしない．ホームレスの患者の多くは，さまざまな健康問題をもっている．例えば，結核，喘息，気管支炎，HIVなどであり，精神疾患と物質乱用の頻度も高い．同様に死亡率も高い．

ホームレスの患者は均一のグループではない．社会人口動態学的因子に関する変動は大きく，危険因子，身体疾患や精神疾患および物質関連障害，社会的機能水準，仕事や住居の経歴もさまざまである．ホームレス状態は一時的であることが多いが，これを定義して数値的にあらわすことは難しい．回転率は高く，大勢の人々がホームレスと考えられている．彼らは，路上生活ではないにしても，アパートに大勢で暮らしたり，友人や家族などの家を転々として生活したり，研

表5-C.2 家庭内暴力の被害女性が虐待者から分離しない10大理由

1. 自己，子ども，家族，パートナーを傷つける恐怖，または暴力が増強する恐怖
2. 資源の欠乏（このような女性はしばしば小さな子どもがいる，家庭の外に仕事をもっていない，財産をもっていない，現金または銀行口座が利用できない，遺棄される，子どもを失うことなどを恐れる）
3. 職業的熟練や学歴がない，本人とその子の生活水準の低下
4. 社会資源に関する知識がない，特に住民票のない女性，障害のある女性，レズビアン，有色の女性，ユダヤ教の女性など
5. 社会支援を受けられない，あるいは孤立している。多くの女性は社会的に孤立しているが，虐待者の嫉妬や独占欲が強いことがある。虐待を隠すために外部の世界から孤立させることもある。孤立によって自分の住む世界が他にはないと諦めさせることになる
6. パートナーへの愛と事態は変わると希望がある。虐待者はいつも女性を殴るなどの暴力を加える。暴力を加えない時期には，一転して，ロマンに溢れた恋の夢が叶えられたように錯覚する。虐待者は，本当は「よい人」であると信じて彼のもとに留まることになる。実際は，彼が悪いのではなく，何か悪いことが起きているためで，そのことを「発散」させなければならない
7. 宗教の力や信仰心，家族の役割。聖職者やカンセラーは，「どんな犠牲を払っても結婚生活を続ける」よう助言するように訓練されていることが多い。したがって，女性は自分の同一性を結婚の状態と一致させて考えるように教え込まれることになる。つまり，離婚は選択肢の一つであるとは信じてはいけない，母子家庭はダメなので暴力を振るう夫でも居るだけでもましだと考えるようになる。自分たちは結婚生活が上手くいくようにするのが義務なので，離婚は自分たちの大きな失敗であると信じている
8. 虐待者の虐待行為はストレス，アルコール，職場の環境，失業，その他の要因のせいだと信じている
9. 警察官も必ずしも女性を支持し支援はしない。それは，虐待は家庭内の揉めごとで，ある人が他人から身体的に暴力を加えられており，犯罪になるとは考えていない
10. 検察官もこのような事例を刑事訴追することを躊躇することが多い。虐待の確信犯に対しても判決もまた最高刑を課すことは稀である。執行猶予かあるいは罰金刑が一般的である

究者が見逃すような場所で暮らしていたりする。このような場所の例として，車，ボックスカー，テント，箱，洞窟，キャンプ場などがある。複雑で多因子的ではあるが，社会的経済的問題がホームレスと関係している。突然の失職，長い失業，家庭内暴力，精神疾患，物質乱用，入手可能な家がないことなどである。現在の米国では，女性と子どもが多数を占めるようになっている。これらの人々は健康保険を使用できず，定期的なヘルスケアを受けることもない。また，ホームレスの女性は，精神疾患，物質乱用，注射による薬物の使用および売春によって薬物をえること（特に，クラックコカイン依存の女性）などの頻度が高く，HIV感染の危険も高い。ホームレスの女性では身体的および性的虐待の頻度が高く，精神症状をもつものも多い。合衆国上院の，女性に対する暴力に関する上院司法委員会（The United States Senate Judiciary Committee on Violence Against Women：Victims of the System）(1991) によると，米国のホームレスの女性および子どもの半数近くは，家庭での暴力から逃れるために路上生活を選択している。

ホームレスの数をより適切な方法で測定するためには，「ホームレスの人」ではなく，長期間にわたりホームレスの状態を続けている人の数が問題になる。しかし，大多数の研究は，シェルターに収容された人，スープキッチンに来た人，路上で暮らす人などのその時点での調査であり，

結果は実数よりも少ないとされる。これらの方法による米国全体の調査も行われている。それによると，シェルターにいるホームレスの人またはスープキッチンに来た人は50万～60万人，1988年に行われた調査では1週間のうち少なくとも1晩路上で夜をあかした人は70万人以上，そして1年間にホームレスの状態を経験したことのある人は200万人であった（1年に5％ずつ増加している）。1995年に行われた別の研究では，人生のいずれかの時期にホームレスであった人は700万人近くに達していた。さらに，これをさらに精密にした研究は，このような人が1,200万人に近いと報告している。1994年から行われている研究では，全米のさまざまな地域におけるホームレスの頻度はいずれも3％である。ホームレスの増加を示すそのほかの間接的な指標は，数年のうちにシェルターのベッド数が2倍から3倍に増加したことである。実際に，緊急シェルターシステムには能力を超えた負担がかかっている。シェルターを求めるが，保護を得られない人も多い。米国のほとんどすべての都市は，シェルターのベッドや一時宿泊施設の能力を超えた数のホームレスを抱えている。

　適切な社会資源の整備を欠いた脱施設化がホームレスという大きな問題を作ったと非難されている。精神疾患をもつホームレスの人が増加しているが，これには別の原因も関係している。例えば，ずさんな退院計画，介護計画のコスト削減，1990年代の経済的繁栄に関係するのだが，郊外の大きな住宅センターに低所得者用住宅が設置されていないことなどである。これらによって，多数の精神疾患患者がホームレスになるか，司法上の問題を引き起こすことが促進されたのであろう。ホームレスの約25％は重症の精神疾患に罹患し，10％は統合失調症であると考えられている。これらの人たちは，ホームレスと精神疾患という二重苦に喘ぎ，市民としての権利を剥奪され，周辺に追いやられ，ホームレスの中でも最も脆弱なグループを形成している。貧困と精神疾患の両方に関係する因子は，教育の欠如，乏しい雇用歴，物質乱用，家族機能不全（不安定さと暴力），犯罪，被虐待の既往などである。同時に物質関連障害が起こると，問題はさらに複雑で混乱する。ホームレスになることは，米国における最貧困層になることであり，精神的，身体的問題や物質乱用などが加われば，就職のバリアーはさらに高くなる。多くのホームレスは働きたいと思い，それを試みるが，長期間仕事を続けることを精神的，身体的な健康問題や物質乱用などが妨げる。能力低下やそのほかの問題に対する扶養や給付を受けるためには，多くの煩雑な手続きが必要であり，その結果ホームレスの人たちはヘルスケアシステムをうまく利用することができず，疾患と能力低下の頻度はさらに上昇することになる。このような患者が，通常のヘルスケアサービスのかわりに，EDのような急性期病院での診療を求めることになる。このような増大する需要に対応するために，多数の研究，プロジェクト，新しいプログラム（奉仕活動，ケースマネジメント，住宅の斡旋，積極的な地域医療）が行われている。しかし，結果は一定ではない。就職と住宅は，唯一の解決策ではない。

　ホームレスの頻度は地域によって大きく異なるため，これらの患者のプライマリケアという役割を担うのは主に大都市の救急センターである。ホームレスの患者がEDを利用する頻度が高いことはよく知られている。この頻度は次のような因子と相関している。すなわち，住居面の不安定さ，さまざまな被害にあうこと，司法上の問題に巻き込まれること，身体疾患および精神疾患，社会的孤立，物質乱用などである。これらの患者の転帰はそのほかの患者より明らかに不良であり，B型肝炎，C型肝炎，HIVなどの慢性身体疾患，あるいはこれらの同時感染がみられること

も多い．

　EDでは，これらの患者に対して通常と同様のケアを行う．身体的または精神科的な主訴をはっきりさせ，さまざまな評価を行い，診断を決定し，それに従って治療を行う．はじめから社会的サービスを加えることは，その後の計画を立てるとき大いに役立つ．繰り返しEDを受診するホームレスの患者にスタッフはフラストレーションと無力感を感じるが，臨床対応は患者のホームレス状態を改善するものでなければならない．受診が重なるにつれ，スタッフの患者に対する忍耐と共感は低下していく．表には出ないとしても，理想的とはいえないケアが行われるかもしれない．それは，患者，スタッフ，病院を高いリスクに曝す．スタッフの会議や報告には，患者に対する率直な感情に関する討論が含まれるべきである．これによって，スタッフは自分のフラストレーションや陰性転移をうまく処理することができるようになる．治療計画は臨床的に決定され，状態によって内科，外科，精神科などに入院するか，EDを退去させることになる．ホームレスの人は，高い頻度で，統合失調症，そのほかの精神疾患，物質乱用（主にアルコール），そして慢性および急性の身体疾患をもち，これらが併発している可能性も強い．このような人にEDで関わること，そして利用できるさまざまなサービスや治療計画を紹介することは，患者が再び路上生活に戻るとしたら，この人との唯一の接触になるかもしれない．これは，その後のケアに患者を引き入れ，住宅とより大きな個人的満足を与えるシステムに参加させる重要な機会である．

　退院はある種のチャレンジである．よく整備された地区では，緊急シェルターシステムやドロップアウトユニットをもっているのに対し，他の地区ではそうではない．われわれは，地域の社会資源と，それがどのように活動し，緊急サービスからの退院にあたって役立つか否かを知らなければならない．EDにおける食事の提供，入浴，宿泊などについては病院ごとに異なった方針があるので，EDのスタッフにはこの理解が必要である．退院するホームレスの患者に与える交通費，商品引換券，そのほかの移動の援助などは病院とは異なる施設や地域，州が担当する問題である．これも，病院の方針と具体策のなかに記載する．

　非営利団体が米国のホームレス援助プログラムの大多数（85％）を提供している．内訳は，非宗教的団体が51％，宗教的団体34％，政府機関14％，営利団体はわずか1％のみとなる．これらのプログラムは以下を含んでいる．

- 奉仕活動チーム
- 緊急シェルター
- 一時収容施設
- 移動クライシスチーム
- 地域活動チーム
- 住居提供
- 住居のための保証人の手配
- 食料品保管
- スープ，食事配給プログラム
- 移動食物プログラム

- 身体保健プログラム
- 精神保健プログラム
- アルコールおよび薬物プログラム
- HIV/AIDS プログラム
- 奉仕活動プログラム
- 社会復帰者センター

退院にあたり，患者および社会サービスチームとその後最も適切と思われる計画は何かを相談する。この時点での患者の要望やニーズを明らかにして，扶養や給付，物質乱用の治療（入院または外来治療），その後の身体的，精神科的アフターケアなどを決めていくことは非常に重要である。

BIBLIOGRAPHY

Child and Elder Abuse

American College Emergency Physicians Policy Statement on Child Abuse, Policy # 400279, 2000.

American Psychiatric Association. *Opinions of the ethics committee on the principles of medical ethics with annotations especially applicable to psychiatry.* 2001.

Berkowitz CD. Fatal child neglect. *Adv Pediatr* 2001;48:331–361.

Child Abuse Prevention and Treatment Act (CAPTA) of 1974 (P.L. 93-247) & Child Abuse Prevention and Treatment Act Amendments of 1996 (P.L. 104–235.)

Johnson RM, Kotch JB, Catellier DJ, et al. Adverse behavioral and emotional outcomes from child abuse and witnessed violence. *Child Maltreat* 2002;7:179–186.

Domestic Violence

American College Emergency Physicians. *Policy statement on domestic violence*, Policy # 400286, 1999.

American College Emergency Physicians. *Policy statement on support for violence victims*, Policy # 400266, 1998.

American College of Emergency Physicians. Mandatory reporting of domestic violence to law enforcement and criminal justice agencies. *Ann Emerg Med* 1997:30:561.

Bureau of Justice Statistics. Criminal victimization in the United States, 1995. *NCJ* 2000;171129.

Bureau of Justice Statistics. Female victims of violent crimes, *NCJ* 1996;162602.

Bureau of Justice Statistics. Intimate partner violence in the United States, May 2000. *NCJ* 178247.

Butterfield MI, Panzer PG, Forneris CA. Victimization of women and its impact on assessment and treatment in the psychiatric emergency setting. *Psychiatr Clin North Am* 1999;23:875–896.

Cheung RC, Hanson AK, Maganti K, et al. Viral hepatitis and other infectious diseases in a homeless population. *J Clin Gastroenterol* 2002;34:476–480.

Cohen B, Cohen M, Cohen B. *America's homeless: numbers, characteristics, and programs that serve them.* Washington, DC: The Urban Institute, 1989.

Cohen B, Cohen M. *Practical methods for counting homeless people: a manual for states and local jurisdictions.* 2nd ed. Washington, DC: The Urban Institute, Publications Sales Office, 1996.

Cohen JH, Friedman DI. Health care use by perpetrators of domestic violence. *J Emerg Med* 2002;22:313–317.

Culhane D, et al. Public shelter admission rates in Philadelphia and New York City: implications of turnover for sheltered population counts. *Housing Policy Debate* 1994;2:107–140.

BIBLIOGRAPHY

D'Amore J, Hung O, Chiang W, et al. The epidemiology of the homeless population and its impact on an urban emergency department. *Acad Emerg Med* 2001;8:1051–1055.

Dickey B. Review of programs for persons who are homeless and mentally ill. *Harv Rev Psychiatry* 2000;8:242–250.

Draine J, Salzer MS, Culhane DP, et al. Role of social disadvantage in crime, joblessness, and homelessness among persons with serious mental illness. *Psychiatr Serv* 2002;53:565–573.

Echert LO, Sugar N, Fine D. Characteristics of sexual assaults in women with a major psychiatric diagnosis. *Am J Obstet Gynecol* 2002;186:1284–1288.

Elliot L, Nerney M, Jones T, et al. Barriers to screening for domestic violence. *J Gen Intern Med* 2002;17:112–116.

Elliot P. Shattering illusions: same-sex domestic violence. In: Renzetti CM, Miley CH, eds. *Violence in gay and lesbian domestic partnerships.* Binghamton, NY: Haworth Press, 1996:1–8.

Folsom D, Jeste DV. Schizophrenia in homeless persons: a systematic review of the literature. *Acta Psychiatr Scand* 2002;105:404–413.

Gleason W. Mental disorders in battered women: an empirical study. *Violence Vict* 1993:8:53–68.

Gonzalez G, Rosenheck RA. Outcomes and service use among homeless persons with serious mental illness and substance abuse. *Psychiatr Serv* 2002;53:437–446.

Hatton DC. Homeless women's access to health services: a study of social networks and managed care in the US. *Women Health* 2001; 33:149–162.

Heinzer MM, Krimm JR. Barriers to screening for domestic violence in an emergency department. *Holist Nurs Pract* 2002;16:24–33.

Housing and Homelessness, National Alliance to End Homeless, 1987. Homelessness: Programs and the People They Serve. Findings of the National Survey of Homeless Assistance Providers and Clients. Highlights. Interagency Council on the Homeless, December, 1999.

Inciardi JA, Surratt HL. Drug use, street crime, and sex-trading among cocaine-dependent women: implications for public health and criminal justice policy. *J Psychoactive Drugs* 2001;33:379–389.

Jainchill N, Hawke J, Yagelka J. Gender, psychopathology, and patterns of homelessness among clients in shelter-based TCs. *Am J Drug Alcohol Abuse* 2000;26:553–567.

Kilbourne AM, Herndon B, Andersen RM, et al. Psychiatric symptoms, health services, and HIV risk factors among homeless women. *J Health Care Poor Underserved* 2002;13:49–65.

Koegel P, et al. The causes of homelessness. In: *Homelessness in America.* Washington, DC: Oryx Press, 1996.

Kramer A. Domestic violence: how to ask and how to listen. *Nurs Clin North Am* 2002;37:189–210.

Kushel MB, Perry S, Bangsberg D, et al. Emergency department use among the homeless and marginally housed: results from a community-based study. *Am J Public Health* 2002;92:778–784.

Kushel MB, Vittinghoff E, Haas JS. Factors associated with the health care utilization of homeless persons. *JAMA* 2001;285:200–206.

Lamb HR, Bachrach LL. Some perspectives on deinstitutionalization. *Psychiatr Serv* 2001;52:1039–1045.

Lee D, Ross MW, Mizwa M, et al. HIV risks in a homeless population. *Int J STD AIDS* 2000;11:509–515.

Lim YW, Andersen R, Leake B, et al. How accessible is medical care for homeless women? *Med Care* 2002;40:510–520.

Link B, et al. Life-time and five-year prevalence of homelessness in the United States. *Am J Public Health* 1994;84:1907–1912.

Link B, et al. Life-time and five-year prevalence of homelessness in the United States: new evidence on an old debate. *Am J Orthopsychiatry* 1995;3:347–354.

BIBLIOGRAPHY

Metraux S, Culhane D, Raphael S, et al. Assessing homeless population size through the use of emergency and transitional shelter services in 1998: results from the analysis of administrative data from nine U.S. jurisdictions. *Public Health Rep* 2001;116:344–352.

National Aging Information Center (naic@aoa.gov). *The National Elder Abuse Incidence Study; Final Report.* Washington, DC: National Aging Information Center, 1988.

National Center on Elder Abuse. *Fact sheet.* Washington, DC: National Center on Elder Abuse, http://www.elderabusecenter.org.

National Child Abuse and Neglect Data System (NCANDS). *Summary of key findings from calendar year 2000.* April 2002 [http://www.calib.com/nccanch/pubs/factsheets]

National Law Center on Homelessness and Poverty. *Out of sight, out of mind? A report on anti-homeless laws, litigation, and alternatives in 50 United States cities.* Washington, DC: National Law Center on Homelessness and Poverty, 1999.

Odell SM, Commander MJ. Risk factors for homelessness among people with psychotic disorders. *Soc Psychiatry Psychiatr Epidemiol* 2000;35:396–401.

Strauss MA, Gelles RJ. How violent are American families? In: Strauss MA, Gelles RJ, eds. *Physical violence in American families: risk factors and adaptations to violence in 8,145 families.* New Brunswick, New Jersey: Transaction Publishers, 1990:95–112.

Sullivan G, Burnam A, Koegel P. Pathways to homelessness among the mentally ill. *Soc Psychiatry Psychiatr Epidemiol* 2000;35:444–450.

The Commonwealth Fund. *First Comprehensive National Health Survey of American Women, July, 1993;* http://www.cmwf.org.

U.S. Department of Justice, Office of Justice Programs, Bureau of Justice Statistics. *NCJ* 1998;167237.

U.S. Department of Justice, Bureau of Justice Statistics: Violence by intimates. 1998 *NCJ* 167237.

Zachary MJ, Mulvihill MN, Burton WB, et al. Domestic abuse in the emergency department: can a risk profile be defined? *Acad Emerg Med* 2001;8:796–803.

Zuvekas SH, Hill SC. Income and employment among homeless people: the role of mental health, health and substance abuse. *J Ment Health Policy Econ* 2000;3:153–163.

(堀川　直史　訳)

D. コンサルテーション・リエゾン精神医学の諸問題

　コンサルテーション・リエゾン（C-L）精神医学は，精神科医の仕事の重要な部分となってきている。これは研修医教育として定着した一分野であり，専門分野の一つとして認められるべきものとアメリカ精神医学会は強く推奨している。C-L精神科医は，精神医学と身体医学とそれらの重畳，身体および精神疾患における心理社会的ストレスの影響，薬物相互作用および身体疾患の最新の薬物療法についての総合的網羅的な知識，医療における学際的チームと上手く協力して働く能力，および所見についてチームで明瞭かつ正確に意思疎通をはかるために必要な技術を

身につけなければならない。これらの後半の諸項目が機能して初めて「リエゾン」がC-L精神医学の重要な地歩を占めることができるのである。C-L精神医学には，身体疾患患者のケアに影響を与える精神医学的および心理社会的要素について非精神科スタッフを教育することも含まれている。

精神科コンサルテーションを行うとき，考慮すべきいくつかの重要な要素がある。それらは以下のものである。

- 依頼元のスタッフとコンサルテーションについて十分に話す。これは理由および懸念を明確にするため，コンサルトが混乱し不明確な場合にはスタッフがコンサルトの明確な理由を組織的に述べられるよう援助するためである。
- コンサルテーションの前に診療録を概観する。これには看護記録，可能なら家族または他の周辺の情報源からの記録も含まれる。
- 詳細な精神状態検査を含む完全な精神医学的評価を行う。
- はっきりと明瞭，簡潔に記録する。医療チームが求める，関連する重要なデータのみを列挙する。実際的な診断および鑑別診断を記録する。
- 診断のための検査，施設における対応，薬物療法（薬物相互作用または列記された副作用を特に考慮する），および経過観察のためのプランを勧告する。
- 危機状況または救急に役立つこと，行動の制御が困難な患者に対して援助と指導を提供する。
- 患者がいったん，身体的に回復したなら，特に法的入院の問題がある場合には，精神科への移送過程を援助し，促す。
- 患者およびその家族に対して心理教育，および現在の状況，診断の印象，危険性と効果を含めた推奨しうる治療計画についてのあなたの理解に関連した適切な情報を提供する。同様の情報を医療チームにも伝える。
- 患者が入院中は，臨床的に必要な頻度で経過観察を行い，アフターケア計画の明確な推奨とともに退院計画の作成を援助する。

1. 内科・外科病棟における自殺評価

内科・外科病棟の入院患者の自殺可能性について評価を求められた場合，いくつかの重要な項目があるが，それは以下のものである。

- 身体的原因の有無を判断する（せん妄，重症の疼痛，またはアルコール離脱）
- 患者に希死念慮について尋ねる。患者は身体疾患のために取り乱しているか？ 患者は涙もろくなっているか？ 落胆し涙もろくなっている時に患者の心の中はどのような思いで満たされているか？ 患者は，そのような環境では生きるに値しないと考えたことがあるか？ 患者は，人生を終える方法について深刻に考えるところまできているか？ もしそうなら，患者はどのような考えを抱いているか？ 患者の自殺念慮をやわらげ得るのはどのようなものか？
- スタッフ，家族，介護者などからの2次的情報を入手する。

- 原因疾患の治療を推奨する．不安，抑うつ，精神病，せん妄，または疼痛に対する対応を最適なものにする．
- 可能な限り安全な環境を作り上げる．致命的な，または危険な物を取り除き，観察（1対1の観察）の強化必要性を検討し，身体医学的に可能であれば精神科に移送する．
- 精神科病床が空くまで，または個別の精神科的アフターケアプランとともに退院できるほどに身体医学的・精神医学的に安定するまで，内科・外科病棟での経過観察を継続する．

2. 責任能力・判断能力

　法的能力および医療に関する判断能力の決定は，C-L精神科医にしばしば求められる課題である．責任能力には法的または法律上のものと臨床的または実際的なものの2つの問題がある．未成年または法的判断によって無能力とされた者を除いてすべての者は法的には責任能力がある．医療分野における責任能力は，臨床的な「能力（判断能力）あり」と呼ばれるものであり，その欠如は「判断無能力」とみなされる．健康管理に関する判断の能力をもっていると考えられる患者は以下を有する者である

- 提案された治療を理解する基本的な認知機能および精神的能力
- その理解に基づく判断をする能力
- その判断をスタッフに伝える能力

　判断能力が欠如していると臨床的に決定された患者に対しては，治療のために必要な法的に妥当な強制権を獲得するために最大限の努力をしなければならない．患者が治療を拒否するまたは病院を退院する能力を評価する課題（能力評価のよくある要請）に直面した場合には，彼または彼女にその能力がないかもしれないという現実には，むしろ邪魔されずに，先入見をもたないで患者にアプローチしなければならない．尋ねることによって以下のことがわかることも多い．すなわち，スタッフとの対人関係の問題，抑うつ，せん妄，治療手続きについての適切な情報の欠如，不快な環境および何らかの希望が満たされていないこと，家族が面会に来ないこと，スタッフに示さないまたは言わない不安および心配，または疾患の重さに対する単なる否認，などの可能性である．何度も患者のもとに座ってこれらの問題についてジックリと話し合い，他の人たちに伝えることによって能力の問題は解決できることがある．法的能力・判断能力を決定するために，その他のある種の要素も同様に考慮しなければならない．すなわち，患者の決断に影響する可能性のある否定的な動機づけの圧力または上手くいっていない人間関係の妨害がない，ということである．例えば，出廷する必要があり，約束が果たせなくなることを避けるために治療を拒否するかAMAからの解放を求める患者がいる可能性があるかもしれない．別の例として，その患者がいないと自分の世話ができないという威圧的でわがままな配偶者がいるかもしれない．その配偶者は自分の内的葛藤を満たすためにその患者が病院を離れるか治療を拒否することに影響を与えているかもしれない．さらに，似たような環境で分別のある人や社会がどのように決断するか，およびそれらが規範からなぜ逸脱するかについての患者の認識を正確に評価することが重要である．

尋ねるべき質問：

自分の病気についてどのように理解していますか？
医師が勧めた治療はどのようなものでしたか？
医師は，治療を受けなかったらどうなるだろうと言っていましたか？
治療を受けなかった場合の危険をどのように理解していますか？
医師はあなたと他のどのような選択肢について話し合いましたか？

　しかし，実際にはどちらともいえないような，あるいは不明瞭な症例ではさらに法的な相談や裁判所の決定が必要となることがある。しかし緊急を要する場合には，このような状況を勘案して手続きをとる時間がない可能性がある。それでも決断をしなければならない場合，唯一の実行可能な選択肢としてその地域における標準的な治療で手を打つことになる。患者に強制的な治療をしなければならない場面や，あるいは判断能力に疑問のある患者に危険が差し迫っているため隔離しなければならない場面に直面したとき，スタッフは患者が内科・外科病棟を離棟するのを阻止できるように備えておかなければならない。判例によると，完全な評価が終了する前に抜け出した患者，判断能力がない患者，あるいは判断能力がはっきりしないか疑わしい患者が，怪我をした場合にはスタッフと病院は責任を問われることになる。

　活動性の肺結核の可能性のある患者のAMAからの外出希望についての判断にC-L精神科医が助言を求められることもある。公衆衛生上の問題，安全上の問題があるため，この状況は慎重に対処することが大切である。多くの病院がこのような状況に対処するための内規および手続きをもっており，通常は感染症管理看護師，看護管理者，または感染性疾患専門のスタッフが担当している。管轄地域の多くが地域の保健部門が運営する結核ホットラインまでももっており，強制的な拘留についての疑問や対象に答える援助を行っている。保健部門には，結核が疑われる患者を拘束できると判断するための規定がある。これは通常，感染していると思われる患者のケースであり，それは胸部X線の空洞病巣または抗酸菌塗末（＋）がその根拠となる。

BIBLIOGRAPHY

Mahler J, Perry S. Assessing competency in the physically ill: guidelines for psychiatric consultants. *Hosp Community Psychiatry* 1988; 39:856–861.

（松木　麻妃　訳）

6. 特論

A. 児童および青年

　精神科EDにおける年齢のカットオフはかなり曖昧で，身体一般科のEDでは児童および成人のカットオフがはっきりとしていることと対照的である。この年齢のカットオフは，多くの因子，特に児童・青年期の専門的な職員が配置されているかどうか，によって決定される。多くの総合病院では専門的な精神科部門がないか，または時間外，週末，休日に児童・青年期に応対するコンサルタントさえいない。この問題に対する総合的な対策を提供することは本書の範囲を越えているが，臨床的に重要ないくつかのテーマ，特に青年期の諸問題については，強調しておいた。

　EDを訪れる小児の症状の多くは危機への反応であり，しばしば両親，保護者，学校，小児科医，セラピスト，または他の法律ないし諸機関の担当者によって連れてこられるため，情報提供者に対して，不本意に思い，怯え，不安で，反抗的となることがある。児童または青年へのアプローチは比較的，複雑で時間のかかるものであるが，それは，児童・青年およびキイパーソンとなる人々に分け隔てなく対処しなければならないためである。評価には成人について必要で確立している諸側面に加えて，児童・青年の年齢，性別および社会文化的背景を含む機能の発達，正常および異常の両側面を見極めなければならない。発達歴には妊娠期，出生時および新生児期の重大な出来事，幼少期，幼児期，就学前および就学期，および青年期の気質が，詳細な学習歴および家族歴等が含まれていなければならない。この他に判断のために重要なことは，最近の習慣，楽しみ，活動および興味，家族との関係，危険を冒す行動，性的発達および行動，外傷的な出来事，学業成績，および仲間との関係などである。児童または青年に対しては常に，その家族，およびその文化，民族性，価値観などの観点から評価しなければならない。ある種の行為または行動は，ある年齢では妥当でも他の年齢においてはそうでないことがある。小児に，また思春期の青年にも時に「3つの希望」を述べるよう求めることにより，空想の生活，および投影的で未来志向の思考についての情報が得られる。もう一つの重要な評価ポイントは，性行動——これは多くの青年にとって難しい恥ずかしいテーマだが——について尋ねるとき，あるいは恋愛への興味について質問する際には既存の観念にとらわれ過ぎてはならない。少年にはガールフレンドが，少女にはボーイフレンドがいると仮定することは，一つのステレオタイプであり，その青年がジェンダーについて悪戦苦闘しているか，またはゲイやレズビアンであった場合には，彼または彼女は口を閉ざして遠ざけてしまうことになる。あらかじめ，偏見や先入観のない質問を行うこと。彼らに対してあなたがよりオープンで支持的に接すれば接するほど，彼らは自分の問題について，それが極めて話し難いものであったとしても，心を開き話すことになろう。

Ⅰ軸障害の多くは通常，小児期または青年期に始まる可能性がある。これは，EDを受診する動機となることがしばしばある「通常，幼児期，小児期，または青年期に初めて診断される障害」の多くのものと同様である。精神疾患の診断・統計マニュアル（DSM-Ⅳ-TR）はまた，ED受診を引き起こす他の疾患を一覧表に挙げてある。これらは「V」コード，または臨床的に注意点となるものである。

- 学業
- 死別
- 境界知能（IQ71～84　Ⅱ軸にコードされる）
- 小児または青年の反社会的行動
- 同一性問題
- 子どもの放置（養育放棄）
- 治療コンプライアンス不良
- 親子関係
- 身体的虐待
- 精神障害または一般身体疾患
- 性的虐待
- 兄弟関係
- 養子関係

　EDにおいて児童または青年を評価することでの困難な理由の一つは，彼らは多くの場合，不本意ながら，または最悪の場合には嘘をつかれて連れて来られていることである。換言すると，彼らは「騙されて」連れてこられたということである。このために，確立すべき患者—医師関係が多少ともギクシャクとした希薄なものになってしまう。児童または青年と関係を築くことは困難な作業であるが，面接の目的を説明すること，および彼らの協力を要請することにより，よそよそしさが氷解することがある。青年は，自分が最初に面接を受けて，言ったことが尊重されていると自らが感じるように，いつも親より前に診察するべきである。
　それにより不安が最小限のものとなり，両親とスタッフは共謀していないし，団結もしないだろうという青年の考えに繋がることになる。マイナス面としては，その青年が指摘される通りの問題児であり，トラブルメーカーであるという考えを強化することがあり，また一方では青年が自分の症状や自分が危険な行為をすることを隠す場合，青年は間違ったことは何もしていないという誤った印象を強化してしまうことがある。しかし実際は，家族力動が複雑であり，いずれも真実の一半を示しているに過ぎないことがしばしばあるからである。親だけを面接することもまた，紹介理由を知ることおよび発達歴の情報を集めるために必要である。時には青年と親を一緒に面接することも有用である。そしてそれにより，家族の構造とともに，家族がいかに機能し，相互に作用しているかについて貴重な証拠をもたらすことがある。
　EDにおける評価の焦点は安全を確保すること，および児童または青年にとって最善の行動計画を決定することにあるため，多くの場合これらの目標は両親の希望，動機，または必要性とか

け離れることがある。主たる目標は児童・青年の安全である。それが自殺・殺人念慮によるものであれ，身体的または性的虐待によるものであれ，両親に対して激しい反応を生じさせる。親に対する不安，敵意，拒否，罪責感，および否認の程度によっては，面接および評価が非常に困難なものとなることがある。

守秘義務は，成人と同様，青年においても保持され尊重されなければならない。評価の中で打ち明けられた性に関する履歴，薬物使用，および微妙な情報には，いずれも守秘義務がある。親と患者は，最初からこのことを知っておくべきである。しかしながら成人と同様，自己または他者に危険を及ぼす可能性がある場合には例外である。妊娠の状態などのある種の情報について法律によって親に報告義務を果たした地方または州があり，自分が守秘義務を負うこととその例外事項を面接の初めに明確にする必要があり，そのために医師はこれらの規則に精通しているべきである。

面接および評価は，児童および青年の発達レベルに応じて実施しなければならず，診断的印象および治療計画を立てるという最終的な目的を達成しなければならない。アメリカ救急精神医学会によって行われたEDの最近の調査では，EDを訪れる緊急症状の中で最も一般的なタイプは，自殺をすると脅すことまたはその意思表示，および暴力または脅迫行動であった。

EDにおける医学的精査は，成人のために確立されたものと同じプロトコールによって，および・または臨床的に必要なものとして実施しなければならない。尿中毒物検査および尿による妊娠検査は，青年においては正当性をもつであろう。一般的な治療薬の血中濃度は，コンプライアンスを確認するために判断するべきであろう。自殺の意思表示としての急性の過量服薬への対応は，まずは小児科医によって小児科EDにおいて対処し，必要に応じてまたはいったん，患者が安定して，より深い治療関係を要する場合には，精神科コンサルテーションを依頼しなければならない。

ヒト免疫不全ウイルス（HIV）の危険行動および血清有病率は，ストリートチルドレンの間では特に高く，彼らが医療サービスを利用することは極めて少ない。さらに，これらホームレスの若者は，パートナーに対するひどい暴力が高率となる傾向がある。ゲイ，レズビアン，バイセクシャル，および性転換者の若者は，迫害，薬物使用，精神障害（うつ病，物質関連障害，気分変調症），およびより頻回のHIVの危険を伴う性行動および性行為感染症（STD）がさらに高率になっている。この集団における自殺の恐れも，また実際に自殺率も高い。少年では，危険因子にはゲイであること，情緒的な苦痛，物質使用，および自殺念慮をもつ友人が含まれている。一方，少女では，危険因子には低年齢，低い自尊心，情緒的な苦痛，暴行，および自殺念慮をもつ友人が含まれている。EDにおいてこのような患者は，徹底的に身体的および精神医学に評価を行い，治療に専念させ，できるだけ頻回の治療およびサービスに取り組ませるべきであろう。

2001年9月11日のテロ攻撃のような最近の外傷的な出来事，およびその後に続く悲惨な出来事によって，児童および青年の福祉についての関心レベルを上昇させることになった。外傷（または暴力）に曝された子どもは，精神医学的に大きな影響を受けることが知られている。曝露のレベル，精神医学的病歴，およびソーシャルサポートの程度はすべて，精神病理形成に大きな役割を果たしている。最近の理解に基づくなら，外傷的な出来事に曝露された児童は，慎重に評価し，経過観察を密に行うことが，特に彼らが高危険群に属する時には，重要である。大災害およ

び外傷的出来事に対する反応は，成人のそれと比べて児童および青年においてはまったく異なった現れ方をみせる。児童および青年の間では，反応の差は発達レベルおよび年齢によって影響を受ける。就学前の小児では，反応には夜尿，暗闇恐怖，発語障害，およびひとりぽっちにされることへの恐怖が含まれる。学童期の子どもでは，退行的な行動，指しゃぶり，メソメソ泣く，まとわりつく，家や学校でいらいらするまたは攻撃的になる，登校拒否，恐怖，および引きこもりなどの行動がみられる。前青年期では反対に，睡眠および・または食欲の障害，反抗的，日課または宿題の拒否，および学校または仲間における興味の喪失がみられることがある。青年期では頭痛または他の身体症状，抑うつ，集中および学業成績の低下，危険を伴う行動，攻撃性または易怒性，無関心，およびパーソナリティや家庭または学校における人間関係の変化がみられる。

児童または青年の評価の後は，家族の全面的な協力とともに，または患者のケアを担当する外部機関との連携によってその後の処遇計画を実行することが理想的である。治療は一般的に，教師，カウンセラーおよび他の担当機関と同様，親または保護者の積極的な関与を必要とする。成人と同様，治療選択肢は，薬物療法を通じて治療のさまざまなタイプ全般に及び，それだけでなく児童養護施設，里親ケア，滞在型治療施設，および移動型緊急チームによる緊急配置措置も含まれる。

1. 児童，青年，および若年成人の自殺

15〜24歳の間では，自殺が，事故と殺人に続いて第3番目の死因である。毎年，およそ4,500人の青年が自殺既遂している。1998年には，この年齢における自殺死が，がん，心臓病，後天性免疫症候群（AIDS），先天性障害，卒中，肺炎およびインフルエンザ，および慢性肺疾患の総数よりも多くみられている。1980〜1997年の間に，15〜19歳の白人の自殺率は11％増加し（男性10万人に13.6人，女性10万人に3.6人），10〜14歳では109％に増加した。興味深いことに，同時期，15〜19歳のアフリカ系アメリカ人男性の自殺率は105％，と劇的に増加した。このような増加は，物質乱用が高率であること，家族の不安定さの増大，およびこの年齢群におけるうつ病性障害の罹病率が高いことによる可能性がある。過量服薬の40％は抗うつ薬治療と関連しており，この年齢群におけるこのような障害の割合を間接的に示唆している。

児童，青年，および若年成人における全自殺率の上昇の60％以上は，銃器使用によるものであった。1997年，全国規模の調査によると，過去1年に高校生の21％が自殺念慮を抱き，8％が自殺企図していた。女性は男性より自殺企図しやすい傾向があるが，男性は女性よりも初回企図で死に至ることが多い。自殺既遂の男女比は3：1である。男性が銃器や縊首といったより致死性の高い手段を用いる一方，女性は服毒自殺，投身，および一酸化炭素中毒を用いる。

児童および青年の自殺は，うつ病性障害としばしば関連している。

12歳より若年児の自殺は稀であるが，10〜14歳の子どもたちの自殺率の由々しい増加は，慎重な評価および公衆教育が必要であることを示している。この年齢群における特異的な危険因子がいくつか知られている。

- 男の子であること
- 物質乱用

- 致死的な武器の入手
- 衝動性の制御不良
- 最近の喪失体験
- 困難なストレス要因
- 自殺企図の既往
- 友達または家族内に自殺既遂者がいる
- 自殺についての最近のニュースまたは映画への曝露
- ソーシャルサポートの不足
- 身体的または性的虐待を受けたこと
- 病的な家族力動（無関心または無頓着な親，真剣に受け止めてもらえないこと，過剰に怒るまたは罰する親，援助または支持を望まない，またはできない親）
- 妊娠
- 家出

　自殺のそぶりをみせた患者とラポールを形成し，関係を築くことが重要である．間接的な情報を（もし許されるなら）友だちまたは重要な他者から収集することによって，自殺の意思決定の前後関係や周辺状況が明確になることがある．24時間リハーサル（訳註：自殺前の24時間の行動を再現すること）もまた，その出来事の周辺状況について患者の思考および体験を明確化するために役立つことがある．入院の決断は，多くの要因をもとに総合的に決める必要がある．過量服薬，または他のより致命的な手段による身体合併症は，小児科への入院を要する場合がある．うつ病，躁病，精神病，または物質乱用といった重症の精神症状を背景とした行為である場合には，身体医学的には正常だとしても，精神科的入院が必要となることがある．児童または青年専門の病棟が利用可能なときには，閉鎖の精神科病棟が望ましい．青年を成人と一緒に遇することが時には考慮されるが，最終的にはその地域において利用可能な設備および症状の重症度によって決定される．未成年者が通常，任意入院の場合には親の署名が必要となるが，強制入院の場合にはED医師によって入院させることになる．通常，任意入院が望ましい．それは子どもの入院について親がサインしたことは，治療の必要性について理解して，その後の治療チームとのよりよい協力関係の見通しについての親も意欲的積極的に参加することを意味するからである．自殺青年の入院に関するアルゴリズムは図 4-U.1 を参照．

2. 暴力または身体的挑戦行動

　暴力（青年の救急精神科診察のおよそ4分の1）が原因で連れてこられる，またはEDにいる間に身体的に挑戦的および好戦的になる青年には，特別な関心を払うことが必要である．既述のように，安全確保は患者およびスタッフにとって第1の優先事項である．制御不能の行動に走る原因は多数あり，精神医学的および身体医学的原因の両方がみられる．精神病性障害，特に妄想を伴うもの，易刺激性を伴う感情障害，反抗挑戦性障害（oppositional-defiant disorder）または行為障害（conduct disorder）のような衝動制御障害および破壊的行動障害，精神遅滞，不法薬物による中毒または離脱状態はすべて，制御不能の行動を示す原因となることがある．頭部外傷，

けいれん，せん妄，薬物治療の有害反応，代謝または内分泌異常，および毒物摂取などの身体医学的原因によって，制御不能行動が増悪することがある。青少年の非行と関連する危険因子の一覧は**表 6-A.1** を参照。青少年犯罪の恐れのある制御不能な青年の評価——および希望のもてる介入——に役立つと考えられる。

　焦燥の規模および程度によって，対応——化学的あるいは身体的拘束——は異なる。大きくて強い青年には成人に対するものと同様の治療が必要となることがあり，一方，より小さい青年または児童には違ったアプローチが必要で，少量の薬物治療も必要となることがある。拘束または隔離は実行可能な選択肢であり，精神薬理学的治療も，推定される焦燥の原因によってはもう一つの選択肢となる。部屋での休息（タイムアウト）は，状況の悪化を防ぐために役立つことがある。また時には，彼らの話を聴くことを約束して穏やかな，安心させる態度で患者にアプローチするだけで鎮静効果があることもある。落ち着き，気分がよくなるために必要なものがあるかどうか患者に尋ねることも役に立つかもしれない。暴力行為に至る制御不能な行動への発展を防止するため，迅速な評価が非常に重要である。いかなる時も，これから何が行われるのか，その行

表 6-A.1　非行と関連する危険要因

個人的	反社会的な行動を賞賛する 早い時期の非行開始 知能の低さ，認知，学習，および言語の問題 衝動制御の不良 社会的スキルの不良 週20時間以上の労働
家族	家庭内の諍いおよび敵意 犯罪歴 無益な折檻 低い教育水準 身体的・性的虐待 貧困 精神障害 物質乱用
仲間	非行との関連 アルコール・薬物使用との関連 暴力団の一員
学校	同年の仲間からの遅れ 不登校の傾向 成績・到達度の不良 孤立感および偏見
地域社会	薬物・武器が入手可能 頻回の家族の引越し 近隣からの孤立 危険な地域に住むこと 援助ネットワークの不良

程について，薬物治療を行う時および身体拘束や隔離を用いる時は特に，患者および家族が十分に理解できるようにしなければならない。

児童および青年における精神薬物療法は，成人の場合ほどには十分に研究されておらず，児童および青年への使用がFDAに承認されていない薬剤も多い。拘束的でない手段をもって効果のない焦燥に対しては抗精神病薬による，または症例によっては，ベンゾジアゼピンによる治療が可能である。抗精神病薬を使用するときには低血圧または急性ジストニア反応，ベンゾジアゼピンによる過鎮静に注意して慎重に観察しなければならない。

12歳以上の子どもに対しては，

> haloperidol（セレネース），0.5〜2 mg，経口・筋注
> chlorpromazine（コントミン，ウィンタミン），25か50 mgどちらか，経口（または25 mg，筋注）
> fluphenazine（フルメジン），0.5〜2 mg，経口・筋注
> lorazepam（ワイパックス），0.5〜1 mg，経口・筋注

3. 物質関連障害

これは重大な公衆衛生問題である。青年における物質使用が増加し続けていること，物質関連障害と診断される初発年齢の低下していること，罹病率および死亡率の増加に伴い物質とその有害な結果，例えば事故，自殺，暴力などとの間に因果関係があることなどが知られている。物質関連障害の診断基準には現在のところ，青年および成人の区別がなされていない。試験的な使用，不定期の使用，および乱用への移行の区別は困難である。青年にDSM-Ⅳ-TRの基準を適用することは臨床的に正確でない可能性がある——依存は診断が困難である——が，青年の間に物質使用が増加していることの精神医学的，および社会的な事実は明白である。物質関連障害の青年の高危険因子は以下のものを含む。

- 攻撃性および衝動性
- 親からの疎外
- 刑事裁判への関与
- 15歳以前の試用
- 家庭内暴力
- ホームレスおよび家出
- 自尊心の低さ
- 身体的および性的虐待
- 社会的統合度の乏しさ
- 心的外傷ストレス障害
- 反抗的
- 物質使用歴のある仲間との関係
- 学業成績の低下

物質関連障害の青年の大多数は，行為障害および注意欠陥—多動性障害から不安，気分および精神病性障害までの広範囲な精神障害を併発している。このようなケースにおいては完全な精神医学的身体的評価が必要であり，急性の情緒的，精神病的，行動的，または認知的な変化のためにEDを自ら受診したり，または連れてこられた青年に対しては（一般的に），注意深い観察の目を保持する必要がある。批判がましい態度で青年に接するべきではないが，タバコ，アルコール，およびクラブドラッグを含めあらゆるタイプの薬物については必ず尋ねなければならない。用量，頻度，使用した状況（1人で，または友人と一緒），障害，仲間との使用，学校での使用，使用の結果，例えばずる休み，学業成績の低下，家族内の争い悪化，友人の喪失，趣味，スポーツ，諸活動への興味の欠如，危険な行為（中毒での運転，無防備で無分別な性行為）を判断しなければならない。二次的な情報を収集することが大切である。青年は使用時の衝撃についても，または用量についてさえ最小限に，または過少報告する傾向がある。青年を特別にスクリーニングする方法を用いることが可能であり，尿中毒物検査および・または呼気測定器も評価に使用することができる。

　予防は重要な介入戦略であるが，EDにおいては，完全な評価および適切なその後の治療計画の決定に焦点が置かれることになる。青年に入院を要する重症で急性の精神症状がない限り，多くの場合は外来治療プログラムが必要であろう。利用可能な社会資源と同様，青年（家族）の社会的状況を知ることが，その後の処遇を展開するために極めて重要である。物質乱用の青年のための適切な専門的施設がない地域が多く，二重診断の青年のためのそれはさらに少ない。EDは容易に利用可能なプログラムの資源リストをもっているべきであり，もし可能なら，予約や入院を容易にするためそれらのいくつかとリンケージ契約をも結んでおくべきである。集団療法，12段階プログラム，個別療法，精神薬理学的マネジメント，家族療法，二重診断病棟への入院，および滞在型の治療プログラムはすべて，それぞれの症例ごとに個別的に検討されるべき選択肢である。

BIBLIOGRAPHY

Auerswald CL, Eyre SL. Youth homelessness in San Francisco: a life cycle approach. *Soc Sci Med* 2002;54:1497–1512.

Boris NW, Heller SS, Sheperd T, et al. Partner violence among homeless young adults: measurement issues and associations. *J Adolesc Health* 2002;30:355–363.

Centers for Disease Control and Prevention. Suicide among children, adolescents, and young adults: United States, 1980–1992. *MMWR* 1995;44:289–291.

Centers for Disease Control and Prevention. Surveillance for injuries and violence among older adults. *MMWR* 1999;48(SS-8):27–34.

Centers for Disease Control and Prevention. Unpublished mortality data from the National Center for Health Statistics (NCHS) Mortality Data Tapes.

Cochran BN, Stewart AJ, Ginzler JA, et al. Challenges faced by homeless sexual minorities: comparison of gay, lesbian, bisexual, and transgender homeless adolescents with their heterosexual counterparts. *Am J Public Health* 2002;92:773–777.

De Hert M, McKenzie K, Peuskens J. Risk factors for suicide in young people suffering from schizophrenia: a long term follow-up study. *Schizophr Res* 2001;47:127–134.

Dulcan MK, Martini DR. *Concise guide to child and adolescent psychiatry*. 2nd ed. Washington, DC: American Psychiatric Press, 1999.

Dyegrov A, Mitchell JT. Work with traumatized children: psychological effects and coping strategies. *J Trauma Stress* 1992;1:5–18.

BIBLIOGRAPHY

Greenhill LL, Waslick B. Management of suicidal behavior in children and adolescents. *Psychiatr Clin North Am* 1997;20:641–666.

Halamandaris PV, Anderson TR. Children and adolescents in the psychiatric emergency setting. *Psychiatr Clin North Am* 1999;22:865–874.

Kaminer Y. Addictive disorders in adolescents. *Psychiatr Clin North Am* 1999;22:275–288.

Klein JD, Woods AH, Wilson KM, et al. Homeless and runaway youths' access to health care. *J Adolesc Health* 2000;27:331–339.

Klerman GL. Clinical epidemiology of suicide. *J Clin Psych* 1987;48:33–38.

Leon SC, Lyons JS, Uziel-Miller ND. Variations in the clinical presentations of children and adolescents at eight psychiatric hospitals. *Psychiatr Serv* 2000;51:786–790.

Leslie MB, Stein JA, Rotheram-Borus MJ. Sex-specific predictors of suicidality among runaway youth. *J Clin Child Adolesc Psychol* 2002;31:27–40.

Milner K, Katz DM. The state of child and adolescent emergency psychiatric services. *Emerg Psychiatry* 2002;8:5–9.

Moscicki EK. Identification of suicide risk factors using epidemiological studies. *Psychiatr Clin North Am* 1997;20:499–517.

Noell JW, Ochs LM. Relationship of sexual orientation to substance use, suicidal ideation, suicide attempts, and other factors in a population of homeless adolescents. *J Adolesc Health* 2001;29:31–36.

Parmlee DX. Child and adolescent psychiatry. In: Parmlee DX, ed. *Mosby's neurology psychiatry access series*. St. Louis, MO: Mosby, 1996.

Pfeffer C. Childhood suicidal behavior: a development perspective. *Psychiatr Clin North Am* 1997;20:551–562.

Pine DS, Cohen JA. Trauma in children and adolescents: risk and treatment of psychiatric sequelae. *Biol Psychiatry* 2002;51:519–531.

Quinlan PE, Berney J, Milner K. An algorithm for the reduction and management of aggression in pediatric patients in the emergency room. *Emerg Psychiatry* 2002;8:17–20.

Rohde P, Noell J, Ochs L, et al. Depression, suicidal ideation and STD-related risk in homeless older adolescents. *J Adolesc* 2001;24:447–460.

Schetsky DH, Benedek EP, eds. *Principles and practice of child and adolescent forensic psychiatry*. Washington, DC: American Psychiatric Publishing, 2002.

Tomb D. Child psychiatry emergencies. In: Lewis M, ed. *Child and adolescent psychiatry: a comprehensive textbook*. 2nd ed. Baltimore: Williams & Wilkins, 1996:929–934.

U.S. Public Health Service. *The Surgeon General's call to action to prevent suicide*. Washington, DC: U.S. Public Health Service, 1999.

Weddle M, Kokotailo P. Adolescent substance abuse: confidentiality and consent. *Pediatr Clin North Am* 2002;49:301–315.

Wiener JM, ed. *Textbook of child and adolescent psychiatry*. 2nd ed. Washington, DC: American Academy of Child and Adolescent Psychiatry, 1997.

(松木　秀幸　訳)

B. HIV／AIDS
（ヒト免疫不全ウイルス／後天性免疫不全症候群）

　2001年6月時点において，アメリカ疾病予防管理センター（CDC）に報告されたAIDSの総数は793,026件であった。成人と青年が合計784,032件を占め，13歳以下の小児が8,994件であった。これらのうち649,186件が男性，134,845件が女性であった。AIDSによる死亡が減少しているため，HIV/AIDS全体の罹患率は増加しており，HIV/AIDS患者は今後，EDにかなりの頻度で受診することになる。これは合併する身体疾患，精神障害，またはHIV/AIDS関連の神経精神症状のいずれかの原因によると考えられる。多くのHIV/AIDS患者はクリニックよりEDを選択する。少数民族，貧困層，および精神症状のある患者は，ED使用の頻度がより高いことが知られている。これらの患者，特に慢性の精神疾患に罹患している患者は特別な群に分類され，評価，対応，および治療されることが必要である，すべての患者は等しく尊重されるべきではあるが，この患者群は，さらに若干の配慮および計画を必要とする。

　精神障害はしばしば，HIV感染の初発徴候になりえるものである。またHIVに感染した患者の多くが精神障害および・または薬物依存障害をもっており，これらの患者は「三重診断患者」と呼ばれている。不安または抑うつといった精神症状はしばしば，HIV診断およびそれに由来する社会的な差別を知ること，またはそれを受け入れることに対する反応の可能性がある。精神障害もまたHIV罹患のリスクを増加させ，HIV関連疾患の罹患率をも増加させる。なぜなら，治療の遵守性が低くなりそのためリスクの高い行動となるためである。脳の神経病理学的変化がAIDS患者の剖検脳の75〜90％に認められ，HIV患者の50％近くが神経精神医学的合併症をもつと診断され，ほぼ10％の患者では疾患の初発徴候であることから，注意深い評価とアプローチが重要である。以前から精神疾患がありHIVに感染していた患者を，精神障害の既往がないHIV感染者で，新たに精神症状を発症した患者から鑑別することは極めて重要である。HIV疾患の罹患率が上昇し続けているため，これらの疾患の併発も着実に増加すると想定しておくことが安全である。新たに発症した患者をEDで評価することは一つの難しい課題であり，慎重に評価し対応しなければならない。HIV/AIDSと精神障害・物質関連障害をもつ患者は依然としてスティグマに直面しており，さまざまな理由から医療を受ける機会が少なくなっている。

　HIV感染患者の4〜40％がうつ病性障害の診断基準を満たすと報告されている。報告されている罹患率のバラツキは，HIV感染それ自体によって引き起こされた症状との重複と使用された診断基準に起因していると考えられる。しばしば，自殺念慮，うつ病，幻聴，妄想といった急性の精神科的症状がトリアージよって認められたなら，その患者は精神科EDに送られるか，または精神科コンサルテーションが求められる。EDにおける患者の最終的な振り分け部門にかかわらず，新たに精神症状を発症したこのような患者は徹底的な身体医学的評価を受けなければならない。

　病歴の収集において，患者のHIVのリスク，性関係の履歴，HIVの状態を判断することが大切である。ハイリスクとされる行動，および用いる術語にも精通していなければならず，臨床医は独善的な態度にならないように尋ねなければならない。性嗜好，さまざまな性行為，薬物使用，およびその他の個人情報について問診することは，時には困難なものとなるが，臨床医がそれに

関してさりげなく尋ねることができるなら，患者はもっと心を開いて隠さずに率直に話し合うことができるようになる．最近のHIV検査について尋ねることが重要である．多くの患者はHIVについて検査されることを嫌がるが，これは彼らの恐怖，不安，HIV/AIDSに依然としてついて回っているスティグマのためである．抑うつ，自殺念慮，危険行動，または怒り──これらはHIV/AIDS患者に一般的にみられる所見であるが──について尋ねるべきである．女性の多くはHIVと物質使用障害の二重診断を受けている．これは主として注射による薬物使用によるHIV感染であるが，その一方で注射以外の手段で薬物を使用している人も多い．これはQOL，健康および疾患の状態，および勧めるべき治療とその結果に関して，重大な意味をもっている．

EDの医師にとっての課題は，精神症状について優先順位を再検討して，いつもなら2番目か3番目の鑑別診断を1番目にすることが必要な場合がある．突然，精神症状を発症した患者には，潜んでいる身体疾患，または現在の症状を惹起または悪化させている薬物・物質がある可能性が高い．このことはHIV患者および新たに症状を発症した患者に特に当てはまることである．急激に症状が発現する場合には，身体医学的な原因が潜在している可能性を想定できるかどうかによって，医師が患者に提供できる対応，介護，および治療の質が決まるのである．

他のすべての患者の健康管理情報と共に，EDにおいてもHIV患者の守秘義務を保障することは重要な責務である，ということを覚えておくべきである．医学情報についての情報開示の要求に対しては特別書式を用いるべきである．HIV感染患者の血液および体液を扱うときには，すべての患者に対して行われている普遍的感染予防策（訳者註：感染症の有無にかかわらずすべての患者の血液，体液，排泄物は，感染の可能性のあるものとして取り扱うという原則）に従うべきである．2次的な情報も得るようにするべきである．情報データベースを増やし，精神医学的，身体医学的な薬物療法および治療アドヒアランスを明確にするため，患者の家族，重要な他者，医師，ソーシャルワーカーと連絡をとるべきである．

HIV感染者の精神症状の基礎には，いくつかの病因があると考えられている．精神症状は，HIVウイルスの脳への直接の感染か，他のウイルスまたは病原体の脳への2次感染の結果であると考えられている．2種類以上のウイルスの脳への重複感染の理論，精神症状とHIV感染の同時発生的な合併，HIVをもたない人にも同様に精神症状を引き起こす可能性のある生活上のストレスも想定されている．

突然出現する精神症状は脳症の初期症状の可能性がある．また，せん妄は最初に除外すべき診断であるが，HIV感染においてよくみられるものである．せん妄の原因には精神作用性物質による中毒，新生物，代謝変化，感染，抗レトロウイルス薬または他の治療薬，またはストリートドラッグが含まれている．基礎となっている病因が何であるか，早急にその存在を識別し，病因を同定して治療を開始することが重要である．このことは罹患率および死亡率と直接的に関連していることを考慮に入れなければならない．認知障害の原因はHIV関連認知症，HIV関連の認知運動障害，またはHIV関連進行性脳症の可能性がある．これらには進行性の認知機能の衰退，行動変化，およびさまざまな程度の神経学的障害がみられる．

治療可能で可逆性のすべての精神医学的症状の原因を除外するためには，完全な医学的精査が不可欠である．CD4およびウイルス量はEDにおいて検査可能であるが，精神状態の変化とCD4/ウイルス量の相関がいつも認められるわけではない．完全な神経学的検査，神経学的画像

診断，腰椎穿刺，MMSE，および毒物スクリーニングはすべてEDで施行することができる有用な臨床検査である。

　HIV感染者またはAIDS患者の急性の精神症状は，統合失調症，気分障害，HIV以外の原因によるせん妄，認知症，および物質関連障害といった原発性精神障害を含む一連のⅠ軸精神障害を鑑別することが必要である。新規発症のHIV関連精神病について，文献上の頻度または率は，著者，対象集団，および用いられた方法によって0.02～15％とさまざまである。

　これらの診断に対する反応を含め，この疾患に影響を与える心理的要因を常に心に留めておかなければならない。多くの慢性疾患と同様に，患者の精神状態に障害を引き起こしたり，増悪させたり，影響を与える可能性があるので，HIVでは特にED施設とプライマリ臨床医・従事者の間の緊密で対等な協力関係が求められる。サイトにある精神医学的評価および治療の提供を目的としたプログラム，あるいは在職のスタッフが早期発見ならびにEDを含む精神科施設への紹介手続きについての研修のプログラムを利用することは，実行可能な最善のケアであるといえる。もしも患者が検査を受けていないなら，検査の必要性についての心理教育を実施しなければならない。これは検査前のHIVカウンセリングであり，多くの病院で時間と場所が許す限り，専門の部門またはチームによって施行されている。その後の処遇プランは，身体的または精神的な入院であれ退院であれ，患者の臨床的ニーズに合わせるべきである。

　このような患者に対する一般的な精神薬理学的対応は，高齢者や小児のそれと同様の注意を払ってなされなければならない。ゆっくりと，注意して増量しなければならない。シンプルな用量計画を用い，そして類似の副作用をもつ，または代謝経路を共有する治療薬の組み合わせを避けなければならない。

　忘れてはならないこと：急がずに，少量から始めること！

　一般的にベンゾジアゼピンおよび・または抗精神病薬は，患者が抗レトロウイルス薬を内服している場合，血中濃度が変化する可能性があるため，特に慎重に用いるべきである。

　HIV患者においては抗精神病薬による錐体外路性副作用の危険性が高まる可能性があることから，非定型抗精神病薬，それもより低用量の服用がしばしば治療として選択される。ベンゾジアゼピンは認知機能を悪化させ，過鎮静の原因となることがある。臨床に使用されている精神科治療薬の多くが，患者の抗レトロウイルス治療薬と薬物相互作用を有している可能性があることを覚えておかなければならない。

　重大な合併症を生じるため，精神保健および身体治療の提供者によるアフターケアなどと協調して進めることが極めて重要である。臨床の情報を提供ないし共有することは，患者の治療者すべてが患者の状態を掌握するための基本である。心理教育はEDにおける介入の重要な部分である。そして，物質乱用または依存，薬物療法および・またはアフターケアの治療参加性，危険の高い性行為，精神障害および治療，家族および・またはパートナーへの告白などを心理教育で扱うことが大切である。

BIBLIOGRAPHY

New research adds support for ED at-risk testing. *Aids Alert* 2002;17(1): 7.2(abst).

Angelino AF, Treisman GJ. Management of psychiatric disorders in patients infected with human immunodeficiency virus. *Clin Infect Dis* 2001;15;33(6):847–856.

BIBLIOGRAPHY

Babcock IC, Wyer PC, Gerson LW. Preventive care in the emergency department, Part II: Clinical preventive services: an emergency medicine evidence-based review; Society for Academic Emergency Medicine Public Health and Education Task Force Preventive Services Work Group. *Acad Emerg Med* 2000;7(9):1042–1054.

Bing EG, Burnam MA, Longshore D, et al. Psychiatric disorders and drug use among human immunodeficiency virus-infected adults in the United States. *Arch Gen Psychiatry* 2001;58:721–728.

Centers for Disease Control and Prevention. *Semiannual HIV/AIDS surveillance report.* Atlanta, GA: CDC, 2001.

Cohen MAA. Biopsychosocial aspects of the HIV epidemic. In: Wormser GD, ed. *AIDS and other manifestations of HIV infection.* 2nd ed. New York: Raven Press, 1992:349–371.

Cohen MAA. Psychiatric care for patients with AIDS in the long-term care setting. *Dir Psychiatry* 2001;18:365–383.

Derse AR. HIV and AIDS: legal and ethical issues in the emergency department. *Emerg Med Clin North Am* 1995;13:213–223.

Doyle ME, Labbate LA. Incidence of HIV infection among patients with new-onset psychosis. *Psychiatr Serv* 1997;48:237–238.

Gifford AL, Collins R, Timberlake D, et al. Propensity of HIV patients to seek urgent and emergent care: HIV Cost and Services Utilization Study Consortium. *J Gen Intern Med* 2000;15:8330.

McDermott BE, Sautter FJ Jr, Winstead DK. Diagnosis, health beliefs, and risk of HIV infection in psychiatric patients. *Hosp Community Psychiatry* 1994;45:580–585.

McKinnon K, Cournos F, Herman R. HIV among people with chronic mental illness. *Psychiatry Q* 2002;73:17–31.

Moser KM, Sowell RL, Phillips KD. Issues of women dually diagnosed with HIV infection and substance use problems in the Carolinas. *Issues Ment Health Nurs* 2001;22:23–49.

Otto-Salaj LL, Stevenson LY. Influence of psychiatric diagnoses and symptoms on HIV risk behavior in adults with serious mental illness. *AIDS Read* 2001;11:197–204.

Robinson MJ, Qaqish RB. Practical psychopharmacology in HIV-1 and acquired immunodeficiency syndrome. *Psychiatr Clin North Am* 2002;25:149–175.

Sewell DD. Schizophrenia and HIV. *Schizophr Bull* 1996;22:465–473.

(國保　圭介　訳)

C. 高齢者

　アメリカにおける平均余命は延長し続けているため，高齢者人口は増大して極めて大きいものとなっている。ERにおいて急性の精神症状を呈する高齢者を診察する機会は頻繁となると思われる。高齢者に最も起こりやすい精神障害は，うつ病性障害，恐怖症，認知障害，アルコール関連障害，内科疾患に続発する精神障害，並びに薬物誘発性障害である。高齢者の15～20％はうつ病を呈し，脳卒中患者の20～40％はうつ病に罹患し，また高齢者の10～20％に不安性障害がみられる。加齢は認知症の危険因子である。高齢者は自殺のハイリスク群でもある。高齢者が精神障害を引き起こす危険因子として，以下の因子が挙げられている。

- 内科疾患
- 認知機能の低下
- 社会との関わりの減少
- 自立性の低下
- 経済的困窮
- 友人や家族との死別
- 職業の喪失

上述の他にも急性の精神症状は多いが，適切に評価し診断して治療にあたれば，軽快して回復することも少なくない．児童や思春期症例と同様に，家族，友達，介護者に連れられてERを受診することが多い．通常緩やかに起きる行動，認知，感情の変化が，高齢者には急激に引き起こされたために救急外来を受診することが最も多い．幻覚，妄想的思考あるいはパラノイア，散乱思考ないしはまとまりのない思考，自殺念慮や自殺の素振り，気力が出ないこと，重い社会的引きこもり，などすべてが受診理由となる．このような劇的で驚くような激しい症状のこともあるが，介護者が身近で観察している場合には，より軽微な変化に気づいて救急外来を受診することがある．表 6-C.1 に受診理由を要約してある．認知症とその行動障害，睡眠障害，精神病症状，焦燥などがよくみられる．内科疾患並びに薬物関連障害はせん妄を引き起こすが，本症も高齢者にはよく見出される症状である．

　高齢者に現れる不安並びにうつ症状は注意深く評価する必要がある．不安は繰り返し生じ，既往の不安性障害が増悪することが多い．不安はまた他の精神疾患や内科疾患に併発して出現することがあるため，基礎疾患があれば徹底的に精査・評価して治療する努力を怠ってはならない．選択的セロトニン再取り込み阻害薬（SSRI）と同様に，認知－行動療法やリラクゼーションは治療上の選択肢である．高齢者がうつ病ないし小うつ病になると，自殺，種々の障害の増悪，内科疾患の合併，生活の満足度の低下などのために，リスクは有意に高くなり死亡率は増加する．喪失，死別，自立性の喪失，健康状態の悪化，定年退職，介護施設への入所，社会的な支援の減少，並びに認知機能の障害などの出来事は，高齢者がうつ症状を発展させる促進因子として知られているが，大うつ病の病像を発展させることは少なく，むしろ小うつ病を引き起こすことが多い．小うつ病の臨床症状（大うつ病に比較して症状は少なくかつより軽いが，2週

表 6-C.1　救急受診の一般的な原因

アンヘドニア（興味，喜びの低下）
回避性行動
エネルギーの亢進
食欲障害
睡眠障害
錯乱および見当識障害
身体的活動の低下
ADLの低下
衝動性
気分不安定
服薬または治療コンプライアンスの欠如
記憶障害
激昂または易怒性
人格変化
希死念慮
性的逸脱行為
社会的引きこもり，または孤立
理由なき恐怖
尿または便失禁

間ないしはそれ以上継続する)は,その時に存在する社会的なストレス因子によって生じると考えられるが,正しい診断が下されず治療の機会が失われることが少なくない。

　症状が基本的に精神科的であることが明らかであれば,高齢の患者は,成人の救急において内科的に安定した状態にあることを確認した後に,精神科救急部門への転科が決定されるのが一般的である。これまで記述の通り,内科疾患や薬物療法に伴って急性の精神症状が引き起こされている可能性がある。内科的に安定していない患者は,精神科治療チームからのコンサルテーションを受けて,一般の救急部門で精査する必要がある。内科的状態が把握されて安定したならば,精神科病棟に転科することができる,そして必要があれば,精神科救急においてさらなる精査と治療を続けることができる。救急部門において精査中に,内科的な入院治療が必要となった場合には,精神科医ないしは精神科医療チームは形式の整った病歴,診断,入院中の精神科的な治療計画を添えたコンサルテーション依頼状を書くべきであろう。

　見当識能力や認知機能の程度によって異なるが,評価自体は成人の場合と同様である。病前の能力や行動の水準を決定するには,現在出現している症状よりも病院外部からの情報が最も重要となることがしばしばある。家族,介護者,かかりつけ医,ないしは老年科医,セラピスト,訪問看護師,あるいは過去の救急の病歴(利用可能であれば)などは,救急部における高齢者の情報収集にとって重要な情報源である。老年科の患者に対する精査は,完璧であることが不可欠であることを仮にも軽視してはならない。正しく診断されるならば,原因となっている内科的な病態は,基本的に軽快ないしは改善される可能性がある。現在ないし過去の精神科的,外科的,内科的な病歴,薬物療法,服薬に関する遵守性などが詳細に把握されていることが極めて重要である。臨床検査,胸部X線,心電図,神経画像診断,MMSEを含む精神科的並びに神経学的診察は,通常必要である。高齢者虐待ないしネグレクトの徴候や症状には十分な注意を払う必要がある。

　救急部門における診断的精査や評価に加えて,精神病症状や焦燥などに対する治療がどの程度緊急性があるかによって対処の仕方は異なってくる。高齢者の場合には,多剤併用や薬物療法に対する効果と副作用の感受性が高くなっているために,向精神薬の使用にあたっては,細心の注意を払うことは一般的原則であるといえる。

　注意:低用量から開始し緩やかに治療を進めよ。有効かつ必要最小限の用量を用いよ。

　定型的ないしは非定型的神経遮断薬は広く用いられている。非定型神経遮断薬は,治療効果は類似しているが,副作用が少ないという利点があり,高齢者の場合には,特に重要である。

---

haloperidol(セレネース),0.5〜2 mg,経口・筋注,副作用に厳重に注意
risperidone(リスパダール),0.25〜1 mg,経口(経口内用液)
olanzapine(ジプレキサ),2.5〜5 mg,経口

---

　chlorpromazine(コントミン),あるいはthioridazine(メレリル)のような低力価の抗精神病薬は,副作用のリスクが高いので,避けるべきである。ジアゼパムのように作用持続の長い薬剤を使用すると,体内に蓄積されて,失調,意識障害,反跳不安,あるいは過鎮静などのより重篤な副作用を引き起こすことがあるので,ベンゾジアゼピンは賢明に使用することが肝要である。これは通常,「夕暮れ症候群」と呼ばれている。

救急部における治療計画には，その患者に現に出現している症状の経過を観察するか，あるいは鎮静化させるために（精神科，内科，あるいは外科病棟に）入院が必要かどうかを決定をしなければならない。精神症状が重篤であるために，安全を確保して治療する必要が認められる患者には，精神科病棟への入院が適応となる。家庭におけるうつ病，自殺願望，焦燥，徘徊，そのほかの安全を脅かす危険な行動，あるいは不安，引きこもり，孤立，身辺自立の低下など即時に入院が必要となる理由は多い。法的な状態を決定することには，異論が出る可能性もあろう。患者の認知機能が完全であり，入院の必要性を理解しているならば，任意入院で十分であると思われる。逆に，患者の認知機能が障害されていて，入院が必要であると判断できない場合には，強制入院が妥当である。しかし異論の出そうな難しい症例が少なからず存在することも事実である。患者は進んで入院し任意入院の書類に署名するものの，認知機能に障害が認められる症例，あるいは認知機能は正常に保たれており，自傷の恐れが存在することは明白であるものの頑として入院に同意しようとはしない症例などである。家族，介護者，保護者，健康保険の代理人，法的代理人などは，あらゆる決定を監視し関与することができる。救急部からの退院計画には，退院後のケアについて細心の計画を立てることが必要で，訪問医療（可能であれば）や家庭への訪問介護の可能性を検討したり，可動式の便座，手摺りなどの特殊な装置が必要かどうかを判断したり，さらには他の施設への入所などの選択肢について家族と話し合いをもつことなどが役に立つと思われる。また高齢者支援センターへの紹介や地域の支援サービスも重要である。救急部から直接長期療養型の施設入所に至ることは稀である。保健介護施設，あるいは他の長期療養型施設から救急部を受診する患者は，退院すると家庭に戻れることも多い。

高齢者の自殺

　自殺の頻度は年齢とともに上昇し，65歳以上の高齢者，特に白人男性で最も高くなっている。1998年においては，この年齢層の自殺者の83％は男性であった。男性，女性を問わず自殺の方法は，拳銃によるものが極めて多い。高齢者の中では，離婚したか配偶者に先立たれた人の自殺率が最も高い。1992年においては，離婚するかあるいは妻に先立たれた男性の自殺率は，結婚している男性の2.7倍，結婚を経験していない男性の1.4倍も高いことが明らかにされた。さらに付け加えると，一般人口にみられるように，男性と女性ではうつ病の症状の出かたに相違がある。すなわち，高齢の女性の場合には，食欲に障害が多く，一方，高齢の男性の場合には，焦燥が出現することが多い。

　高齢者の自殺の危険因子は，他の年齢層の自殺の危険因子とは異なっている。高齢者では，うつ病の有病率が高いこと，いくつかの身体疾患に罹患していること，社会からの更なる孤立を経験させられていること，認知機能にも障害がみられることや睡眠障害などが見出されることなどが関与していると考えられる。高齢者は自殺企図の回数は少ないものの致命的な方法を用いることが特徴であり，拳銃などを使用するために，自殺の完遂率は極めて高いものとなっている。

BIBLIOGRAPHY

Centers for Disease Control and Prevention. Surveillance for injuries and violence among older adults. *MMWR* 1999;48(SS-8):27–34.

Conwell Y, Duberstein PR, Connor K, et al. Access to firearms and risk for suicide in middle-aged and older adults. *Am J Geriatr Psychiatry* 2002;10:407–416.

BIBLIOGRAPHY

Kindermann SS, Dolder CXR, Bailey A, et al. Pharmacological treatment of psychosis and agitation in elderly patients with dementia: four decades of experience. *Drugs Ageing* 2002;19:257-276.

Kirchner V, Kelly CA, Harvey RJ. Thioridazine for dementia. *Cochrane Database Syst Rev* 2001;3:CD000464.

Kockler M, Hueun R. Gender differences of depressive symptoms in depressed and nondepressed elderly persons. *Int J Geriatr Psychiatry* 2002;17:65-72.

Laks J, Engelhardt E, Marinho V, et al. Efficacy and safety of risperidone oral solution in agitation associated with dementia in the elderly. *Arch Neuropsychiatry* 2001;59:859-864.

Lang AJ, Stein MB. Anxiety disorders: how to recognize and treat the medical symptoms of emotional illness. *Geriatrics* 2001;56:24-27, 31-34.

Lavretsky H, Kumar A. Clinically significant non-major depression: old concepts, new insights. *Am J Geriatr Psychiatry* 2002;10:239-255.

Madhusoodannan S, Sinha S, Brenner R, et al. Use of olanzapine for elderly psychiatric patients with psychotic disorders: a review. *Ann Clin Psychiatry* 2001;13:201-213.

Neugroschl J. Agitation: how to manage behavior disturbances in the older patient with dementia. *Geriatrics* 2002;54:33-37.

Oxman TE, Sengupta A. Treatment of minor depression. *Am J Geriatr Psychiatry* 2002;10:256-264.

Parnetti L, Amici S, Lanari A, et al. Pharmacological treatment of non-cognitive disturbances in dementia disorders. *Mech Ageing Dev* 2001;122:2063-2069.

Turvey CL, Conwell Y, Jones MP, et al. Risk factors for late-life suicide: a prospective, community-based study. *Am J Geriatr Psychiatry* 2002;10:398-406.

(深津　亮　訳)

D. 精神遅滞および発達障害児

　精神遅滞（MR）や他の発達障害をもった患者はEDでしばしば目にするが，通常は親，保護者，またはその他のプライマリケア提供者に付き添われている。MRの患者とは，機能的水準によって定義されている多様な患者群であり，重大な社会的スティグマや一般からの誤解を受けている。MRの患者は18歳以前に発症していて，知的機能が標準化テストによって平均値に至らないことが必要な条件とされる。MRの一般的な鑑別診断は，

- 学習障害
- コミュニケーション障害
- 広汎性発達障害
- 認知症

である。

　MRの患者は10～70％の範囲で，Ⅰ軸障害をもっている．MRの患者はいずれの精神障害を示す可能性があるが，心的外傷ストレス障害，反抗挑戦性障害，うつ病，不安，またはアルツハイマー病――これは特にダウン症の患者に当てはまる――などの高い危険性をもった障害がいくつか知られている．このような患者はしばしば，DSM-Ⅳ診断基準にぴたりと当てはまらず，合併する精神障害の診断が困難なことも少なくない．異常な行動は，精神疾患によるよりも，むしろMRによって生じたものと考えられることがしばしばある．これは診断的覆い（diagnostic overshadowing）として知られている．精神科医は，家族や介護者によって述べられた行動，または行動変化の基礎となっている症状が何なのかを見極めなければならない．児童期および青年期において，症状はDSMの診断基準に一致しないことがあるかもしれないが，しかしそれらはある病気の状態の表現と同等のものである．このような例としては，幸福感またはユーモアの喪失，涙もろさ，いらいら感，身体的愁訴などを挙げることができるが，これが標準的なDSMのうつ病エピソードの診断基準と同等のものであることがある．「誰も私を好きではない」または「私はそれを正しくできない」といったコメントは無価値の感情と同等のものと評価すべきことがある．古典的な植物神経症状は，食事，就寝，または朝の起床の拒絶といったようにみえることがある．故意の危険行為，または攻撃または攻撃に曝されても何らの応戦をも示さない場合には，その患者にとっての自殺念慮の表現と考えなければならないことがある．度を越したばかげた行為あるいはバカ笑い，騒々しい会話，過活動，および注意転導の困難さはすべて，MRの患者の躁状態または軽躁状態の徴候であることがある．ある調査によると，MRの患者は，重度から最重度でさえ，幻覚，妄想，解体を含む統合失調症のすべての陽性症状を示すことが明らかにされている．緊張病，睡眠障害および悪夢，緘黙，情緒の平板化，社会的引きこもり，不安，身体愁訴，焦燥，反響言語，性欲亢進，攻撃性，および自傷行動はすべて，統合失調症の症状と同等の症状である．残念ながら，内科医はこの領域における経験および専門知識が不足していることが多く，MRを有する患者で言語的に疎通のとれない場合には，原発性の精神疾患が何であるかを診断することは困難である．

　EDを訪れる場合，基礎となっている精神医学的または身体医学的疾患が悪化したことによる二次的なものであり，通常は親，保護者，またはケア提供者に伴われてやってくる．MRの重症度およびコミュニケーション能力によるが（重症度については**表6-D.1**を参照），焦燥または興奮は，精神病，うつ病，不安，または尿路感染症（UTI）または治療薬の副作用の表れであることがある．EDの現場において，MRの診断が初めて下されることは多くはないが，行動的または情緒的な急性の症状に対応しなければならないことはもちろん日常的なことである．このような行動の意味を，大局的な視点から理解しなければならない，すなわち，患者は注目を浴びたいのか，または悪い結果を回避したいのか，内的刺激を増加または減少させようとしているのか，あるいは意思疎通の欲求を表現しているのか，いずれの場合も考えられるのである．評価の過程において，周辺データの情報が不可欠である．詳細な家族歴および個人の発達歴が必要である．これは，現時点での患者の機能，あるいは行動，興味，気分または活動におけるいかなる些細な変化に対しても理解が必要なのと同様といえる．家庭または代理人の環境に変化，ストレス因子，または問題があったかどうかを尋ねるべきである．虐待によって生じた恐怖は，焦燥およびその

表6-D.1　精神遅滞の重症度

軽度精神遅滞	IQ水準，50-55〜70 精神年齢（MA），9-12歳 最低限の自立のための社会的，職業的スキル，しかしながらストレス下では援助を要する
中度精神遅滞	IQ水準，35-40〜50-55 MA，6-9歳 組織だったそして保護的な状態を必要とし，2年生レベルの学校教育を成し遂げることができる
重度精神遅滞	IQ水準，20-25〜35-40 MA，3-6歳 水準以下の（乏しい）動きと言語発達，十分な管理を必要とし，自律的にはわずかな自立しかできない
最重度精神遅滞	IQ水準，20か25以下 MA，3歳以下 常に監督，援助，専門的な看護介護を要する
重症度特定不能	精神遅滞はほぼ確実であるが，標準化テストによって知能を測定できない

他の破壊的行動として表現されることがある。MRの患者は変化に対して障害を受けやすく，ストレス因子，特に疲労による介護提供者の変化に，反応することがある。誰かの行動を模倣することがあるため，その可能性について尋ねるべきである。例えば，他の仲間が最近，同じように行動したか？　について尋ねる。患者を面接する時は，彼らが尋ねられている内容を理解しているかどうかを確認するべきである。すなわち，問診は単純明快であるように心がける。自由形式の質問は避ける。もし彼らが特有な言葉または言い回しを使った時は，彼らにその意味を尋ねるべきであり，患者を操作したり，あるいは自分が得たい答えを「誘導」するようなことをしてはならない。「はい」という答えはその意味を十分慎重に評価しなければならない。患者は情緒的に誇張され，よりわざとらしく子どものような行動をとることがある。ストレス下では，典型的なものがより極端または強調されたものになることがある。患者の思考は，極めて具体的で言葉通りの即物的なこともある。精神病と診断することに慎重でなければならない。それは，MRの患者は魔術的思考をすることがしばしばみられ，感覚知覚を幻聴と間違って報告をすることがあるし，ストレス下で混乱した場合には思考障害にみえることがあるからである。完全な精査には，基本的な検査室検査および尿・血清毒物検査と同様，身体医学的および神経学的診察を，臨床的に必要であれば含めるべきである。MRの患者の多くは，合併するけいれん発作およびその他の運動および感覚障害をもっている。

　破壊的行動の原因または症状プロフィールを決定することが第1に重要で，それができればその後の治療の対応は自然に決まるものである。MRの患者は向精神薬治療に対して，逆説的および特異的な効果をもっていることがある。攻撃性に対しては，thioridazine（メレリル），risperidone（リスペリドン），fluphenazine（フルメジン），またはhaloperidol（セレネース）といった

神経遮断薬が効果的であることが多くの研究によって示されている。さらに，いくつかの研究でlithium（リーマス）およびpropranolol（プロプラノロール）が有用であると認められている。自傷行動は直ちに抑制ないし防止することが求められる。精神薬理学的物質が効果を表すまで，身体拘束が行われることがある。防止を確実なものとするため，時にはミトン，ヘルメット，およびその他の装具が必要となることがある。EDにおけるこのような行動は，前述のような定型および非定型抗精神病薬に，およびclozapineまたはchlorpromazine（コントミン）にさえも良好な反応を示すだろう。有効および賢明な使用法とされているその他の薬剤として，ベンゾジアゼピン，naltrexone, clonidine，およびvalproate（デパケン），topiramate, gabapentin（ガバペン）といった抗けいれん薬である。

　出現している症状の重症度およびその他の関連する要素により，その後の処遇が決定される。代理人および親・介護提供者は何度となく，破壊的行動に対して，彼ら自身の安息のために入院加療を求めることがある。介護者の燃え尽き症候群は大きな問題であり，そして入院の決定過程において考慮に入れるべき重要な要因の一つである。しかし精神科病棟での入院に困難がないわけではない。入院スタッフは大抵の場合，MRの患者を扱うことに準備ができていないか，または経験がない。このような患者に対しては1対1の観察がしばしば必要である。多くの病院では，患者が入院している間に必要とされる1対1の観察を職員が行えるように患者の代理人と調整を図っている。このような患者は職員に相当の時間および労力を要求し，入院の資源を枯渇させてしまうことがある。そうなれば，患者を家または代理人のところへ退院させなければならないが，その場合にはできるだけ早い適切な精神医学的フォローアップが必要である。治療にあたる精神科医への紹介状または電話は治療を継続する一助となる。その他の地域に根ざした治療選択肢としては，教育訓練プログラム，デイケア，雇用または職業サービス，住居，介護者（屋内，屋外，夜間）の休息ケア，危機管理チーム，訪問看護または医療サービス，在宅援助または付き添い人などが含まれる。

BIBLIOGRAPHY

Borthwick-Duffy SA. Epidemiology and prevalence of psychopathology in people with mental retardation. *J Consult Clin Psychol* 1994;62:17-27.

Cherry KE, Penn D, Matson JL, et al. Characteristics of schizophrenia among persons with severe or profound mental retardation. *Psychiatr Serv* 2000;51:922-924.

Parmlee DX. Child and adolescent psychiatry. In: Parmlee DX, ed. *Mosby's neurology psychiatry access series*. St. Louis, MO: Mosby, 1996.

Reid AH. Schizophrenia in mental retardation: clinical features. *Res Dev Disabil* 1989;10:241-249.

Turner TH. Schizophrenia and mental handicap: an historical review, with implications for further research. *Psychol Med* 1989;19:301-314.

Wiener JM, ed. *Textbook of child and adolescent psychiatry*. 2nd ed. Washington, DC: American Academy of Child and Adolescent Psychiatry, 1997.

（松木　秀幸　訳）

7. 法的・法医学的諸問題

1. 守秘義務

　患者－医師関係には守秘義務が存在する——このことは，広く認められている。守秘義務は，ヒポクラテスによって明文化されて以降，患者と医師との関係を構築する際の，基本的な指導原理とされてきた。今日，米国医学会（AMA），米国精神医学会（APA），および精神医学と法に関する米国アカデミー（AAPL）においては，守秘義務に関して特別に倫理規定が定められている。臨床家には，臨床で知りえた個人情報をすべて秘密にする義務があり，患者の許可がなければいかなる情報も漏洩してはならないとされている。そもそもこれは倫理的な責務であるが，そこから法的問題が多数派生している。さらにいえば，患者が権利放棄するか，または裁判所の命令によるものでなければ，裁判または裁判に準ずる状況においてすら，患者の臨床上のさまざまな問題について証言することを主治医にやめさせることができる。これは患者の基本的人権に属することである。この個人情報が裁判において証拠と見做されるかどうかは，最終的に裁判官が判断する専権事項である。医療においては，患者は基本的人権を保証されているのであって，主治医の基本的人権が保証されているのではないことを忘れてはならない。

　急性期の病棟においては，医師－患者関係に関する基本的人権にかかわる諸問題は，極めて日常的でありながら，混乱を招きやすいものである。一般論として，医師－患者関係を前提として情報が得られたのであれば，また治療上必要なために情報が収集された場合にも，特定の例外に該当するのでなければ，守秘義務があると考えられる。その例外とは，児童虐待に対する通報義務（5-C-1. 児童虐待を参照），公衆衛生政策として感染症の通報義務，裁判所の鑑定命令，精神科病歴自体を争点として患者が異議申し立てをしている場合の訴訟当事者特例などである。また法医学における鑑定——慣例として医師－患者関係は存在しないと考えられている——刑務所，学校，軍における医師，または会社における産業精神科医の場合も守秘義務の例外となる。さらに人を保護するために他害の恐れのある患者を通報する必要がある場合は緊急事態と考えられ，守秘義務の例外に該当すると見做される。

　守秘義務が解除される場合：

- 児童虐待
- 行為能力に関する訴訟
- 裁判所の鑑定命令
- 自傷・他害の恐れ
- 訴訟当事者特例
- 犯罪または危険行為の意図

- 民事拘束訴訟
- 他の治療施設との情報交換

　第三者を傷害や殺人から守るために通報と保護の義務がある。それは合理的な対策を講じて予見可能な危険から第三者を保護することであるが，臨床家にとってこの法的な責務は複雑である。カリフォルニア大学評議会に対するタラソフ（Tarasoff）訴訟に対して，1970年代に出されたタラソフ裁判への判決によって，保護義務が法的に確立された。
　現在，タラソフの原理として知られているものは，以下の通りである。

　精神療法家または医療従事者が専門の立場からみて，自分の患者が他人に危害を与える恐れが差し迫ったものであると判断した場合には，被害を受ける恐れのある人をその危険から保護するために適切な手段を講ずる義務がある。この責務を果たすためには，事態がどのようなものであるかによって，異なった対策を立てる必要がある。危害または危険に曝される恐れのある人への通告，警察への通報など，差し迫った状況においては必要と想定されるあらゆる合理的な手段をとることが要請される。

　この場合の指導原理は，患者の守秘義務より社会防衛が優先するとするもので，患者の守秘義務を履行できなくてもそれは是認される。タラソフの事例における最も重要な点は，「保護義務」の履行並びに「医療に従事する専門職として妥当で標準的な対策」を遂行することが求められていることである。暴力行為を想定するに留まらず，具体的にどのような危険があるのかを正しく評価することが基本的に重要である。
　事態を複雑にしているのは，1991年，フロリダの高等裁判所は，ボーイントンがバーグラスに対して提起した訴訟において，精神科医は第三者の保護義務を負うものではないとして，「それは合理的といえず…患者―医師関係が有効に機能することを阻害する可能性がある」とする判決を言い渡されたためである。遺憾なことに，アメリカでは，この義務が法律として明文化されている州はないので，医療の現場において一方では患者の守秘義務を遵守しながら，一方では第三者の保護に関係する倫理的な規範，行動の規範，道徳的な規範を理解して実践することがすべての医師にとって極めて重要になっている。しかしながら現状では，タラソフの原理に類似のものを，法律として明文化するか，または判例法としている州が増加しているといえるのである。
　EDにおいて殺人の恐れがある患者を診察する場合（4-L. 殺人念慮・暴力を参照），危険がどのようなものかを注意深く評価することは，緊急かつ不可欠な課題である。

- その患者には他害の恐れが実際にありえるのか，また，差し迫っているのか？
- 暴力や攻撃的な行動が最近，実際にあったのか？
- 危害を加えるという前兆はあるのか？
- 危害を加える可能性はどの程度なのか？
- 精神障害はあるのか？

自殺または安全管理の場合と同様に，危害を加える可能性は，流動的であって極めて変化しやすいものであることを忘れてはならない。病歴にみられる危険因子，社会的な援助，性格傾向の的確な把握など患者の現在の状態を完全に把握することが要求される。患者がどの程度危険であるのか，入院または退院が適切なのかどうか，そして，危害の犠牲にされると特定された人への通報，あるいは警察への通報が適切かどうかを判断することは，EDに勤務する医師にとって，最も困難な課題であるといえる。暴力を振るう患者を診察すること自体，医師にとって楽しい仕事ではないが，さらに法的，倫理的，危機管理に関係する事項については不確かな点が少なくなく，自信がもてないことも多い。対象は特定されているのか（「自分の恋人を殺す」）それとも漠然として特定できないのか（「外で最初に出会った人間を殺す」）を決定することも難しいことがある。また事態が切迫しているのかどうかの判断は，複雑な要因が関与しているために医師にとっては容易なことではない。切迫しているとはいかなる意味なのか。間髪をおかずに直ちに行われることなのか，または「この瞬間に正に遂行される」ことをいうのかなども曖昧な点が多く明確ではない。米国精神医学会，米国心理学会，カナダ精神医学会，および世界精神医学会のマドリッド宣言に示されている通り，守秘義務を解除するためには，危険が切迫したものであることを必要とはしない。危機に介入しなければ他害が実際に起きると判断される場合に，介入するべきであるという判断基準を示している。

　EDにおいて，入院治療することによって保護義務も担保でき，守秘義務も履行できるので，このジレンマが解決される。しかしこの点に関連して，任意入院にすべきか，あるいは強制入院にすべきかという問題が発生する。また，閉鎖病棟が使用できない場合には，患者を移送しなければならないという新たな問題が生じることになる。患者の安全な移送は，必要な事故防止対策を完全に立てて，厳重な注意のもとに遂行すべきである。もし危険がそれほど切迫していないか，または安全に対する脅威はあるが入院を必要とするほどではない場合には，強制的な手段をとる前に，外来での通院治療を試みるべきである。それは，以下のものである。

- 薬物療法を遵守するように強化する
- 外来への診察頻度を増やす
- 家族や友人の協力を要請する
- 薬物処方の調節または変更
- 武器等を取り除く
- 物質使用障害に対処する

　もし患者が安全を脅かしていることを警察または危害を受ける恐れのある人に通報する必要がある場合には，患者にも十分に説明することが重要である。このような複雑な状況においては，施設収容に関する法律，保護のための情報開示の法律，報告義務，タラソフの指導原理，さらに司法および倫理に関して実際にどのように運用されているのか等に精通していることが不可欠である。

2. インフォームドコンセント（十分な説明を受けた上での同意）

近年，医療におけるパターナリズム（父権主義）の概念は，患者の自主性を尊重する方向に大きく修正されるに至った——患者の自主性を尊重することとは，結局はインフォームドコンセントによって達成されるのである。インフォームドコンセントの概念の成立，およびそれが重要であるとの認識は 1950 年代後半にまで遡ることができる。そして，患者がいかなる治療を受けるにしても，または拒否するにしてもインフォームドコンセントが不可欠であるという見解は今日においては既に常識となっているといえる。患者の同意が得られないのであれば，生命にかかわる治療であっても行うことはできない。患者がインフォームドコンセントを与えるためには，患者には次の前提条件が必要である。

- 行為能力がある，または少なくとも意思決定能力がある
- 必要な情報を得ている
- 強制されていない

最近の研究によって，インフォームドコンセントを得る際に現実的な問題がいくつかあることが明らかにされた。それは，情緒的，文化的，認知機能，宗教的な，または医学的な問題のために臨床的な情報を理解することが困難であるか，または自ら受ける治療法を決定することに参加することを望まない患者が多く存在することである。この臨床的ジレンマに混乱をもたらしている他の要因としては，臨床医に適切な意思疎通の技術がないこと，および患者にとって文化的な問題に配慮し，言語的にも適切であり，効果的な教育手段がないこと，などが挙げられる。

臨床において実際には極めて困難であっても，可能な限り鋭敏であり，かつ特異性が高い方法で患者の意思決定能力を評価することは重要な課題である。日常生活をもとに，患者が自立性を失っていると法廷で判断されると，行為能力が欠けているようにみえることがあるが，行為能力があるのか，行為能力がないのか，あるいはインフォームドコンセントが成立しているかどうかに関する判断は，最も熟練した医師にとっても曖昧な部分が多いのである。インフォームドコンセントを得るためには，患者が適切な情報を得ていること，意思決定能力があること，および決断を強制されていないことが必須の前提条件である。

インフォームドコンセントが成立するために必要な情報量の基準とは現在のところ，「思慮分別のある人」がその決定を下す時に求めるであろう情報量と考えられている。情報には以下の事項が含まれている。

- 診断が記載されていること
- 疾患がどのようなものか，どのような治療を提案しているか
- 提案している治療には，どのような効果が考えられるか
- 提案している治療には，どのような危険性が考えられるか
- 治療を受けない場合を含めて代替の治療としてどのような選択が可能なのか
- 治療を受けた場合，治療を受けなかった場合のそれぞれの予後はどうか

1997年，米国精神医学会は，次の4つの状況においては，患者からインフォームドコンセントを得ていなくても治療を開始できると決定した。

1. 患者に行為能力がない場合。このようなケースでは，医師はその患者の後見人，または決定を下すことのできる人から同意を得る必要がある。
2. 自己または他人の生命が危険に曝されているような切迫した緊急事態。治療内容が救急医療の標準的な医療である場合には，同意なしで治療できる。
3. 行為能力のある患者が，自己の医学的決定を主治医に委任するという自己決定，すなわち治療的権利放棄を行った場合。このことは詳細な記録として残し，いつでも治療に参加して決定を下す権利を保持していることを説明しなければならない。
4. 患者の健康を害する恐れのある，または患者が意思決定する能力を阻害する恐れのある情報を患者に提供しなくてもよいという治療上の特権が医師には認められている。しかし，この開示拒否特権については，臨床的および倫理的な観点から熟慮することが必要であり，また明確に診療録に記載しなければならない。さらに，患者が推奨する治療を受けない可能性があるという理由のみからこの特権を行使することはできない。

インフォームドコンセントの例外：

- 緊急事態
- 行為無能力
- 治療上の開示拒否特権
- 治療上の権利放棄

3. 行為能力

行為能力とは，ある特定の医療に関する問題について，理解し決定を下す能力のことである。裁判で行為能力がないと決定されない限り，誰もが行為能力を保持しており自己の問題について決定する権利がある。

行為能力には，次の条件を満たすことが必要である。

- 特定の問題または課題に関する情報を理解できる
- 問題となっている事態に関する自己の決定を伝達できる
- その事態に関連する問題およびその結果を十分に理解できる
- 提供された情報を論理的に取り扱うことができる
- 生涯にわたる信念および希望に沿って，獲得しているより高い価値観に立って決定を下すことができる

行為能力の有無は，課題によって異なることがある。ある課題に対しては行為能力があっても，別の課題に対しては行為能力がないことがある。

行為能力がないとする議論は通常，その人が提案されている治療を受けないという「間違った」決定を下そうとするときに起きることになる．「正しい」決定を下す患者に行為能力がないのではないかという議論はまず生じない．しかしながら患者が推奨された治療を受けることを決断した際にも，また推奨された治療を受けないと決断した際も同等に，行為能力または判断能力を適切に，法的および倫理的に考慮し吟味することが必要である．現在，問題によって行為能力の決定の閾値が異なり，状況，提案された治療，または危険度によって同一の患者の行為能力の判断が異なった結果となることは通念とされ，それは一般に容認されている．医学，生物医学，および行動科学研究における倫理的問題に関する大統領諮問機関は，医学的な決定を下す行為能力とは，提案されている治療がもっている危険性と関連させるべきであると勧告している．

　行為能力がないという決定は，裁判所で行われる．患者には，正当な手続き，公聴会への通知，公聴会，さらに法律顧問への相談などが保障されている．法律顧問は通常，患者の後見人となることが多い．EDにおいて行為能力がないことが明らかな患者は，指定の決定人または後見人によって意思決定されることになる．後見人がいるか，または事前指示が存在するかどうかを判断するため，家族または友人に来てもらい確認しなければならない．事前指示とは，本人に行為能力がなくなった，または意思決定ができなくなった場合に，特定の行為または治療をどうするのかを指示する，あるいはどのように委任するかを，本人に行為能力がある時に前もって決定しておくものである．

4. 治療を受ける権利および治療を拒否する権利

　精神疾患の患者，特に入院患者——任意入院において，あるいは強制入院においてさえ——には，治療に関して決定を下す能力が欠けているという古い認識は，訴訟および社会的認識によって，この30年の間に劇的に変化した．精神疾患に罹患している患者にも治療を受ける権利があるという概念が正しいと考えられるようになると，今度は逆に，このような患者にも治療を拒否する権利があると議論されるようになった．国家または憲法に保障された治療を受ける権利というものはないが，司法判断，医療過誤訴訟，権利についての立法などの法的判定結果を通して患者の治療を受ける権利が明確にされてきた．患者が治療を拒否する権利は，患者が治療を受ける権利の概念から派生したものである．患者は以下の権利をもっている．

- 最小限の行動制限しか受けない権利
- 不必要および過剰な薬物治療を受けない権利
- インフォームドコンセントなしに実験的研究を受けさせられない権利

　他の規範や法概念によってと同様に，憲法（合衆国憲法修正条項Ⅰ，Ⅴ，Ⅷ，ⅩⅣ条）によって，患者には治療を拒否する権利が保障されていると考えられている．治療を拒否する患者の権利に関して現在行われている議論は，任意入院または強制入院している患者が緊急事態にない場合の治療拒否に概ね限定されている．治療拒否は遺憾なことではあるが，臨床においてはありふれたことでもある．理由がどうであれ，治療拒否は由々しき出来事であり，治療効果および予後に大きな影響を与え，症例によっては有病率および死亡率にも影響を与えることがある．治療参

加性が悪いことは，臨床医にとって最も厄介な問題であるが，精神薬理学で用いる薬物において，それは50％以上に達すると考えられている。精神疾患であれ他の疾患であれ，慢性疾患の患者にとって，処方通りに服用した時には有効性が示されている治療薬もその数が増えてくると，治療参加性が低下することになり，実際その通りで困難なものとなるのである。

治療参加性がよくないことは医師－患者関係に直接関係しているか，あるいは治療法そのものないしはその有害事象に対する懸念によって引き起こされている可能性がある。治療参加性がよくないことは，服薬の必要なある種の疾患につきまとうスティグマと関連している可能性がある——このことは精神障害およびこれらの障害の治療のために用いられる薬物治療に関しては特にあてはまる事実といえる。治療参加性がよくない症例では疾患の否認が主たる理由となっていることが多い。治療拒否または治療遵守違反が宗教上の信念から生じることも時々みられる。治療拒否が二次的疾病利得を得るため，すなわち病気であることにより経済的あるいは法的な利得を得ることを目的としている患者の場合，その判断はより難しくなる。

EDにおいては，薬物療法または治療を遵守しないことによって，極めて明瞭な結果を生じることがある。この場合には，治療を開始する前にインフォームドコンセントを獲得することは例外的に要求されないと理解され受け入れられている。薬物療法を遵守しなかったために，基底にある精神疾患——躁病，うつ病，精神病，不安——が増悪をきたす患者は多い。EDにおいて，このような急性増悪が認められた場合には，服薬遵守不良が問題の核心であり，それに狙いを定めて対処するべきである。治療を拒否されても標準的な治療を行い，自傷または他害の恐れを防止するかあるいは最小限に食い止めるために治療的介入を行うことは，EDに勤務する医師には是認されてきたと思われる。緊急事態の法的な定義には曖昧な点があるが，緊急事態にあっては患者自身が異議を唱えても，治療を遂行することは容認されている。患者の行為能力を判断して，治療拒否に結びつく可能性のある理由を特定するために徹底的に調査することは，救急現場においては難しい課題である。明確にしてかつ簡潔である基本原則が存在していない現状では，臨床医は，臨床的知識と患者の置かれている個別的状況を症例ごとに把握することによって治療の決定を下すことが重要であるといえる。

提供しようとしている治療が精神障害に直接関係する場合，精神障害者から同意を得るには特有の難しさを生じることがある。成人の患者が，人からの不当に影響されて治療拒否に至ることもある。小児に治療の同意を得る場合には，年齢，精神発達の程度，および理解力によって決定されることになる。両親が同意した治療と異なる治療を小児患者が希望するか，または両親が同意を拒否した治療を小児患者が希望する場合に，特有の難題が生じることがある。

EDのような状況において，行為能力が保持されていると決定すること自体が，そもそも難しいことである。間接的でしかも裁判によらない行為能力の評価であっても，患者の意思決定能力を判定することは，治療を受けるにせよあるいは拒否するにせよ自由意思によるインフォームドコンセントを担保する上で不可欠な要素である。患者の意思決定能力はそれぞれの患者が直面する以下の複数の基準によって決定される。

- 情報を受け取り，処理し，理解することができる
- 危険性および効果を比較検討できる

- 自己の価値観および長年にわたって育んできた人生観に沿った選択ができる
- 自己の選択を伝達できる

　疑問の残る患者，および状況によっては，緊急の治療を遅らせるか，あるいは患者を危険な状態に曝すのでない限り，意思決定能力について完全な評価をするべきである．妥当な臨床的決定を下す際に支援することができる代理人，法律顧問，あるいは他の臨床医――通常は，精神科医――など，患者に代わって意思決定をする人物がいるかどうかを調査することを怠ってはならない．
　カギとなる重要な事項を注意深く記録に残しておく必要がある．それは以下の事項である．

- 患者の状態
- 拒否した理由
- 選択したスタッフ介入，および用いた必要最小限の行動制限の方法
- 家族または関与した人
- 患者と話し合った代替治療および治療に伴う危険性とその効果

　救急の現場にあっても，可能な限り記録を残さなければならない．自分の下す決定が医療法学的にどのような意味があるのかについて常に注意深く考え，自分の意思決定の過程を説明できなければならない．

5. 情報提供の基準

　1996年8月，健康保険の携帯性および説明責任に関する法律（HIPAA）が署名されて制定され，これによりヘルスケア取引の米国の国内基準が米国厚生保健省（DHHS）によって決定された．この法律の主たる目標の一つは，患者の健康に関する情報の安全性およびプライバシーの保護と，ヘルスケア産業における一般的な電子媒体による保険契約を簡潔かつ標準化することにある．そしてこの基準はすべてのヘルスケア提供者ならびにすべての施設に適応されるので，自分の施設内のHIPAAの運用方針に関して熟知していることが必要である．
　診断・治療の過程で収集されたすべての臨床的，および心理社会的情報，患者の個人的な経済状態とすべての経済的な情報，クレジットまたは保険の情報，および精神疾患または物質乱用に関連して受けた治療を含むいかなる情報も，守秘義務のある個人情報であると一般に考えられている．
　診療録，放射線フィルム，および病理標本はすべて守秘義務があると考えられ，法的には病院の財産であるが，患者の利益を守るために安全に保管しなければならない．これらの原資料は部外秘のものであり，法的な命令，証拠の提出命令，あるいは患者のケアを継続するために患者を移送しなければならない場合などの例外を除いて，患者，代理人，または法的後見人の承認がなければ，その情報を公開することはできない．
　HIPAAによれば，情報の使用および開示の承認または要請が存在する場合以外には，守秘義務のある健康に関する情報（書面，口頭，電子情報などすべて）を，開示または使用することは禁止されている．開示要請には以下のものがある．

- 自己の情報の開示を要請する場合。自分の治療，請求・支払書，経済に関する記録，およびその他の記録について，詳しく閲覧し，コピーを入手する権利がある。精神療法の記録，訴訟が想定される情報，あるいはある種の保護下にある検査結果については，患者にはその権利がないとされている。情報開示によって，患者自身または他人の生命または身体に危害の及ぶ可能性がある場合には，施設は開示要求を拒否することができる。
- 米国厚生保健省は請求があれば，調査または遵守性の審査を行うことができる。

治療，支払い，またはその他の健康に関連した職務（質的保証，医師の審査，治療計画，顧客サービスなど）の情報を開示するには，患者の同意が必要である。同意は，制限を解除して使用されるのはどのような情報であるかを，平易でわかりやすい言葉で，文章にして記載しなければならない。また署名，日時も記載が必要で，これも医学的な記録の一部となる。繰り返しになるが，例外は緊急事態にあって治療を開始しなければならない状況であるが，このような状況でも治療によって回復したら可能な限り早くに同意を得ることが必要で，医師はその努力を怠ってはならない。その他の例外は以下の通りである。

- 法律によって治療することが要求されている場合
- 意思伝達に障壁があって通訳がいないけれども，意思決定が必要であり，状況から同意が得られると推定される場合
- 放射線科医，病理医のように検査などをして主治医に報告をしなければならない場合
- 公衆衛生上の理由がある場合
- 医学的な情報が係争中の訴訟にある場合
- 法的に執行されるか，軍事的な目的がある場合

他の施設から患者の情報提供を求められた場合には，患者の同意の下に情報を提供するべきである。一般的な原則として，情報の使用，開示，または提供の目的を達成できる「必要最小限」の情報を提供することである。また個人情報の請求または提供を求める際に，いかなる方法によるのかを理解した上で所定の書式に患者が署名することが必要である。一般的な医学情報，精神科的および物質乱用関連の情報に関する情報提供の書式，およびHIV関連情報の提出に関する許可などは，多くの病院ではそれぞれ個別の書式をもっている。また守秘義務のある患者の個人情報が電子化されて伝達される場合には，病院内部であれ外部であれ，HIPAAによって決定された厳しい安全基準によって管理しなければならない。電子文書の伝達に関しては，それぞれの病院において将来的に独自の方針および方法を設定するであろうが，それに精通しておくことが必要であろう。

6. 法的状態

EDで診療されていた患者が精神科病棟に入院が必要であると決まったなら，次にその入院にはどのような法的形態が妥当かを決定しなければならない。精神科病棟の多くは閉鎖病棟であり，地域または州の精神衛生法並びに規則によって管理されているので，患者の入院の法的状態は重

要である．精神科の患者の入院に関係する，その地域または州の精神衛生法に精通していることは，すべての臨床医にとって不可欠である．入院には任意入院と強制入院がある．

7. 任意入院

施設によっては，通常の総合病院の精神科病棟および急性中毒病棟でみられるように，患者が自由意思で署名して入院し，いかなる通告義務もなく退院が可能な，略式の入院がある．

もう少し正式な任意入院を要する施設もある．精神科病棟に任意入院する要件として，精神科病棟でのケアおよび治療の適応となる精神疾患に患者が罹患していることが不可欠である．さらにその患者は任意による入院が適当であり，任意で入院する患者としての法的状態および権利について理解できる能力がなければならない．仮に患者が任意入院する時の患者の権利について理解していることを示すことができなければ，その患者に任意入院の書類に署名を求めてはいけない．任意入院の際の患者の権利には，例えば，退院要求を文書で病院職員に通知できる権利も含まれている．

1990年，「ジネルモンに対するブルシュの訴訟」で，裁判所は任意入院には「文書で，十分な説明を受けた上での同意（インフォームドコンセント）」が必要であると認識するに至った．そして任意入院の手続きにおいては，現存する州の入院手続きによるか，または入院手続きの安全基準をそれぞれの州で新たに制定して，患者の同意が得られているかどうかを判断することが必要であるとした．患者はすべて，強制入院の診断基準を満たす患者であっても，治療により積極的に参加するためには，任意入院の可能性を検討することは必要であると一般的に考えられている．米国精神医学会は，精神科病棟に入院する際に自ら署名する行為能力には欠けているが，強制入院の要件を満たさない患者について次の勧告を行っている．すなわち，このような患者あるいは「入院に同意する患者」は，障害があり入院が妥当だが，厳しい審査および入院中の徹底した観察が必要である，と考えられている．

司法制度によっては，入院の基準および手続きの面では異なっているが，一時的または緊急避難的な入院といった任意入院の状態をも設定しているところもある．

8. 強制入院

精神疾患患者の強制収容には議論が絶えず，社会的に誤解および論争が多く，法的にも問題のある概念といえる．EDに働く医師が，患者の危険度あるいは暴力を振るう恐れを予測する能力は，周知の通り，低くかつ不正確といわざるをえない．それにもかかわらず，裁判所は精神科医がこの問題を処理するためにこの収容法を用いることを容認している．

現在，精神疾患患者を強制収容することは2つの法原理に依拠している．1つは，パレンス・パトリエ（国親思想 parens patriae），すなわち自らの面倒をみられない人の面倒を国家の責任においてみるという法原理である．もう1つは，国家の警察権による社会防衛の法原理，すなわち（精神疾患）患者の危害から国民および社会全体を防衛するのは国家としての責任であるとするものである．

総論的な原則は，まず最も行動制限の少ない治療法を選択して，強制入院が必要となる事態に立ち至るまでその方法で治療を継続させることである．強制収容が必要かどうか決定することが

困難な症例の場合には，安全の確保できる環境に入院させて，徹底的な臨床評価を行うべきである。さらに，このような形での入院はEDまたは救急病棟で行われるため，このような救急の状況にあっては，実効のある安全な手段の選択が要請される。したがって，強制収容は一つの有力な選択肢といえる。

米国精神医学会（APA）の施設収容法では，強制収容に関していくつかの臨床的な基準を設定している。それ以降，施設収容法を州の精神衛生法の一部に組み込む州が多くなった。このような州法ではしばしば，例えばニューヨーク州精神衛生法のように，1名ないしは複数の医師が以下の決定を下すことが必要とされている。

- 患者は重篤な精神疾患を罹患していること
- 最も行動制限の少ない治療手段であり，適切なケアおよび治療により患者の状態が改善すると期待できること
- 精神疾患のために，患者には自傷他害の恐れが実際に存在すること
- 患者はこのようなケアおよび治療が必要であると判断する能力が障害されている，または理解する能力が欠けていること
- 地域社会のなかで患者の安全を確保できないこと
- 入院によって患者の状態が改善されるか，少なくとも悪化を防止できること

危害の実際的な恐れ，または重大な危害の可能性とは，法律用語であり，以下のことを意味する。

- 自己の身体に対して危害を加える恐れが相当程度存在する。これは，自殺企図または重大な自傷の恐れとして示される。
- 他害の恐れが相当程度存在する。これは，他人が重篤な危害を受けるかもしれないと脅威を感じるに十分な，殺人または他の暴力行為が示される。
- 食事，住居，衣類，または健康管理など不可欠な必要を満たすことを拒否する，またはできない。このような人は，もし直ちに入院させなければ，重大な危害が生じる可能性が高いといえる。
- 精神障害の治療計画を遵守せずに，過去に危険行為に及んだ既往歴がある。

医師は，行動制限のより少ない介護および治療の方法を考慮したが，それはその患者の必要とする治療として適切ではないと判断される，ということを詳細に記録しなければならない。精神病院に強制的に入院させられた患者はすべて，文書による告知を受けるなど一定の権利が保証されており，通常，それには，強制的な介護および治療の決定に抗議する権利，法廷で公聴会の開催および弁護士に代理を請求する権利が含まれている。

最近，アディントンのテキサス州に対する訴訟において最高裁は，患者の危険性の判断のための証拠の基準として，危険である証拠がまさる（51％），および疑問の余地なし（95％）に加えて，明白かつ確固たる証拠がある（換言すると，75％の確度で）という基準を新たに設定した。

BIBLIOGRAPHY

Addington v Texas, 99 SCt 1804 (1979).
American Psychiatric Association. Resource document on principles of informed consent in psychiatry. *J Am Acad Psychiatry Law* 1997;25: 121-125.
American Psychiatric Association. *Task Force Report 34: consent to voluntary hospitalization.* Washington, DC: American Psychiatric Association, 1992.
American Psychiatric Association. *Diagnostic and statistical manual of mental disorders.* 4th ed, revised. Washington, DC: American Psychiatric Association, 1999.
Appelbaum P, Gutheil T. *Clinical handbook of psychiatry and the law.* 2nd ed. Baltimore: Williams & Wilkins, 1991.
Bernat JL. Informed consent. *Muscle Nerve* 2001;24:614-621.
Black's Law Dictionary. 4th ed, rev. St. Paul, MN: West Publishing, 1968.
Burglass BV. 590 502d 446 (Fla App 3 Dist (1991)).
Cramer J, Rosenheck R. Compliance with medication regimens for mental and physical disorder. *Psychiatr Serv* 1998;49:196-201.
Doyal L. Informed consent: moral necessity or illusion? *Qual Health Care* 2001;10(suppl 1):29-33.
Ethical principles of psychologists and code of conduct (Section 5.05 Disclosures). *Am Psychol* 1992;47:1597-1611.
Felthous AR. The clinician's duty to protect third parties. *Psych Clin North Am* 1999;22:49-59.
Gutheil TG, Appelbaum PS. *Clinical handbook of psychiatry and law.* 3rd ed. Baltimore: Lippincott Williams & Wilkins, 2000.
Kaplan HI, Sadock BJ, eds. *Comprehensive textbook of psychiatry.* 8th ed. Baltimore: Williams & Wilkins, 1999.
Larkin GL, Marco CA, Abbott JT. Emergency determination of decision-making capacity: balancing autonomy and beneficence in the emergency department. *Acad Emerg Med* 2001;8:282-284.
Leung WC. Consent to treatment in the A&E department. *Accid Emerg Nurs* 2002;10:17-25.
Markson LJ, Kern DC, Annas GJ, et al. Physician assessment of patient competence. *J Am Geriatr Soc* 1994;42:1074-1080.
Naess AC, Foerde R, Steen PA. Patient autonomy in emergency medicine. *Med Health Care Philos* 2001;4:71-77.
NYS Mental Hygiene Law. MHL Article 9—Hospitalization of Mentally Ill. McKinney's Consolidated Laws of New York Annotated, West Publishing Co.
President's Commission for the Study of Ethical Problems in Medicine and Biomedical and Behavioral Research. *Making healthcare decisions: the ethical and legal implications of informed consent in the patient-practitioner relationship.* Vol. 1. Washington, DC: Superintendent of Documents, 1982.
Roth LH, Meisel A, Lidz CW. Test of competency to consent to treatment. *Am J Psych* 1977;134:279-284.
Rundell JR, Wise MG, eds. *Textbook of consultation-liaison psychiatry.* Washington, DC: American Psychiatric Press, 1996.
Schwartz HI. Informed consent and competency. In: Rosner R, ed. *Principles and practice of forensic psychiatry.* New York: Chapman & Hall, 1994.
Simon RI. *Concise guide to psychiatry and law for clinicians.* Washington, DC: American Psychiatric Press, 1992.
Tarasoff v Regents of University of California, 17 Cal3d 425 (1976).
The Canadian Medical Association Code of Ethics annotated for psychiatrists: the position of the Canadian Psychiatric Association (1978). *Can J Psychiatry* 1980;25:432-438.
The Declaration of Madrid (approved by the World Psychiatric Association General Assembly in Madrid, Spain, 25 August, 1996). http://www.wpanet.org/generalinfo/ethic1.html.
Opinions of the Ethics Committee on the principles of medical ethics: with annotations especially applicable to psychiatry. Washington, DC: American Psychiatric Association, 2001.
Vermeire E, Hearnshaw H, Van Royen P, et al. Patient adherence to treatment: three decades of research: a comprehensive review. *J Clin Pharm Ther* 2001;26:331-342.

BIBLIOGRAPHY

Weiner B, Wettstein R. *Legal issues in mental health care.* New York: Plenum, 1993.
Welie JV, Welie SP. Patient decision making competence: outlines of a conceptual analysis. *Med Health Care Philos* 2001;4:127–138.
Wettstein RM. The right to refuse psychiatric treatment. *Psych Clin North Am* 1999;22:173–182.
Wyatt v Stickney, 344 F Supp 373 (1972).
Zinermon v Burch, 494 US 113 (1990).

〔深津　亮　訳〕

Appendix A
全般的評価ガイドライン

　患者は幅広い多様な徴候および症状からなる急性精神症状を呈して受診する。そこで以下に，最も一般的な急性精神症状を取り上げ，理解しやすいように4つの症状カテゴリーに分類した。それらは精神病的なもの，行動に関するもの，情緒に関するもの，および認知に関するものである（表A-1を参照）。
- 精神病症状とは，錯覚，幻覚（聴覚，味覚，嗅覚，触覚，視覚），および妄想（恋愛，誇大，嫉妬，迫害，身体的，混合型）を徴候とするものである。
- 行動に関する症状とは，自殺または殺人念慮，急性の焦燥，暴力または攻撃行動のおそれである。

表A-1　精神疾患および身体疾患の諸症状

症状	精神障害（DSM-IV）	身体疾患
精神病障害 （幻覚，妄想）	非定型精神病，短期精神病性障害，感覚系の症状または機能不全を伴う転換性障害，妄想性障害，認知症，せん妄，虚偽性障害，詐病，気分障害，一般身体疾患によるパーソナリティ変化（妄想型），パーソナリティ障害，共有性精神障害，失調感情障害，統合失調症，統合失調症様障害，物質関連障害	甲状腺機能亢進症/低下症，AIDS，SLE，クッシング症候群，脳新生物，産褥期精神病，アジソン病，けいれん性障害，副甲状腺機能亢進症，急性間欠性ポルフィリア，肝性脳症，ウィルソン病ビタミン欠乏症，感染症，第3期梅毒，腫瘍（例，後頭葉），
行動障害 （焦燥，暴力）	適応障害，行為および反抗挑戦性障害，認知症，せん妄，間欠性爆発性障害，精神遅滞，一般身体疾患によるパーソナリティ変化（攻撃型），パーソナリティ障害，外傷後ストレス障害，月経前不快気分障害，統合失調症および他の精神病性障害（特に妄想を伴うもの），物質関連障害	甲状腺機能亢進症・低下症，低・高血糖，脳新生物および他の頭蓋内変化（外傷，感染，解剖学的欠損，血管奇形，脳血管の事故），けいれんおよびけいれん様症候群（発作，発作後，および発作間欠期），AIDS，急性間欠性ポルフィリア，クッシング病，肝性脳症，ビタミン欠乏症，第3期梅毒
情緒障害 （不安，パニック，広場恐怖，離人症状，現実感喪失，感情状態）	急性ストレス障害，適応障害，離人症性障害，全般性不安障害，気分障害，パニック障害，強迫性障害，パーソナリティ障害，外傷後ストレス障害，物質関連障害	甲状腺機能亢進・低下症，低・高血糖，脳新生物，AIDS，膵臓がん，クッシング症候群，アジソン病，けいれん性障害，副甲状腺機能低下・亢進症，SLE，多発性硬化症，急性間欠性ポルフィリア，肝性脳症，褐色細胞腫，ウィルソン病，ハンチントン病，第3期梅毒
認知障害 （錯乱，失見当識，記憶障害）	健忘性障害，解離性障害，認知症，せん妄，物質誘発性持続性認知症	低/高血糖，頭部外傷，AIDS，低ナトリウム血症，クッシング症候群，けいれん性障害，副甲状腺機能低下・亢進症，ビタミン欠乏症，第3期梅毒

AIDS：後天性免疫不全症候群，SLE：全身性ループスエリテマトーデス

- 情緒に関する症状とは，広場恐怖，不安，抑うつ，離人感，現実感喪失，軽躁状態または躁状態，パニックの症状である。
- 認知に関する症状とは，錯乱，失見当識，および記銘力障害のことである。

図 A-1 には，症状の分類と可能性のある精神医学的および身体医学的病因の一覧を挙げた。急性症状のそれぞれのタイプは，多くの精神医学的あるいは身体医学的原因によって生じることが知られている。適切に診断し治療を開始するためには，しっかりと評価することが必須である。残念なことに，患者が上述のように容易に分類できる症状を呈して受診することは稀であり，実際には身体症状と同様に「よくある」精神症状がより複雑に組み合わされた状態で受診することがしばしばあるのである。上記の何らかの症状を呈して急にやってくる患者は，原発性の身体疾患があって2次的に精神症状を生じているのか，または原発性の精神障害があって2次的に身体医学的所見を伴っているかのいずれかである。

身体疾患に起因性，物質関連性，あるいは原発性の精神疾患の診断的境界領域は，しばしば複雑に錯綜しており判別しにくいものである。重複したり因果関係の考えられる可能性のある病態は無数にある。多くの境界領域および特定の精神症状を生じえる診断的原因を図 A-1 に図示した。

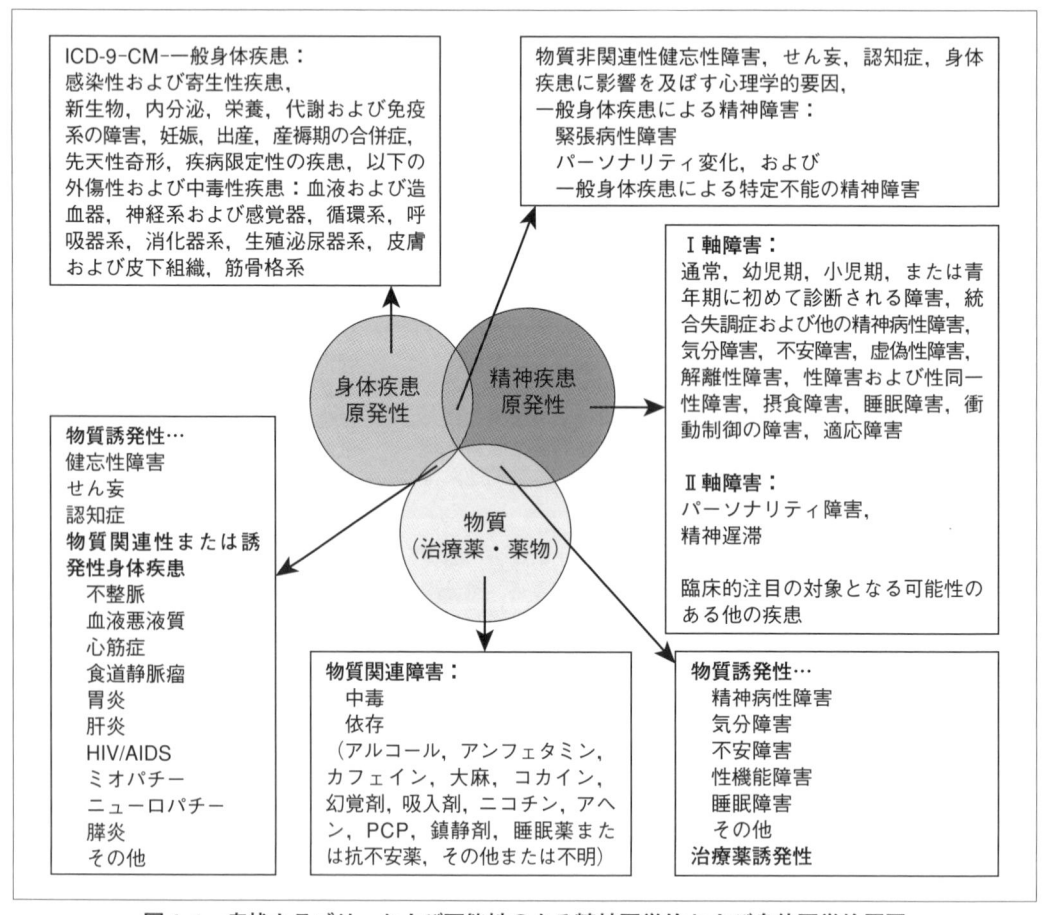

図 A-1　症状カテゴリーおよび可能性のある精神医学的および身体医学的原因

（内田　貴光　訳）

Appendix B
規制物質の一覧表の一部

UNITED STATES CODE SECTION 801, TITLE Ⅱ OF THE COMPREHENSIVE DRUG ABUSE PREVENTION AND CONTROL ACT OF 1970

第Ⅰ類：ここに挙げられた薬物およびその他の物質は，乱用の危険性が高い。これらの薬物およびその他の物質は，合衆国において現在，治療としての医学的使用が認可されていない。医学的監督下にあっても，これらの薬物ならびにその他の物質を使用することには，安全性が認められていない。

物質	その他の名前
1-Methyl-4-phenyl-4-propionoxypiperidine	MPPP，合成ヘロイン
3,4-Methylenedioxyamphetamine	MDA，ラブドラッグ
3,4-Methylenedioxymethamphetamine	MDMA，エクスタシー，XTC
4-Bromo-2,5-dimethoxyphenethylamine	Nexus，2-CB，エクスタシー，MDMAとして販売されている
Aminorex	メタンフェタミンとして販売されている
Codeine methylbromide/Codeine-N-oxide	コデイン
Gamma Hydroxybutyric Acid（GHB）	GHB，gamma hydroxybutyrate
Heroin	Diacetylmorphine，diamorphine
Lysergic acid diethylamide	LSD，lysergide
Marihuana	大麻，マリファナ
Mescaline	「ペヨーテ」サボテンの成分
Methaqualone	Quaalude，Parest，Somnafac，Opitimil，Mandrax
Morphine	モルヒネ
Nicomorphine	Vilan
Peyote	Mescalineを含有するサボテン
Psilocyn	Psilocin，「マジックマッシュルーム」の成分

第Ⅱ類：ここに挙げられた薬物およびその他の物質は，乱用の危険性が高い。これらの薬物およびその他の物質は，合衆国において現在，治療としての医学的使用は認可されているか，または厳重な制限条件のもとで認可されている。これらの薬物およびその他の物質の乱用は，強い心理的または身体的依存を引き起こす可能性がある。

物質	その他の名前
1-Phenylcyclohexylamine	PCP前駆物質
1-Piperidinocyclohexanecarbonitrile	PCP前駆物質
Amobarbital（アモバルビタール）	Amytal，Tuinal
Amphetamine（アンフェタミン）	Dexedrine，Biphetamine

Benzoylecgonine	コカイン代謝物
Cocaine（コカイン）	Crack
Codeine（コデイン）	Methyl morphine
Dihydrocodeine	Didrate, Parzone
Ecgonine	コカの葉に含まれるコカイン前駆物質
Fentanyl	Innovar, Sublimaze, Duragesic
Glutethimide	Doriden, Dorimide,
Hydrocodone	dihydrocodeinone
Hydromorphone	Dilaudid, dihydromorphinone
Levo-alphacetylmethadol	LAAM, 長時間作用型 methadone
Meperidine	Demerol, Mepergan, pethidine
Methadone	Dolophine, Methadose, Amidone
Methamphetamine	ICE, Crank, Speed
Methylphenidate	Ritalin（リタリン）
Morphine	MSコンチン, Roxanol, Duramorph
Opium derivatives	Papaver somniferum, Laudanum, raw opium, opium ガム, 粉末 opium, 粒状 opium
Oxycodone	OxyContin, Percocet, Tylox, Roxicodone, Roxicet
Oxymorphone	Numorphan
Pentobarbital（フェノバルビタール）	Nembutal（ネンブタール）
Phenazocine	Narphen, Prinadol
Phencyclidine	PCP, Sernylan
Secobarbital	Seconal, Tuinal
Thebaine	多くの催眠剤の前駆物質

第Ⅲ類：ここに挙げられた薬物およびその他の物質は，第Ⅰ類と第Ⅱ類に挙げられている薬物およびその他の物質よりも，乱用の危険性は低い．これらの薬物およびその他の物質は，合衆国において現在，治療としての医学的使用は認可されている．これらの薬物およびその他の物の乱用は，中程度から軽度の身体的依存または重度の心理的依存を引き起こす可能性がある．

物質	その他の名前
Amobarbital	Amobarbital/ephedrine カプセル
Anabolic steroids	「ボディビル」ドラッグ
Aprobarbital	Alurate
Butabarbital	Butisol, Butibel
Butalbital	Fiorinal, Butalbital with aspirin
Codeine 化合物	Empirin, Fiorinal, Tylenol, ASA または APAP with codeine
Dihydrocodeine 化合物	Synalgos-DC, Compal
Drostanolone	Drolban, Masterid, Permastril
Fluoxymesterone	Anadroid-F, Halotestin, Ora-Testryl
Hydrocodone 化合物	Tussionex, Tussend, Lortab, Vicodin, Hycodan, Anexsia
Ketamine	Ketaset, Ketalar, Special K, K

Lysergic acid/Lysergic acid amide	LSD 前駆物質
Mesterolone	Proviron
Methyltestosterone	Android, Oreton, Testred, Virilon
Opium 化合物	Paregoric
Oxandrolone	Anavar, Lonavar, Provitar, Oxymesterone
その他の barbiturate	Pentobarbital, Secobarbital
Stanolone	Anabolex, Andractim, Pesomax, dihydrotestosterone
Talbutal	Lotusate
Testosterone	Android-T, Androlan, Depotest
Thiopental	Pentothal

第Ⅳ類：ここに挙げられた薬物およびその他の物質は，第Ⅲ類に挙げられている薬物およびその他の物質と比較して，乱用の危険性は低い．これらの薬物およびその他の物質は，合衆国では現在，治療としての医学的使用は認可されている．これらの薬物およびその他の物質の乱用は，第Ⅲ類に挙げられている薬物およびその他の物質に比べて，限定的な身体的依存または心理的依存を引き起こす可能性がある．

物質	その他の名前
Alprazolam	Xanax，ソラナックス，コンスタン
Barbital	Veronal, Plexonal, barbitone
Bromazepam	Lexotan（レキソタン），Lexatin, Lexotanil
Chloral hydrate	Noctec，抱水クロラール，エスクレ
Chlordiazepoxide	Librium, Libritabs, Limbitrol，コントール，バランス
Clobazam	Urbadan, Urbanyl
Clonazepam	Klonopin, Clonopin，リボトリール，ランドセン
Clorazepate	Tranxene，メンドン
Dexfenfluramine	Redux
Dextropropoxyphene（諸剤形）	Darvon, propoxyphene, Darvocet, Dolene, Propacet
Diazepam	Valium, Valrelease，デパス
Estazolam	ProSom, Domnamid, Eurodin（ユーロジン）
Ethchlorvynol	Placidyl
Ethinamate	Valmid, Valamin
Fencamfamin	Reactivan
Fenfluramine	Pondimin, Ponderal
Fenproporex	Gacilin, Solvolip
Flunitrazepam	ロヒプノール，Narcozep, Darkene, Roipnol
Flurazepam	Dalmane
Lorazepam	Ativan
Lormetazepam	Noctamid
Mazindol	Sanorex, Mazanor
Mefenorex	Anorexic, Amexate, Doracil, Pondinil

Meprobamate	Miltown, Equanil, Deprol, Equagesic, Meprospan
Methohexital	Brevital
Methylphenobarbital（mephobarbital）	Mebaral, mephobarbital
Midazolam	Versed，ドルミカム
Modafinil	Provigil
Nimetazepam	Erimin（エリミン）
Nitrazepam	Mogadon，ベンザリン，ネルボン
Nordiazepam	Nordazepam, Demadar, Madar
Oxazepam	Serax, Serenid-D
Oxazolam	Serenal（セレナール），Convertal
Paraldehyde	Paral
Pemoline	Cylert，ベタナミン
Pentazocine	Talwin, Talwin NX, Talacen，ソセゴン，ペンタジン
Petrichloral	Pentaerythritol chloral, Periclor
Phenobarbital	Luminal, Donnatal, Bellergal-S
Phentermine	Ionamin, Fastin, Adipex-P, Obe-Nix, Zantryl
Pinazepam	Domar
Prazepam	Centrax
Quazepam	Doral（ドラール），Dormalin
Temazepam	Restoril（レストリル）
Triazolam	Halcion（ハルシオン）
Zaleplon	Sonata
Zolpidem	Ambien, Stilnoct, Ivadal，（マイスリー）

第Ⅴ類：ここに挙げられた薬物およびその他の物質は，第Ⅳ類に挙げられている薬物およびその他の物質と比較すると，乱用の危険性は低い．これらの薬物およびその他の物質は，合衆国において現在，治療としての医学的使用は認可されている．これらの薬物およびその他の物質の乱用は，表Ⅳに挙げられている薬物およびその他の物質に比べて，限定的な身体的依存または心理的依存を引き起こす可能性がある．

物質	その他の名前
Buprenorphine	Buprenex, Temgesic，レペタン
Codeine 製剤	Cosanyl, Robitussin A-C, Cheracol, Cerose, Pediacof
Difenoxin 製剤	Motofen
Dihydrocodeine 製剤	Cophene-S，ほか多数
Diphenoxylate 製剤	Lomotil, Logen
Opium 製剤	Parepectolin, Kapectolin PG, Kaolin Pectin P.G.

（内田　貴光　訳）

Appendix C
よく使用される精神科薬物

よく使用される精神科薬物

商品名	一般名	一日投与量 (mg/日)	用量・剤形
抗うつ薬			
MAO阻害薬			
Nardil	phenelzine	15–90	15mg錠
Parnate	tranylcypromine	30–60	10mg錠
三環系薬剤 (TCA)			
Ascendin (アモキサピン)	amoxapine	50–600	25, 50, 100, 150mg・錠剤
Anafranil (アナフラニール)	clomipramine	25–250	25, 50, 75mg・錠剤
Desyrel (デジレル)	trazodone	150–600	50, 100, 150, 300mg・錠剤
Elavil (トリプタノール)	amitriptyline	50–300	10, 25, 50, 75, 100, 150mg・錠剤
Norpramin	desipramine	25–300	10, 25, 50, 75, 100, 150mg・錠剤
Pamelor (ノリトレン)	nortriptyline	75–150	10, 25, 50, 75mg・カプセル
Sinequan	doxepine	25–300	10, 25, 50, 75, 100mg・カプセル, 10mg/ml・濃縮液
Surmontil	trimipramine	50–300	25, 50, 100mg・カプセル
Tofranil (トフラニール)	imipramine	50–300	75, 100, 125, 150mg・カプセル, 10, 25, 50mg・錠剤
SSRI, SNRI			
Celexa	citalopram	20–40	10, 20, 40mg・カプセル, 10mg/5ml・溶液
Effexor/(XR)	venlafaxine	75–375/(37.5–225)	25, 37.5, 50, 75, 100mg・錠剤
Lexapro	escitalopram	10–20	10, 20mg・錠剤
Luvox	fluvoxamine	50–300	25, 50, 100mg・錠剤
Paxil	paroxetine	10–60	10, 20, 30, 40mg・錠剤
Prozac	fluoxetine	20–80	10, 20, 40mg・カプセル, 20mg/5ml・溶液, 10mg・錠剤
Remron	mitrazapine	15–45	15, 30, 45mg・錠剤
Serzone	nefazadone	200–600	50, 100, 150, 200, 250mg・錠剤
Wellbutrin (SR)	bupropion	200–450 (150–400)	75, 100mg・錠剤 (100, 150, 200mg・錠剤)
Zoloft	sertraline	50–200	25, 50, 100mg・錠剤, 20mg/ml・濃縮液
Zyban	bupropion SR	150–300	150mg・錠剤
気分安定薬			
Eskalith	lithium	600–1800	300mg・カプセル
Eskalith-CR, Lithonate, Lithobid, Lithotabs			450mg・錠剤, 300mg・カプセル, 300mg・錠剤

わが国における治療薬

商品名	一日投与量 (mg/日)	用量・剤形
抗うつ薬		
MAO阻害薬		
なし		
なし		
三環系薬剤 (TCA)		
アモキサン	25–300	10, 25, 50mg・カプセル, 10%細粒
アナフラニール	50–225	10, 25mg・錠剤, 25mg/2ml・注射薬
デジレル	75–200	25, 50mg・錠剤
トリプタノール	50–150	10, 25mg・錠剤, 50mg/5ml・注射薬
なし		
ノリトレン	30–150	10, 25mg・錠剤
なし		
スルモンチール	50–200	10, 25mg・錠剤, 10%散剤
トフラニール	50–200	10, 25mg・錠剤
SSRI, SNRI		
なし		
なし		
なし		
ルボックス, デプロメール	50–150	25, 50mg・錠剤
パキシル	10–40 (50)	10, 20mg・錠剤
なし		
なし		
なし		
なし		
ジェイ・ゾロフト	25–100	25, 50mg・錠剤
なし		
気分安定薬		
リーマス	400–1200	100, 200mg・錠剤

よく使用される精神科薬物（つづき）

商品名	一般名	一日投与量 (mg/日)	用量・剤形
Depakote Depakote ER, Depakene, Depakote Sprinkles	valproic acid	750-4200	125, 250, 500mg・錠剤 500mg・錠剤・250mg・カプセル 250mg/5ml・シロップ, 125mg・カプセル
Tegretol Tegretol XR	carbamazepine	400-1600	200mg・錠剤, 100mg・チュアブル錠, 100mg/5ml・懸濁液 100, 200, 400mg・錠剤
Lamictal	lamotrigine	50-500	25, 100, 150, 200mg・錠剤 5, 25mg・チュアブル錠
Neurontin	gabapentin	300-3600	100, 300, 400mg・カプセル, 600, 800mg・錠剤
Topamax	topiramate	200-400	15, 25mg・カプセル, 25, 100, 200mg・錠剤
抗不安薬 ベンゾジアゼピン			
Ativan	lorazepam	1-10	0.5, 1, 2mg・錠剤
Klonopin	clonazepam	1.5-2.0	0.5, 1, 2mg・錠剤
Librium	chlordiazepoxide	15-100	5, 10, 25mg・カプセル, 100mg・粉末（筋注）
Tranxene	clorazepate	15-60	3.75, 7.5, 15, 22.5mg・錠剤
Valium	diazepam	4-40	2, 5, 10mg・錠剤, 5mg/ml・溶液
Xanax	alprazolam	0.75-10	0.25, 0.5, 1, 2mg・錠剤
Serax	oxazepam	30-120	10, 15, 30mg・カプセル, 15mg・錠剤
非ベンゾジアゼピン			
Buspar	buspirone	15-60	5, 10, 15, 30mg・錠剤 (dividoses)
Vistaril/Atarax	hydroxyzine	50-300	25, 50, 100mg・カプセル, 50mg/ml・液剤, 25mg/5ml・懸濁液
睡眠薬 ベンゾジアゼピン			
Dalmene	flurazepam	15-30	15, 30mg・カプセル
Doral	quazepam	7.5-15	

わが国における治療薬（つづき）

商品名	一日投与量 (mg/日)	用量・剤形
デパケン	400-1200	100, 200mg・錠剤, 20%, 40%細粒 5%（50mg/ml）・シロップ 100, 200mg・徐放剤
テグレトール	200-1200	100, 200mg・錠剤, 50%（500mg/g）細粒
なし		
ガバペン	600-2400	200, 300, 400mg・錠剤
なし		
抗不安薬 ベンゾジアゼピン		
ワイパックス	1-3	0.5, 1.0mg・錠剤
リボトリール, ランドセン	2-6	0.5, 1, 2mg・錠剤, 0.1%, 0.5%細粒
コントール	20-60	5, 10mg・錠剤, 1%, 10%散剤
メンドン	9-30	7.5mg・カプセル
セルシン, ホリゾン	4-20	2, 3, 5, 10・錠剤, 5mg/ml, 10mg/2ml・注射剤 1mg/ml・シロップ, 4, 6, 10mg・座薬, 1%散剤
ソラナックス, コンスタン	0.4-1.2	0.4, 0.8mg・錠剤
セレナール	30-120	5, 10mg・錠剤, 10%散剤
非ベンゾジアゼピン		
なし		
アタラックス	75-150	10, 25mg・錠剤, 25mg/ml, 50mg/ml・注射薬
アタラックスP		25, 50mg・カプセル, 10%（100mg/g）・散剤 2.5%（25mg/g）・ドライシロップ, 5mg/ml・シロップ
睡眠薬 ベンゾジアゼピン		
ベンザリン/ダルメート	15-30	10, 15mg・カプセル
ドラール	15-30	15, 20mg・錠剤

Halcion	triazolam	0.125-0.5	0.125, 0.25mg・錠剤	ハルシオン	0.125-0.5	0.125, 0.25mg・錠剤
Prosom	estazolam	1-2	1, 2mg・錠剤	ユーロジン	1-2	1, 2mg錠剤, 1%(10mg/g)・散剤
Restoril	temazepam	7.5-30	7.5, 15, 30mg・カプセル	レストリル	7.5-30	7.5, 15.30mg・カプセル
非ベンゾジアゼピン				非ベンゾジアゼピン		
Ambien	zolpidem	5-10	5, 10mg・錠剤	マイスリー	5-10	5, 10mg・錠剤
Noctec	chloral hydrate	500-2000	500mg・カプセル, 500mg・錠剤, 250mg/5ml, 500mg/5ml・シロップ	エスクレ・抱水クロラール	500-1000	末, 座剤
Sonata	zaleplom	5-10	5, 10mg・錠剤	なし		
抗精神病薬				抗精神病薬		
定型抗精神病薬				定型抗精神病薬		
Halodol	haloperidol	1-100	0.5, 1, 2, 5, 10, 20mg・錠剤, 5mg/ml・液剤	セレネース	0.75-6	0.75, 1, 1.5, 3mg・錠剤, 2mg/ml・液剤, 1%(10mg/g)・細粒, 5mg/ml・注射薬
Halodol decanoate (IM)		経口用量の20倍(IM)	50mg/ml, 100mg/ml・溶液		経口の10-15倍(IM)	50mg/ml, 100mg/ml・注射薬
Loxitane	loxapine	20-250	5, 10mg・カプセル	なし		
Mellaril	thioridazine	20-800	10, 15, 25, 50, 100, 150, 200mg・錠剤, 30mg/ml・濃縮液	メレリル	30-400	10, 25, 50, 100mg・錠剤, 10%(100mg/g)・散剤
Moban	molindone	15-225	5, 10, 25, 50, 100mg・錠剤, 20mg/ml・カプセル	なし		
Navane	thiothixene	6-60	1, 2, 5, 10, 20mg・カプセル	なし		
Prolixin	fluphenazine	1-40	1, 2.5, 5, 10mg・錠剤, 5mg/ml・濃縮液	フルメジン	1-10	0.25, 0.5, 1mg・錠剤, 0.2%(2mg/g)・散剤
Prolixin decanoate (IM)		経口用量の1.2倍(IM)	2.5mg/5ml エリキシール剤, 2.5mg/ml, 25mg/ml・溶液	フルデカシン	12.5-75(4週間隔)	25mg/ml・注射薬
Serentil	mesoridazine	30-400	10, 25, 50, 100mg・錠剤, 25mg/ml・濃縮液&溶液	なし		
Stelazine	trifluoperazine	2-40	1, 2, 5, 10mg・錠剤, 10mg/ml・濃縮液, 2mg/ml・溶液	なし		
Trilafon	perphenazine	12-64	2, 4, 8, 16mg・錠剤, 16mg/5ml・濃縮液, 5mg/ml・溶液	ピーゼットシー	6-48	2, 4, 8mg・錠剤, 2mg/ml・注射, 1%(10mg/g)・散剤
Thorazine	chlorpromazine	30-800	10, 25, 50, 100, 200mg・錠剤, 30mg/ml, 100mg/ml・濃縮液, 25mg/ml・溶液, 25, 100mg・座剤, 10mg/5ml・シロップ	ウィンタミン, コントミン	30-450	12.5, 25, 50, 100mg・錠剤, 10%(100mg/g)・細粒(顆粒), 10mg/2ml, 25mg/5ml, 50mg/5ml・注射薬
非定型抗精神病薬				非定型抗精神病薬		
Abilify	aripiprazole	10-30	10, 15, 20, 30mg・錠剤	エビリファイ	10-30	3, 6mg・錠剤
Clozaril	clozapine	12.5-900	25, 100mg・錠剤	なし		
Rispadal	risperidone	2-16	0.25, 0.5, 1.2.3.4mg・錠剤, 1mg/ml・溶液	リスパダール	2-16	1, 2, 3mg・錠剤, 0.5, 1, 2mg・液剤, 1%(10mg/g)・細粒
Seroquel	quetiapine	50-750	25, 100, 200, 300mg・錠剤	セロクエル	50-750	25, 100mg・錠剤

Appendix C 293

よく使用される精神科薬物（つづき）

商品名	一般名	一日投与量 (mg/日)	用量・剤形
Zyprexa	olanzapine	5-10	2.5, 5, 7.5, 10, 15, 20mg・錠剤
Geodon	ziprasidone	40-160	20, 40, 60, 80mg・カプセル
抗パーキンソン薬			
Akineton	biperiden	2-8	2mg・錠剤
Artane	trihexyphenidyl	2-15	2, 5mg・錠剤, 0.4mg/ml・エリキシール剤
Benadryl	diphenhydramine	50-400	25mg・カプセル, 6.25mg/5ml, 12.5mg/5ml・液剤, 50mg/ml・溶液, 25mg・錠剤, 12.5mg・チュアブル錠
Cogentin	benztropine	1-8	0.5, 2mg・錠剤, 1mg/ml・溶液
Symmetrel	amantadine	100-400	100mg・カプセル, 50mg/5ml・シロップ
精神刺激薬			
Dexedreine	dextroamphetamine	5-40/5-60	5, 10, 15mg・カプセル, 5mg・錠剤
Adderall/AdderallXR	dextroamphetamine +amphetamine	5-40/5-60	1.875, 3.125, 3.27mg・錠剤
Ritalin/RitalinXR	methylphenidate	10-40/10-60	5, 10, 20mg・錠剤, 20mg・錠剤(XR)
Provigil	modafinil	200-400	100, 200mg・錠剤
Cylert	pemoline	37.5-112.5	18.75, 37.5, 75mg・錠剤, 37.5mg・チュアブル錠

わが国における治療薬（つづき）

商品名	一日投与量 (mg/日)	用量・剤形
ジプレキサ	5-10	2.5, 5, 10mg・錠剤, 1%(10mg/g)・細粒
なし		
抗パーキンソン薬		
アキネトン	2-6	1mg・錠剤, 5mg/ml・注射, 1%細粒
アーテン	2-10	2mg・錠剤, 1%(10mg/g)・細粒
レスタミン		10mg・錠剤
なし		
シンメトレル	100-400	50, 100mg・錠剤, 10%(100mg/g)・細粒
精神刺激薬		
なし		
なし		
リタリン	20-60	10mg・錠剤, 1%(10mg/g)・細粒
なし		
ベタナミン	10-200	10, 25, 50mg・錠剤

Appendix D
評価尺度

1. 異常不随意運動評価尺度（AIMS）検査手順

	0	1	2	3	4
患者に椅子に座ってもらう。手は膝の上に置き，両脚を軽く開いて，足は床につける。この姿勢で身体全体の動きを観察する。					
座ったまま手をぶら下げてもらう。男性の場合には両脚の間に，女性でドレスを着ている場合には膝の上に。患者の両手および他の身体部位を観察する。					
口を開けてもらう。口腔内の舌を観察する。これを2回，繰り返す。					
舌を出してもらう。舌の動きの異常を観察する。これを2回，繰り返す。					
10から15秒ほどの間，できるだけ早く，親指でそのほかのそれぞれの指を叩いてもらう。はじめは右手で。その後に左手で。顔と脚の動きを観察する。					
左右の腕を伸ばし，広げてもらう（同時に）。					
立ってもらう。横から観察する。再び全身を，腰部を含めて観察する。					
掌を下にして腕も前に広げてもらう。体幹，脚，口を観察する。					
数歩歩いてもらう。回転して，椅子まで戻る。手および歩調を観察する。これを2回，繰り返す。					

得点：_____

2. 簡易精神症状評価尺度（Brief Psychiatric Rating Scale）

患者の現在の状況を評価する：

1＝なし
2＝ごく軽度
3＝軽度
4＝中等度
5＝やや重度
6＝重度
7＝最重度

評価項目	説明	得点
心気症	現在の身体の健康状態についての心配の程度。患者が自分の健康についてどのくらい問題と受け止めているかの程度を，その訴えに相当する所見の有無にかかわらず評価せよ。	
不安	現在または未来に対する懸念，恐れ，または過剰なこだわり。患者自身の主観的体験についての言語的訴えのみに基づいて評価せよ。身体徴候や神	

	経症的防衛機制から不安を推測してはならない。
情動的引きこもり	面接者と面接状況に対するかかわりの不足。面接状況において患者が他者との感情的接触に障害があるという印象を与える程度のみを評価せよ。
概念の解体	思考過程の混乱，弛緩，または解体の程度。患者の言語表出の統合の程度に基づいて評価せよ。機能レベルに対する患者の自覚的印象に基づいて評価してはならない。
罪責感	過去の行動についての過剰なこだわりまたは自責感。相応する感情を伴って語られる患者の主観的体験に基づいて評価せよ。抑うつ，不安，または神経症的防衛から罪責感を推測してはならない。
緊張	緊張，「神経過敏」，および活動レベルの高まりによる身体および運動機能における徴候。緊張は身体徴候および行動態度に基づいて評価するべきであり，患者の訴える緊張についての主観的体験に基づいて評価してはならない。
衒奇症	奇妙で不自然な行動態度，健常人の中では目立つある種の精神病症状といえる行動態度の類型。動作の異常のみを評価せよ。運動性亢進はここでは評価しない。
誇大性	過大な自己評価，並外れた才能または力を持っているとの確信。自分自身についての患者の陳述に基づいて評価し，面接状況における患者の態度に基づいて評価してはならない。
抑うつ気分	気分の落胆，悲哀。落胆の程度のみを評価せよ。全体的な制止，および身体的愁訴に基づいて抑うつの存在を推測して評価してはならない。
敵意	面接状況でないところでの，他者に対する憎悪，侮辱軽蔑，好戦性，または尊大。他者に対する患者の感情および行動の言語的訴えのみに基づいて評価せよ。神経症的防衛，不安または身体的愁訴から敵意を推測してはならない（面接者に対する態度は「非協調性」の項で評価せよ）。
猜疑心	現在，または以前に患者に対して他者からの悪意または差別があったという（妄想または非妄想的な）確信。言語的訴えに基づいて，それが存在した時期にかかわらず，現在認められる猜疑心のみを評価せよ。
幻覚による行動	通常の外界の刺激に対応のない知覚。過去1週間以内に起こったと患者が訴える体験，健常人の思考および表象過程と明らかに区別できる体験のみを評価せよ。
運動遅滞	緩徐な動きによって示されるエネルギー水準の低下。患者の行動観察のみに基づいて評価せよ。自己のエネルギー水準についての患者自身の自覚的印象に基づいて評価してはならない。
非協調性	面接者に対する抵抗，非友好性，易怒性の徴候または協調的態度の欠如。面接者および面接状況に対する患者の態度および反応のみに基づいて評価せよ。面接状況でないところでの易怒性または非協調性の情報に基づいて評価してはならない。
不自然な思考内容	普通でない，風変わりな，異様な，または奇怪な思考内容。個々では不自然さの程度を評価し，思考過程の解体の程度を評価してはならない。
感情鈍麻	情動的抑揚の低下，正常な感受性または興味関心の明らかな欠如。
興奮	感情的抑揚の高揚，焦燥，反応性の亢進。
失見当識	人，場所，または時間についての適切な連想の混乱または欠如。

得点：＿＿＿＿＿＿＿＿＿＿＿＿＿＿＿＿＿＿＿＿

3. ハミルトン抑うつ評価尺度（Hamilton Depression Rating Scale）

抑うつ気分	0	□なし
	1	□質問すると肯定する
	2	□自分から言葉で訴える
	3	□言語以外に表出される——涙ぐむ，悲しげな表情，打ちひしがれた姿勢，声など
	4	□自分からも言葉で訴える，言語以外にも表出される
罪業念慮	0	□なし
	1	□自らを責める，他人に迷惑をかけていると感じる
	2	□罪責念慮　過去の過ちや罪を繰り返し後悔する
	3	□罪業妄想　この病は何かの罰であると確信する
	4	□非難する幻声が聴こえ，脅迫する幻視を体験する
自殺	0	□なし
	1	□生きている価値がないと感じる
	2	□死ねればよい，あるいは自分が死ぬことを望む
	3	□自殺念慮，自殺をほのめかす行動
	4	□重大な自殺企図
入眠障害	0	□すぐに眠れる
	1	□時々寝つきが悪い（30分以上）ことがある
	2	□毎夜寝つきが悪い
熟眠障害	0	□ぐっすり眠れる
	1	□夜間に目覚めて落ち着かなくなることがある
	2	□途中覚醒してベッドから離れてしまう（トイレ以外に）
早朝睡眠障害	0	□ぐっすり眠れる
	1	□早朝覚醒があるが再び入眠できる
	2	□途中でベッドから離れると朝まで眠れない
仕事や活動	0	□問題なし
	1	□能力がなくなったと感じたり考える，疲れ易くなった
	2	□活動，仕事，趣味への興味がない（直接的な訴えや観察から間接的に判断できる）
	3	□活動時間が短くなり成果が減少する
	4	□現在の病気のせいで仕事をやめた
精神運動抑制	0	□会話や思考は正常
	1	□面接時に軽度に遅滞がみられる
	2	□面接時に遅滞が明らかである
	3	□面接が困難である
	4	□完全な昏迷
激越性	0	□なし
	1	□手，髪，ハンカチを「もてあそぶ」
	2	□手を握りしめる，爪を噛む，髪を抜く，唇を咬む，等
精神的不安	0	□なし
	1	□緊張感や焦燥感がある
	2	□些細なことを心配している
	3	□表情や話から不安が明白である
	4	□表情に恐怖があからさまに表出されている
身体的不安	0	□なし
	1	□軽度
	2	□中等度

	3 □重度
	4 □どうすることも出来ないほど重度
身体症状 （消化器系）	0 □なし 1 □食欲はないが，摂食できる 2 □励まさなければ食事は困難
全身症状 （全身性）	0 □なし 1 □四肢，背中，頭の重さ，エネルギーの喪失感・疲労感 2 □明確な全身症状
身体症状 （生殖器系）	0 □なし 1 □軽度 2 □中等度
心気症状	0 □なし 1 □身体のことばかりに拘る 2 □健康のことで頭がいっぱいになる 3 □執拗に訴え，助けを求める 4 □心気妄想
体重減少 （AないしはB）	A 病歴から評価 0 □体重減少はみられない 1 □体重減少はほぼ間違いない 2 □体重減少は確実 B 病棟で体重測定 0 □1週間で0.5kg以下の体重減少 1 □1週間で0.5kg以上1.0kg以下の体重減少 2 □1週間で1.0kg以上の体重減少
病識	0 □うつ状態であり病気であると認識している 1 □病気と思っているが原因は食べ物，気候，過労，休養が足りないためだと考えている 2 □病気であることを否定する
日内変動	日内変動の有無 0 □なし 1 □午前中は調子が悪い 2 □午後には調子が悪い 日内変動がある場合に，その程度 1 □軽度 2 □重度
離人症と 　現実感喪失	0 □なし 1 □軽度 2 □中等度 3 □重度 4 □最重度
妄想	0 □なし 1 □猜疑的 2 □関係念慮 3 □関係妄想・被害妄想
強迫観念・ 　強迫行為	0 □なし 1 □軽度 2 □重度

得点：_____

4. ハミルトン不安評価尺度（Hamilton Anxiety Rating Scale）

0＝なし
1＝軽度（不規則に短期間だけ出現する）
2＝中等度（通常みられ比較的長期間持続する，患者が不安に対処するのに相当の努力が必要）
3＝重度（持続的に見られ，患者の生活を左右する）
4＝最重度（どうすることも出来ない）

症状	0	1	2	3	4
不安感： 　心配，取り越し苦労，恐怖の心配，焦燥感					
緊張感： 　緊張した感じ，疲労感，驚愕反応，涙ぐむ，震える，落ち着かない感じ，安心できない感じ					
恐怖： 　暗闇，馴染みのない人，自分ひとりにされること，交通，人ごみを恐れる					
不眠： 　入眠困難，中途覚醒，熟眠困難，覚醒時の疲労感，夢，悪夢，夜驚					
知的（認知）機能： 　集中困難，記憶障害					
抑うつ気分： 　興味の喪失，趣味の楽しさの喪失，抑うつ感，早朝覚醒，日内変動					
身体症状： 　痛み，疼痛，攣縮，こわばり，ミオクロヌス，歯軋り，声の振るえ，筋緊張亢進，耳鳴り，視力障害，熱感・冷感，脱力感，ヒリヒリ感，					
神血管系症状： 　頻脈，心悸亢進，胸痛，血管の拍動，失神，不整脈					
呼吸器症状： 　胸部圧迫感，絞扼感，嘆息，呼吸困難					
消化器症状： 　嚥下困難，放屁，腹痛，火照り感，膨満感，悪心，嘔吐，下痢，体重減少，便秘					
生殖泌尿器症状： 　頻尿，無月経，月経過多，不感症，早漏，性欲減退，無能症					
自律神経症状： 　口渇，のぼせ，貧血，発汗，眩暈，緊張性頭痛，立毛					
面接時の態度： 　落ち着きない，ジッとできない，歩き回る，手指震戦，皺の寄った額，緊張した顔，嘆息，呼吸促迫，顔面蒼白，感情を抑制した，腱反射亢進，瞳孔散大，眼球突出					

5. 顕性攻撃性尺度（Overt Aggression Scale : OAS）

該当するものすべてをチェックする：攻撃的行動および介入のそれぞれの類型には1点から6点まで重み付けされた得点が与えられる。
- □ 観察の間，自己，他者，または物に対する攻撃的な出来事（言語的，または身体的）はない。

言語による攻撃
- □ 大きな音をたてる，怒って叫ぶ　　　　　　　　　　　　　　1
- □ 人を軽く侮辱することを大声で言う（例，「お前は馬鹿だ！」）　2
- □ 激しく罵る，怒りにまかせて汚い言葉を遣い，他者または
　自己に対して中等度の脅威を示す　　　　　　　　　　　　　3
- □ 他者または自己に対して暴力の明らかな脅威を示す
　（例，「お前を殺す」），または自己を制御する助けを求める　　4

物に対する身体的な攻撃
- □ ドアをバタンと閉める，衣服をばら撒く，乱雑にする　　　　　2
- □ 物を下に落とす，家具を壊さずに蹴る，壁に痕をつける　　　　3
- □ 物を壊す，窓を叩き割る　　　　　　　　　　　　　　　　　　4
- □ 火をつける，危険な仕方で物を投げる　　　　　　　　　　　　5

自己に対する身体的な攻撃
- □ 皮膚を突くまたは引っ掻く，自分を叩く，髪を引っ張る
　（怪我がないか小さな怪我のみ）　　　　　　　　　　　　　3
- □ 頭を垂れる，指を物に打ち付ける，床や物に自分から倒れこむ
　（重症を負わずに自己を傷つける）　　　　　　　　　　　　4
- □ 小さな切り傷，引っ掻き傷，やけどを作る　　　　　　　　　　5
- □ 自己切断する，深い切り傷を作る，出血し，内部が傷つき，
　裂け，意識を失い，歯が抜けるまで噛む　　　　　　　　　　6

他人に対する身体的な攻撃
- □ 脅す姿勢をとる，人を振り回す，衣服をつかむ　　　　　　　　3
- □ 軽度 - 中等度の身体的負傷の原因となるような攻撃をする
　（引っ掻き傷，捻挫，みみずばれ）　　　　　　　　　　　　4
- □ 重症の身体的負傷の原因となるような攻撃をする
　（骨折，深い裂傷，内臓の損傷）　　　　　　　　　　　　　5
- □ 叩く，蹴る，押す，髪を引っ張る（怪我をさせないで）　　　　6

治療的介入
- □ なし
- □ 患者と話す　　　　　　　　　　　　　　　　　　　　　　　1
- □ より厳重な観察　　　　　　　　　　　　　　　　　　　　　2
- □ 患者の収容　　　　　　　　　　　　　　　　　　　　　　　3
- □ 隔離せずにひとりにする（タイムアウト）　　　　　　　　　3
- □ 経口による即時治療　　　　　　　　　　　　　　　　　　　4
- □ 注射による即時治療　　　　　　　　　　　　　　　　　　　4
- □ 隔離　　　　　　　　　　　　　　　　　　　　　　　　　　5
- □ 拘束の使用　　　　　　　　　　　　　　　　　　　　　　　5
- □ 患者の即時治療を要する負傷
- □ 他者の即時治療を要する負傷

*APAの許可を得て転載

訳者註：この評価尺度は有効性・信頼性が確認されている日本語版がないため，訳者が便宜的に独自に訳したものである。

6. エール-ブラウン強迫性障害尺度 (Yale-Brown Obsessive Compulsive Scale)

強迫観念に費やす時間
0 = なし
1 = 軽度（1日1時間以下），時に強迫観念が侵入する（1日8回を超えない）
2 = 中等度（1日1～3時間），頻回に強迫観念が侵入する（1日8回を超えるが，大部分の時間には強迫観念はない）
3 = 重度（1日3時間以上8時間まで），ないしは極めて頻回に強迫観念が侵入する（1日8回を超え，かつ，大部分の時間に強迫観念がある）
4 = 最重度（1日8時間を超える），またほとんど常に強迫観念が侵入する（侵入の回数は数えられない程多い，強迫観念がみられない時間は1時間位である）

強迫観念による日常生活の障害
0 = なし
1 = 軽度　社会生活や職業上の活動が軽度に障害されるが，全体として職業的な成果は障害されない
2 = 中等度　社会生活や職業上の活動は明らかに障害されているが，どうにかすることができる
3 = 重度　社会生活や職業上の障害は顕著に認められる
4 = 最重度　どうすることもできない

強迫観念による苦痛
0 = なし
1 = 軽度　頻度は多くはなく，かつ障害も強くない
2 = 中等度　頻回にみられ，障害はみられるがどうにかできる
3 = 重度　極めて頻度が高く障害の程度も強い
4 = 最重度　常にみられ苦痛も激しい

強迫観念に対する抵抗
0 = 抵抗する努力をいつもするか，症状が軽く努力は要らない
1 = 軽度　大部分の時間抵抗を試みている
2 = 中等度　抵抗するのに努力しなければならない
3 = 重度　強迫観念に抵抗しようという気力がなくすべての強迫観念に支配されるが，しかしいくらかの抵抗はある
4 = 最重度　すべての強迫観念に完全かつ積極的に支配される

強迫観念に対する制御
0 = 完全に制御されている
1 = 多くは制御できる，制御するのに多大な努力と集中力が必要であるが，強迫観念を中断ないしは解消できる
2 = それなりに制御できる，強迫観念を中断ないしは解消できることがある
3 = ほぼ制御できない，強迫観念を中断することはほとんどできない，注意を逸らすことも困難である
4 = 全く制御できない，自らの意思で生活することができなく，ごく短時間だけ強迫観念から離れることもできない

強迫行為に支配される時間
0 = なし
1 = 軽度（強迫行為を行う時間は1日1時間以下），あるいは時に強迫行為を行うが1日8回を超えない
2 = 中等度（強迫行為を行う時間は1日1～3時間），あるいは強迫行為を頻回に遂行する（1日8回以上），しかし大部分の時間は，強迫行為がない
3 = 重度（強迫行為を行う時間は1日3～8時間），あるいは強迫行為を極めて頻回に遂行する（1日8回

を超えて，大部分の時間，強迫行為を行っている）
4＝最重度（強迫行為を行う時間は1日8時間を超える），あるいはほぼ常に強迫行為を行っている（多すぎて数は分からない，強迫行為をしない時間は1時間に満たない）

強迫行為による社会生活上の障害
0＝全くなし
1＝軽度　社会生活や職業的活動に軽度の障害があるが，全体としては成果に影響はない
2＝中等度　社会生活や職業活動に明確な障害があるが，しかし何とかできている
3＝重度　社会生活や職業活動に相当程度の障害がある
4＝最重度　どうすることもできない

強迫行為にともなう苦痛
0＝なし
1＝軽度　強迫行為を回避した際に軽度の不安か，あるいは強迫行為を行っている際に軽度の不安がある
2＝中等度　強迫行為を抑えた場合，あるいは強迫行為を行う場合に，不安が増大するが何とかできている
3＝重度　強迫行為を中断した場合，あるいは強迫行為を行っている場合に不安は激しく，顕著でかき乱される
4＝最重度　活動を変えようとするいかなる介入を試みても極めて強い不安が生じてどうにもならなくなる，あるいは強迫行為を行う際にも強い不安が生じてどうにもならなくなる

強迫行為に対する抵抗
0＝抵抗する努力を常に要するか，症状が軽く特別な努力は要らない
1＝軽度　大部分の時間抵抗を試みている
2＝中等度　抵抗するのに相当の努力をしなければならない
3＝重度　強迫観念に抵抗しようという気力がなく全ての強迫行為に支配されるが，しかし何らかの抵抗感はある
4＝最重度　すべての強迫行為に完全かつ積極的に支配される

強迫行為に対する制御
0＝完全に制御されている
1＝制御できることが多い，強迫行為を行いたいという心理的圧力を感じているが，強迫行為を自分の意志で抑えることができる
2＝それなりに制御できる，強迫行為を行いたいという心理的圧力は強く，強迫行為をせざるを得ない，もしくは強迫行為を辛うじて遅らせることができる
3＝ほぼ制御できない，強迫行為を行いたいという心理的圧力は極めて強く，強迫行為を辛うじて遅らせることができる
4＝全く制御できない，自らの意志では全く制御できず強迫行為を行わざるをえない，強迫行為に対してなす術がない，強迫行為を瞬時だけ遅らせることが稀にできる

合計得点
　0～ 7　臨床症状なし
　8～15　軽度
 16～23　中等度
 24～31　重度
 32～40　最重度

7. エール-ブラウン強迫性障害　チェックリスト

不潔恐怖
　身体からの排泄物や分泌物に関心と嫌悪感がある
　汚物やばい菌に関心がある
　周囲が汚染されることへの過剰な関心がある
　家事用品（洗濯機）への過剰な関心がある
　ネバネバしたものやその残遺物に悩まされる
　疾病（例えば，エイズ）に罹っているのでないかと気にする
　身体に関する強迫観念
　その他

性的強迫観念
　受け入れられない性的念慮

収集癖（ないしは蓄積強迫）
　意味のない物を収集する，例えば，古新聞など（金銭的ないしは心情的な価値のある物への関心等の趣味とは区別される）
　誤って投棄したり消却したりすることへの懸念
　その他

対称性や完璧性への拘り
　キチンと整列されていることへの拘り
　その他

加害恐怖
　暴力的で恐ろしい観念
　予想していない衝動で友人を傷つけるのではないかという恐怖
　知らないうちに歩行や車の運転中に接触事故を起こしたり，あるいは料理に毒を混ぜたりして他人に危害を加えてしまうのではないかという恐怖
　自分のせいで火事，強盗など恐るべきことが起きるのではないかという恐怖
　その他

宗教的強迫（良心の咎め）
　神聖なるものへの冒涜や不敬をするのではないかとの懸念
　善悪や道徳への過剰な懸念

病的疑惑（疑惑癖）
　日常活動の終了後，キチンと完了したかどうか，支払いのチェックにチャンとサインしたかどうか，疑惑が生じる
　その他の強迫観念

迷信的恐怖
　幸運ないしは不運な数字ないしは色
　その他

洗浄強迫
　過剰な，あるいは儀式的な手洗い
　過剰な，あるいは儀式的なシャワー，入浴，歯磨き，整髪など
　家事器具や他の道具を過剰に洗う
　汚染を除去ないしは防止する他の方法をとる
　その他

儀式的な強迫行為
　読んだり書いたりを繰り返す，同じ質問を繰り返す
　室内外の日常行為の一行程を繰り返さなければならない
　その他

整列ないし整頓強迫
　衣類の配列，物や靴を一定に並べる
　対称強迫（例えば，靴紐は左右同じで，靴下も同じ高さでなければならない）
　行為を「キッカリ」になるまで終了できない

他の強迫行為
　精神的な儀式（例えば，強迫観念を打ち消すために心の中で祈りの言葉を繰り返す）
　計算強迫（天井のタイルの数を数える）
　過剰な一覧表作りのために病的に遅い行為（日常行為にまで拡がる）
　伝え，質問し，告白しなければ気が済まない
　触り，軽く叩き，擦らなければ気が済まない

確認強迫
　施錠，暖炉，電気器具，水道の蛇口，緊急制動装置の確認
　他人に危害を加えなかったことを確認
　間違いがないことを確認（例えば，小切手帳の残高を何度も確認する）
　身体的強迫観念についての確認（例えば，癌の兆候がないか確認する）
　その他

収集癖
　ガラクタを調べて仕方ないものを収集
　迷信的な行動（例えば，舗道の亀裂を踏みつける，寝室での儀式的行動）
　保障を何度も何度も求める
　自傷行為
　瞬目や凝視についての儀式的行為
　その他

Appendix E
自殺に関する追加情報

1. 統　計
- アメリカ全体の死因の8位
- 15～24歳の死因の3位
- アメリカでは他殺よりも自殺による死者の方が多い
- 毎日，86人が自殺既遂し，1,500人が自殺企図している
- 1998年，30,575人が自殺によって死亡している
- 自殺の年率は10万人あたり11.3人──この率は長年かわっていない
- 自殺企図数は実際の自殺既遂数の8～10倍と考えられている
- 公衆衛生長官の自殺防止のための行動宣言によると，全国規模での自殺企図生存者は450万人とみられている（この種のデータを収集するとき，原因の不明の事故などのある種の死因，あるいはアルコールや物質依存による死といった「慢性自殺」の中に分類を誤っている可能性を考慮に入れなければならず，また糖尿病，肥満，および高血圧の治療の治療参加が不良な症例について慎重に検討しなければならない）
- アメリカの自殺率は，他の先進国と比較すると中位になる
  - 最高率は（＞25/10万）はスカンジナビア諸国，スイス，ドイツ，オーストリア，東欧諸国（「自殺ベルト」地帯），および日本である。
  - 最低率（＜10/10万）はスペイン，イタリア，アイルランド，エジプト，およびオランダである。
- 各州の平均を比較すると，自殺率は一般に西側の州が高く，東側および中西部の州が低い
- ニュージャージー州は両性とも最も自殺率が低いと報告されている
- サンフランシスコの金門橋は世界一の自殺スポットと考えられている
- 統計によると男性は女性に比べて4倍，自殺によって死に，全自殺既遂者の4分の3が男性である──これは自殺企図するとき，男性がより致死的な方法を用いるためである
- 自殺の2分の1以上（男女とも）が銃器によるものである
- 女性は男性よりも自殺企図しやすい
- 全自殺既遂者の90％が白人の男性と女性である
- 自殺の危険性は年齢と共に増加する
  - 男性は45歳以降，女性は55歳以降に最高率となる
  - 全自殺の25％が高齢者
- 全自殺の90～95％がDSM-IV軸の精神科診断をもっていると考えられている
  - 60％がうつ病性障害
  - 10～15％が統合失調症
  - 15～25％がアルコールまたは物質関連障害
- 全自殺の50％以上から血中にアルコールが認められる
- 精神科診断をもつ患者の自殺の障害危険度は以下

- ・感情障害15％
- ・統合失調症10％
- ・パニック障害7〜15％
- ・アルコールおよび物質関連障害2〜3％
- I軸精神科診断の患者は一般人口より3から12倍，自殺の危険が高い

2. 生物学

自殺の生物学に関する研究によると，セロトニンおよびノルエピネフリン神経伝達系の変化にいくつかエビデンスが示されている．自殺企図したうつ病患者にはセロトニンの機能不全がみられる．これが衝動制御および衝動性と関連している可能性がある．自殺の遺伝学に関するいくつかの研究により，自殺は家族性に生じる可能性があり，おそらく他の精神障害の遺伝を含む遺伝因子が関連している可能性があるというエビデンスが示されてきている．

3. 危険因子・予測因子

自殺は精神障害のスペクトラムにまたがっている．全自殺既遂の90％以上がアルコール症，うつ病，統合失調症，またはこれらのいくつかの組み合わせの精神科診断をもつ．自殺は予測可能ではなく，急性期施設の医師の目標は将来の自殺の可能性を適切に評価することである．関連する所見，因子，および予測因子がいくつか知られており，これが自殺可能性の評価を助ける可能性がある．

4. 精神障害

- 気分障害と診断された患者は15％の生涯自殺危険率をもつ．いくつかの併発症状があるが，それはこの集団の自殺の可能性を増加させることが知られているもの，すなわちパニック発作および不安，興味・喜びの低下，および付随するアルコール乱用である．自殺念慮の再燃，絶望感の増大，および自殺企図の既往がある時，気分障害の患者の長期的な自殺の危険性が悪化することが知られている．絶望感は長期的な自殺の危険性の最も正確な指標であることがわかっている．
- パニック障害患者は7〜15％の生涯自殺危険率をもつ．危険性は疾患の重症度および・または重畳する疾患と関連している．不安または焦燥をもつ患者は危険性が高いが，それは彼らが衝動的に行動しやすいためである．これらの患者の自殺は通常，実際のパニックエピソードの間には起こらないということを心に留めておくべきである．
- 統合失調症の患者の生涯自殺危険率は10％である．60〜80％は自殺念慮を経験し，30〜55％が実際に自殺企図する．自殺は精神病エピソードの間にはあまり起こらないが，命令幻聴と自殺の間の関連性は確認されていない．それでもなお，精神病は危険因子であり，急性期施設では命令幻聴を高危険であり，重症度の指標であるとみなすべきである．統合失調症の人にとっていくつかの危険因子があるが，それは以下のものである．疾患の早期，疾患の持続，何度とない悪化，重度の機能障害，疾患の悪化の意味の認識，治療への過度の依存，未来の不運の知覚，治療施設における信頼の喪失，発症前の達成度の高さ．うつ病および慢

性的な再発を伴う30歳以下の統合失調症男性は危険性が高く，自殺念慮を口にすることが少ない。
- 物質使用者は3％の生涯自殺危険率をもち，この群が全自殺既遂者の15～25％を構成している。アルコール症と自殺の危険性の相互関係は，活発な乱用，青年期，20，30年の疾患歴，精神疾患の重畳，最近の対人関係における喪失またはその予期である。物質乱用は基礎にある，しばしば未治療の精神障害と関連した不安または感情の調整障害を減じるための自己治療の可能性があると考えられている。
- 境界性パーソナリティ障害の患者は7％の生涯自殺危険率をもつ。他の精神障害，特に気分障害および物質乱用または依存を重畳があると危険性がより高まる。危険性を増大させるカギの性格は，衝動性，不適応なコーピング規制，空虚感および絶望感，貧困な対人的つながり，および自傷行為である。

自殺の危険性を増加させることが示されている付加因子は以下のものである。

- 病院から退院後の最初の一週間
- 薬物療法へのアドヒアランスのなさ
- 診断されていない，または治療されていない双極性障害─特に混合状態，および重症うつ病

5. 性　別

　自殺の危険性において性別が重要な役割を担っている。自殺企図の既往は女性ではより明瞭は予測因子である。それは1年以内は自殺を予測できないが，自殺企図の既往は2～10年以内の予測因子である。自殺の危険性は高社会経済群により大きい。明らかなことに，このような人々にとって経済的な下方への変化がみられるとき，危険性が増大する。専門家，特に医師，（精神科医，眼科医，および麻酔科医）は物質乱用およびうつ病といった精神障害と同様に自殺の高危険群である。他の危険な専門家には音楽家，歯科医，法執行担当者，弁護士，および保険代理業が含まれている。危険性を増大させる他の条件は，精神疾患（特に自殺）の家族歴，家族関係の機能不全，人生におけるストレス因子（例，離婚，死別），家内の銃器の存在，致死的に近い自殺企図歴，深刻な自殺念慮，重度の絶望感，死への魅惑，深刻なアルコールの過量使用，である。

6. 一般的な健康状態

　身体的な健康状態は自殺の危険因子であると考えられる。自殺した人の30％以上が死の6カ月以内に病院を受診しており，25～75％に身体疾患があった。身体疾患，特に慢性疼痛を伴うものが危険性を増大させる。いくつかの研究によると，これらの患者は企図の前に医師を訪れ決意を医師に話しているが，何の介入または防止措置もとられていないという知見が示されている。さらに，うつ病の原因となり，自殺の危険性を増大させる可能性のある治療薬がある。それらには，レゼルピン reserpine，副腎ステロイド，降圧薬などが含まれる。

7. 自殺企図と自殺既遂
- 一般人口と比べたとき，将来の企図危険性は 7～10％高い。
- 90％は行動を達成しないが，1％が 1 年に自殺する
- 自殺既遂者の 18～38％に少なくとも 1 回の企図歴があると考えられている
- 先行する自殺念慮または企図は，自殺可能性を評価する時の重要な予測因子である

（松木　麻妃　訳）

索　引

数　字
I軸障害 ……………253, 269, 286
I軸精神障害 ………………263
II軸障害 ……………………286
2次的疾病利得 ……………211
3段階の命令 ………………19
9.11事件 ……………………97
12段階プログラム …174, 259
24時間リハーサル ………256

アルファベット
B群パーソナリティ障害 …48
CAPTA ……………………234
CDC …………………………261
COBRA法 …………………225
EMTALA法 ………………225
GAD …………………………56
GHB …………………………128
HIV ……………………145, 254
HIV/AIDS ……………261, 262
HIV関連進行性脳症 ………262
HIV関連認知症 ……………262
MDMA ………………………128
MSE …………………………9
OCD …………………………56
psychiatric emergency ……225
PTSD …………………………97
SAD PERSONS Scale ……185
SAID …………………………1
SSRI …………………………60
SSRI中断症候群 ……207, 208

あ
アカシジア ………34, 36, 48
悪夢 …………………………176
アドヒアランス ……………89
アヘン類 ……………………126
アヘン類離脱 ………216, 222
アメリカ高齢者法 …………237
アメリカ疾病予防管理センター
　……………………………261
アルコール依存 ……………97
アルコール幻覚症 …………168
アルコール性持続性健忘性障害
　……………………………144
アルコール中毒 ……………123
アルコールまたは薬物中毒
　……………………………107
アルコール離脱 ………171, 214
アルコール離脱せん妄 ……214
安全管理 ……………………274
アンフェタミン ……………123
アンフェタミン離脱 ………215

い
医学的スクリーニング ……226
怒り・衝動型
　………………184, 190, 192, 194
医師－患者関係 ………272, 278
意識変容 ……………………200
意識混濁 ……………………69
意思決定能力 ………………275
維持濃度 ……………………160
異常運動 ………………34, 38
異常高熱 ……………………200
異食症 ………………………66
維持療法 ……………………94
移送禁止 ……………………226
依存・不安型 ………………192
一時診断 …………………9, 13
一過性健忘 …………………144
一過性全健忘 ………………144
移動型緊急 …………………255
医療過誤訴訟 ………………277
インフォームドコンセント …275

う
ウェルニッケ・コルサコフ症
　候群 …………………215, 219
うつ病 …………………48, 146
うつ病性障害 ………………52
運動異常 ……………………34
運動性チック ………………153

え
影響妄想 ……………………77
嬰児殺し ……………………169
エール・ブラウン強迫症状評価
　尺度 ………………………153
遠隔記憶 ………………143, 146

お
横断面 ………………………9

か
外観 …………………………14
開示拒否特権 ………………276
外傷後ストレス障害（PTSD）
　……………………………56
外傷体験 ……………………96
外傷的事象 …………………96
概日リズム睡眠障害 ………176
回避行動 ………………55, 151
解離性健忘 ……………145, 211
解離性遁走 …………………211

会話促拍 …………………92
加害念慮 …………………16
過覚醒症状 ………………55
化学的拘束 …………30, 229
学業成績の低下…………255
学習障害…………………268
カクテル療法……………109
確認強迫…………………152
隔離………25, 27, 229, 230, 233
隔離室……………………233
駆け込み寺………………216
過小診断…………………38
過食………………………62
仮性認知症 ………69, 146, 148
家族療法…………………259
家族歴…………………2, 12
カタトニア…………34, 38
カタプレキシー…………178
カタレプシー………38, 211
過鎮静……………………266
家庭内高齢者虐待………237
家庭内暴力………………240
カフェイン中毒…………124
噛み吐き…………………66
過眠…………………175, 176
過眠症……………………176
過量摂取…………………155
過量服薬…………155, 183, 255
簡易精神症状評価尺度……172
眼球回転発作 ……………40
関係妄想…………………77
間欠性爆発性障害…48, 107, 114
感情………………………15
感情障害…………………168
感情的暴力………………105
完全寛解…………………174
感染症の通報義務………272
緘黙………………………211

き

記憶………………………143
記憶錯誤…………………143
記憶障害 ……70, 143, 146, 147
既考感……………………143
既視感……………………143
器質性……………………2
器質性脳症候群 …………69
季節性感情障害 …………85
既聴体験…………………143
機能性……………………2
気晴らし食い ……………63
気分………………………15
気分安定薬………………94
気分循環性障害 …………85
気分障害…………………90
気分変調症………………85
基本的人権………………272
記銘力……………………19
逆転移……………………213
逆転移反応………………213
逆行性……………………143
救急治療現場……………ⅰ
急性 PTSD ………………99
急性期病棟………………3
急性錯乱…………………69
急性ストレス障害 …55, 97, 99
急性脳症候群 ……………69
休息………………………257
急速交代型………………92
急速鎮静…………………28
急速鎮静法…………31, 109
急速負荷療法……………93
急速溶解剤錠……………109
吸入剤中毒………………125
境界性パーソナリティ障害
　　……………107, 116, 140
共感覚……………………168

強硬症……………………38
矯正施設…………………111
強制収容……………281, 282
強制入院……267, 274, 277, 281
強迫観念……………151, 152
強迫行為……………151, 152
強迫性障害……52, 56, 151, 152
強迫的心配………………152
恐怖………………………262
恐怖症…………52, 56, 97
虚偽性障害…………139, 211
局所神経所見……………72
拒絶症………………38, 211
虚無妄想…………………75
筋異形症…………………65
緊急医療実施委員会……231
緊急状態……………225, 226
緊急避難…………………216
筋強剛……………………200
近時………………………146
近時記憶…………………143
緊張………………………172
緊張病姿勢………………38
緊張病症候群………38, 39, 211
緊張病性興奮……………38
緊張病性昏迷……………38

く

クラブドラッグ…………127
暗闇恐怖…………………255
クレランボー・カンディンスキー症候群 ……………76

け

計画的暴力………………105
経済的……………………237
警察権……………………281
警察拘留…………………111

軽症うつ病 …………………85	攻撃性 …………………48	罪業妄想 …………………77
痙性斜頸 …………………41	後見人 …………………276	最重度精神遅滞…………270
軽躁状態 ……………92, 269	抗コリン性症候群………156	再生 …………………19
軽躁病 ………………92, 117	交差耐性…………………221	罪責感 ……………77, 172
軽度精神遅滞……………270	拘束………………229, 230, 231	罪責妄想 …………………75
軽度認知障害……………147	拘束具……………………232, 233	裁判所の鑑定命令………272
外科的既往歴………………2	好訴的 …………………76	催眠状態 …………………82
ケタミン …………………129	公聴会 …………………277	催眠薬 …………………127
血中濃度…………………160	行動制限………………279, 282	詐病 ………………138, 211
解毒治療…………………174	高熱 …………………200	錯乱 ……………………69, 70
幻覚………………………165	広汎性発達障害…………268	錯乱状態 …………………69
幻覚剤性幻覚症…………168	抗不安薬………………127, 216	錯乱の時間 ………………72
幻覚薬中毒………………125	高揚感 …………………90	作話 …………………143
衒奇症 ………………38, 172	高齢者虐待………………234, 237	させられ思考 ……………77
言語 ………………………14	コーピング………………188	錯覚 …………………165
検査 ………………………23	コカイン………………168, 215	殺人念慮 ………16, 105, 111
幻視（VH）………138, 167, 170	コカイン中毒……………124	里親ケア…………………255
現実感喪失 ………55, 80, 81	コカイン離脱……………223	差別の禁止………………226
幻嗅（OHs）……………167	呼吸関連睡眠障害………176	残遺状態…………………174
幻聴………………………167, 170	呼吸訓練 …………………53	産業精神科医……………272
見当識 ……………………19	国親思想…………………281	産後精神病……………169, 171
見当識障害 ………………70	個人情報 …………………10	産褥期精神病……………169
現病歴 …………………2, 10	誇大性 …………………172	暫定診断 …………………13
健忘………………………144	誇大妄想 ………………75, 76	
健忘性障害	誤認 …………………70	**し**
………69, 70, 143, 144, 147	小人幻視…………………167	自我感情 …………………92
幻味（GHs）……………167	個別療法…………………259	自我親和的 ………………62
権利放棄…………………272	コミュニケーション障害…268	思考過程 …………………15
	コリン性症候群…………159	思考吹入 …………………77
こ	コルサコフ症候群………144	思考奪取 …………………77
行為障害	コンサルテーション・リエゾン	思考伝播 …………………77
………107, 117, 140, 256, 259	…………………248	思考内容 …………………15
行為能力………………275, 276	コンプライアンス ………89	思考の解体………………172
交感神経系興奮性症候群…156	昏迷………………………211	自己虐待…………………237
高危険群…………………254		自己無視（self-neglect）…237
咬痙 ………………………40	**さ**	自殺………………………183, 274
攻撃 ………………………47	サイアミン欠乏………144, 215	自殺危険度の評価尺度……185
攻撃行為 …………………48	猜疑心……………………172	自殺既遂…………………255

自殺企図 ……………183, 255	重度精神遅滞 ………………270	身体障害 …………………239
自殺企図歴 …………………16	主訴 …………………………10	身体的虐待 ………………241
自殺死 ………………………255	出眠時幻覚 …………………168	身体的懸念 ………………172
自殺念慮 ………16, 183, 254	守秘義務	身体的挑戦行動 …………256
自殺評価 ……………………249	…190, 254, 262, 272, 273, 274	診断 …………………………13
自殺リスク …………………52	循環気質 ……………………92	診断的印象 ………………254
自傷 …………………………229	小うつ病性障害 ……………85	診断的覆い ………………269
自傷他害 ……………………118	障害者虐待 …………………239	心的外傷 ……………………55
ジスキネジア ………………44	焦燥 ……………………47, 48	心的外傷ストレス障害……269
ジストニア ……………34, 40	情緒的虐待 ……………237, 241	侵入的観念 ………………151
姿勢時振せん …………34, 43	情諸的引きこもり …………172	心理教育 ……53, 60, 89, 174
施設内高齢者虐待 …………237	常同症 ………………………38	心理的虐待 ………………241
施設内部委員会 ……………230	衝動性 ………………………114	
自尊心 ………………………254	衝動制御障害 ………………256	**す**
失見当識 ………………69, 70	情動の平板化 ………………173	遂行機能 …………………144
嫉妬妄想 ………………75, 76	小児性愛 ……………………116	錐体外路症状 ………………73
失歩 …………………………211	情報開示 ……………………262	睡眠異常 …………………176
失立 …………………………211	情報提供 ……………………280	睡眠関連夜間摂食障害 ……65
児童虐待……234, 235, 236, 272	初回エピソードの精神病…174	睡眠驚愕障害（夜驚症）…176
指導原理 ……………………273	初期 …………………………23	睡眠時随伴症 ……………176
児童保護機関 …………235, 236	職業・雇用歴 ………………12	睡眠時無呼吸症候群 ……177
児童養護施設 ………………255	植物神経症状 ………………269	睡眠時遊行症 ……………176
死別反応 ……………………83	触法 …………………………76	睡眠障害 …………………175
司法精神医学部門 …………111	書字 …………………………19	睡眠薬 ……………………216
司法判断 ……………………277	自律神経症状 ………………17	スティグマ ……86, 262, 278
社会恐怖 ……………52, 55, 97	思慮分別のある人 …………275	ステレオタイプ …………252
社会資源 ……………………244	心因性健忘 …………………145	ストーカー行為 ……………76
社会的スティグマ …………268	新規抗精神病薬 ……………109	
社会的引きこもり …………269	心気妄想 ……………………77	**せ**
社会復帰プログラム ………174	神経遮断薬性悪性症候群	生活歴 ………………………12
社会防衛 ………………273, 281	…………………………39, 197	性行為感染症 ……………254
若年・衝動型 …………189, 190	神経遮断薬誘発性 …………34	静座不能 ………………34, 36
銃器使用 ……………………255	振せん ………………………43	性嗜好異常 ………………115
周期性嘔吐症候群 …………66	身体化 ………………………139	精神医学の既往歴 …………10
周期性四肢麻痺 ……………177	身体化妄想 …………………75	精神医学的診察 …………9, 12
宗教的虐待 …………………241	身体拘束 ……………25, 27, 73	精神運動活動 ………………14
重症度特定不能 ……………270	身体疾患 ……………………286	精神運動抑制 ………………38
集団療法 ……………………259	身体疾患原発性 ……………286	精神科的 ……………………4

精神科的既往歴……………2	訴訟当事者特例………272	注意転導性………………92
精神科薬物療法……………50		注意力と計算力…………19
精神作用性物質…………262	**た**	中断症候群………………89
精神疾患原発性…………286	第Ⅰ類………………287	中毒性精神病……………69
精神遅滞……107, 239, 256, 268	第Ⅱ類………………287	中度精神遅滞……………270
精神病……………………48	第Ⅲ類………………288	長期療養型施設…………267
精神病性姿勢異常…………41	第Ⅳ類………………289	重複記憶錯誤……………81
精神病性障害……………256	第Ⅴ類………………290	重複疾患病棟……………89
精神療法のアプローチ……58	大うつ病性障害……85, 97	直面化……………………141
性的虐待…………234, 240, 241	体外離脱……………81	治療拒否…………………278
性的サディズム…………116	体感幻覚……………168	治療参加性………………278
性的暴行……………………97	待機…………………227	治療遵守違反……………278
性的マゾヒズム…………116	退行的………………255	治療的権利放棄…………276
青年・衝動型……………183	滞在型治療施設………255	治療同盟……………………9
生理学的症状………………55	体重増加……………64	治療を受ける権利………277
責任能力…………………250	大食症……………62, 68	治療を拒否する権利……277
窃視症……………………116	耐性…………………214	鎮静化………………………1
接触症……………………116	代替治療……………279	鎮静薬………………127, 216
摂食障害………………62, 64	態度…………………14	
窃盗癖………………114, 115	タイムアウト………257	**つ**
絶望・不安型………184, 194	他害…………………229	通報………………………236
セロトニン症候群…39, 197, 202	脱興奮………………26	通報義務……………235, 272
前向性……………………143	脱興奮テクニック……25	
選択的セロトニン再取り込み	脱施設化……………244	**て**
阻害薬（SSRI）中断症候群	タラソフ裁判………273	定型抗精神病薬………34, 109
………………………197, 207	タラソフの原理……273, 274	敵意………………………172
全般性不安障害………56, 152	短期精神病性障害……165	適応反応……………………85
せん妄……………………39, 70		テタニー……………………41
	ち	テロ攻撃…………………254
そ	知覚障害……………165	転換性障害……………139, 211
双極性障害………87, 90, 92, 93	致死性緊張病（LC）	
躁症状………………………87	………………39, 197, 205	**と**
躁状態……………………269	遅発性アカシジア……45	登校拒否…………………255
躁病……………39, 90, 92, 117	遅発性ジスキネジア	統合失調症………………152
躁病性興奮…………………37	………………34, 41, 44	統合失調症の精神病後うつ病
躁または軽躁的気分………90	遅発性ジストニア……45	性障害…………………85
即時記憶…………………143	注意欠陥・多動性障害	統合失調症様障害………167
側反弓………………………40	………………117, 259	洞察および判断……………17

疼痛性……………………139	発語障害…………………255	**ふ**
糖尿病 ……………………64	発声チック………………153	不安…………48, 54, 172, 262
トゥレット障害…………153	発達障害児………………268	不安障害 ………52, 55, 97, 140
読字 ………………………19	バッド・トリップ……171, 174	フェティシズム…………115
トリアージ ………………23	抜毛癖……………………114, 115	フェンシクリジン………126
遁走………………………211	パニック障害 ………52, 55, 56	復唱 ………………………19
	パニック発作 ……………52	服装倒錯的フェティシズム
な	ハミルトン不安尺度 ……57	……………………………116
内科的……………………2, 4	パラノイア………………52, 75	腹満………………………62
内部告発者………………227	バレンス・パトリエ……281	不潔恐怖…………………151
ナルコレプシー…………176, 178	反響動作 …………………38	父権主義…………………275
	反抗挑戦性障害…117, 256, 269	不自然な思考内容………173
に	犯罪歴 ……………………12	浮腫………………………62
ニコチン離脱……………218	反社会性パーソナリティ障害	物質………………………286
二重見当識 ………………81	………48, 97, 107, 117, 140	物質依存…………………130, 214
二重診断病棟……………259	反社会的 …………………48	物質関連障害……………258, 286
入眠時幻覚………………168	反芻症候群 ………………65	物質的搾取………………237
任意入院……267, 274, 277, 281	半側離人感 ………………81	物質特異的症候群………214
認知機能 …………………17, 143	判断能力……………………250	物質誘発性不安障害 ……56
認知行動療法（CBT）…53, 154	反復性短期うつ病性障害 …85	物質乱用…………………116, 129
認知症 ………48, 145, 147, 268		物質乱用障害……………140
	ひ	物質乱用・衝動型
ね	被害 ………………………75	……………184, 189, 192, 193
ネグレクト………234, 236, 237	被害妄想 …………………76	物質乱用の既往歴………2
	引きこもり………………255	物質乱用歴………………10, 53
の	非協力……………………210	物質離脱現象……………218
脳症 ………………………69	非定型筋注型薬物 ………32	物品の呼称 ………………19
	非定型抗精神病薬 ………34	普遍的感染予防策………262
は	非定型神経遮断薬 ………34	不眠………………………175, 176
パーキンソン症候群……34, 42	ヒト免疫不全ウイルス……254	プラダー・ウィリー症候群…65
パーキンソン病 …………42	ヒポクラテス……………272	ブラックアウト…………144
パーソナリティ変化……107	肥満………………………61, 64, 68	フラッシュバック………168
徘徊 ………………………70	病識………………………91	文化結合症候群…………169
破壊的行動障害…………256	病的死別反応 ……………85	憤怒発作…………………114
曝露法……………………53	病的賭博…………………114, 115	
破傷風……………………41	病的悲嘆…………………87	**へ**
パターナリズム…………275	病的酩酊…………………114	閉鎖病棟…………………274
発汗………………………200	広場恐怖…………………52, 56	ベル委員会………………227

ベンゾジアゼピン‥‥‥‥144
便秘‥‥‥‥‥‥‥‥‥‥‥62

ほ
放火癖‥‥‥‥‥‥‥114, 115
放棄‥‥‥‥‥‥‥‥‥‥237
法的形態‥‥‥‥‥‥‥‥280
法的能力‥‥‥‥‥‥‥‥250
訪問医療‥‥‥‥‥‥‥‥267
訪問介護‥‥‥‥‥‥‥‥267
暴力‥‥‥‥‥‥‥‥48, 256
ホームレス‥‥‥‥‥‥‥242
保健介護施設‥‥‥‥‥‥267
保護義務‥‥‥‥‥‥273, 274
ボディ・イメージ‥‥‥62, 63

ま
マドリッド宣言‥‥‥‥‥274
まとわりつく‥‥‥‥‥‥255
麻薬依存‥‥‥‥‥‥‥‥216
麻薬・鎮静剤・アルコール性
　症候群‥‥‥‥‥‥‥‥159
マリファナ‥‥‥‥‥‥‥218
マリファナ中毒‥‥‥‥‥124
慢性PTSD‥‥‥‥‥‥‥‥99

み
未視感‥‥‥‥‥‥‥‥‥143
民事拘束訴訟‥‥‥‥‥‥273

む
無月経‥‥‥‥‥‥‥‥‥62

無食欲症‥‥‥‥‥61, 62, 67
むずむず脚運動‥‥‥‥‥178
むずむず脚症候群‥‥‥‥177
無反応‥‥‥‥‥‥‥210, 211

め
命令性幻聴‥‥‥‥‥‥‥169
メタンフェタミン‥‥‥‥129

も
妄想‥‥‥‥‥‥‥‥74, 75
妄想性障害‥‥‥‥‥‥75, 78
妄想的思考‥‥‥‥‥‥‥52
妄想的信念‥‥‥‥‥‥‥75
模写‥‥‥‥‥‥‥‥‥‥19

や
夜間摂食症候群‥‥‥‥‥65
薬物探索行動‥‥‥‥‥‥53
薬物療法‥‥‥‥‥‥28, 154
夜尿‥‥‥‥‥‥‥‥‥‥255

ゆ
憂うつな気分‥‥‥‥‥‥90
夕暮れ症候群‥‥‥‥‥‥266
指しゃぶり‥‥‥‥‥‥‥255
弓なり反張‥‥‥‥‥‥‥40

よ
抑うつ気分‥‥‥‥‥83, 172

ら
落胆・不安型‥‥‥‥‥‥189
ラポール‥‥‥‥‥‥‥‥256
ラム発作（rum fits）‥‥‥215

り
離人感‥‥‥‥‥‥55, 80, 81
離人症性障害‥‥‥‥‥‥80
離脱‥‥‥‥‥‥‥‥171, 216
離脱現象‥‥‥‥‥‥‥‥214
離脱状態‥‥‥‥‥‥‥‥256
リチウム中毒‥‥‥‥160, 164
利尿剤‥‥‥‥‥‥‥‥‥62
良性昏迷‥‥‥‥‥‥‥‥39
リラックス法‥‥‥‥‥‥53
倫理規定‥‥‥‥‥‥‥‥272

る
類似性のアリルシクロヘキシ
　ラミン‥‥‥‥‥‥‥‥126

れ
レイプ‥‥‥‥‥‥‥‥‥97
レム睡眠行動障害‥‥‥‥176
恋愛妄想‥‥‥‥‥‥75, 76
連結包括財政調整法‥‥‥225

ろ
蠟屈症‥‥‥‥‥‥‥‥‥38
露出症‥‥‥‥‥‥‥‥‥115

©2011　　　　　　　　　　　　　　第1版発行　2011年4月20日

精神科救急のすべて
Handbook of Emergency Psychiatry

定価はカバーに表示してあります

監修　　山内俊雄
監訳　　深津　亮
　　　　松木秀幸

検印省略

発行者　　服部治夫
発行所　　株式会社 新興医学出版社
〒113-0033 東京都文京区本郷6丁目26番8号
電話　03(3816)2853　　FAX　03(3816)2895

印刷　株式会社 藤美社　　ISBN978-4-88002-721-0　　郵便振替　00120-8-191625

- 本書の複製権・上映権・譲渡権・公衆送信権（送信可能化権を含む）は株式会社新興医学出版社が保有します。
- JCOPY〈(社)出版者著作権管理機構 委託出版物〉
  本書の無断複写は著作権法上での例外を除き禁じられています。複写される場合は、そのつど事前に（社）出版者著作権管理機構（電話 03-3513-6969、FAX 03-3513-6979、e-mail : info@jcopy.or.jp）の許諾を得てください。